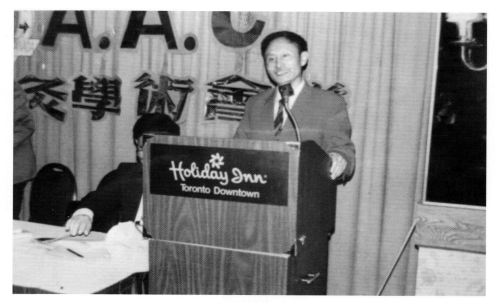

▲ 20世纪80年代，刘老参加加拿大"首届国际中国医药针灸学术会议"，在会上宣读论文《祖国医学与免疫学的关系》《中药复方固表饮的研究》，引起强烈反响

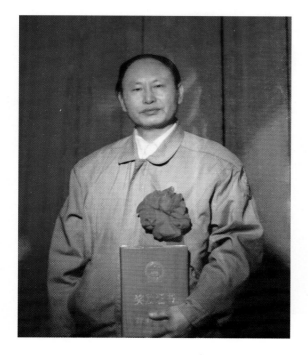

◀ 1991年，刘老被评选为全国首批名老中医药专家学术经验继承指导老师

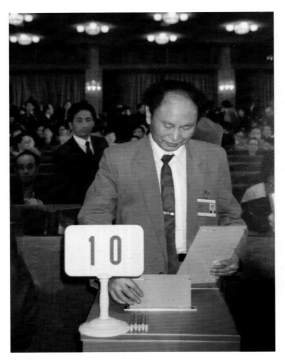

◀ 20 世纪 90 年代，刘老任第八届全国人民代表大会代表

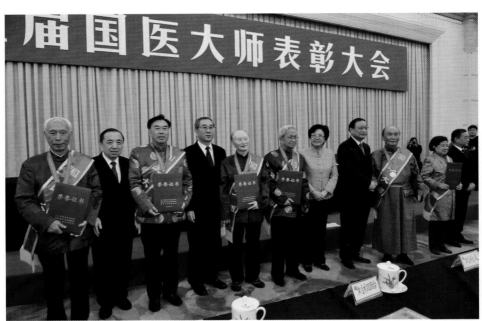

▲ 刘老在第二届国医大师颁奖典礼上（左起第 5 位）

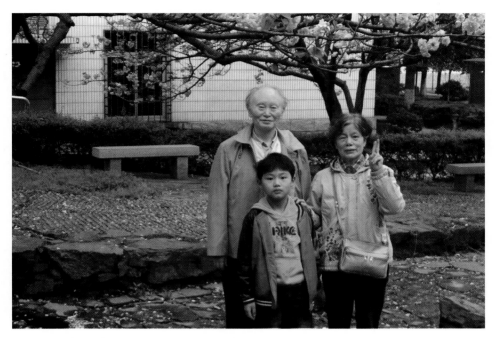

▲ 刘老携夫人谌宏志、孙儿刘储源踏青

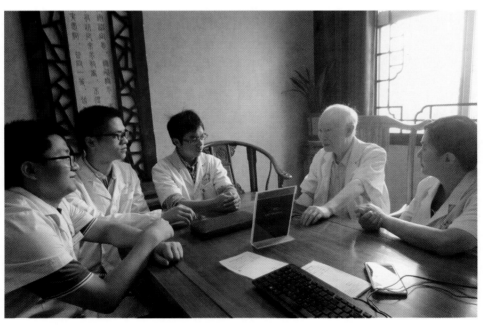

▲ 刘老诊余不顾辛劳开始小讲课，传道解惑

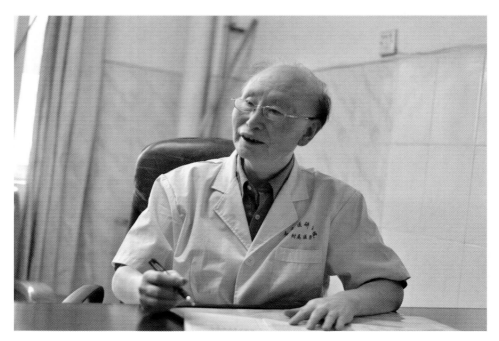

▲ 刘老在门诊耐心细致地与患者交谈

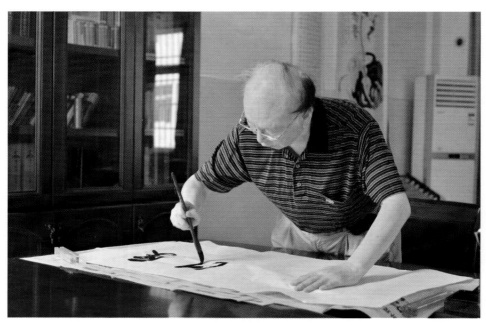

▲ 刘老挥毫泼墨间，逸兴遄飞

国医大师临床经验实录丛书（第二辑）

国医大师

刘祖贻

主审　刘祖贻
主编　刘　芳　伍大华

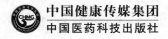
中国健康传媒集团
中国医药科技出版社

内容提要

本书是对国医大师刘祖贻独特学术思想和丰富临床经验的系统总结。全书以理、法、方、药为序，介绍刘老对于中医脑病、脾胃病、温病、免疫学的学术思想，再针对各科病症，条分缕析，阐述其独特认识及辨治方法，总结单味中药的运用经验，列举典型病案以解析。本书有助于广大中医临床工作者提高中医免疫学认识，对中医治疗脑病、内科杂病有重要的借鉴意义，适合于广大临床工作者、中医院校师生和中医爱好者学习参考。

图书在版编目（CIP）数据

国医大师刘祖贻 / 刘芳，伍大华主编 . — 北京：中国医药科技出版社，2019.6
（国医大师临床经验实录丛书·第二辑）
ISBN 978-7-5214-0779-2

Ⅰ . ①国… Ⅱ . ①刘… ②伍… Ⅲ . ①中医临床—经验—中国—现代 Ⅳ . ① R249.7

中国版本图书馆 CIP 数据核字（2019）第 025729 号

美术编辑 陈君杞
版式设计 也 在

出版 **中国健康传媒集团** | 中国医药科技出版社
地址 北京市海淀区文慧园北路甲 22 号
邮编 100082
电话 发行：010 - 62227427 邮购：010 - 62236938
网址 www.cmstp.com
规格 710 × 1000mm $\frac{1}{16}$
印张 20 $\frac{3}{4}$
字数 307 千字
版次 2019 年 6 月第 1 版
印次 2019 年 6 月第 1 次印刷
印刷 三河市万龙印装有限公司
经销 全国各地新华书店
书号 ISBN 978-7-5214-0779-2
定价 58.00 元

获取新书信息、投稿、为图书纠错，请扫码联系我们。

《国医大师临床经验实录丛书》
（第二辑）
编 委 会

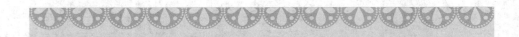

《国医大师刘祖贻》

编委会

主　审　刘祖贻

主　编　刘　芳　伍大华

副主编　周胜强　刘春华　李向军

编　委（按姓氏笔画排序）

卜献春　马　珂　王　琦　刘　芳

刘　嵘　刘春华　伍大华　寿雅琨

李向军　周　慎　周春吉　周胜强

赵瑞成　蒋军林

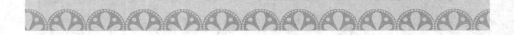

出版者的话

2009 年 4 月由人力资源和社会保障部、卫生部以及国家中医药管理局联合评选产生了我国首届 30 位"国医大师"。这是中医界的盛事。作为专业出版社，将这些大师的临床经验和成果进行总结出版，是一件非常有意义的事情，也是我们义不容辞的责任和义务。相信对推动中医药事业的继承和发展、弘扬民族医药学和文化，将起到非常积极的作用。

中国医药科技出版社于 2010 年隆重推出一套《国医大师临床经验实录》丛书，收录了 30 位国医大师中的 18 位，全面总结了各位大师的临床经验和学术成果。该丛书一经出版，就得到了读者的高度认可和喜爱。本套丛书共 18 册，包括：

《国医大师张镜人》　　　《国医大师任继学》　　　《国医大师邓铁涛》
《国医大师陆广莘》　　　《国医大师朱良春》　　　《国医大师颜德馨》
《国医大师贺普仁》　　　《国医大师李振华》　　　《国医大师郭子光》
《国医大师班秀文》　　　《国医大师周仲瑛》　　　《国医大师颜正华》
《国医大师唐由之》　　　《国医大师张灿玾》　　　《国医大师李济仁》
《国医大师程莘农》　　　《国医大师张琪》　　　　《国医大师张学文》

2014 年 6 月，第二届 30 位"国医大师"名单公示，此次是我国第二次在全国范围内评选国家级中医大师，较之首届"国医大师"评选，此次评选更加注重面向基层和临床一线，并适当放宽了从业年限。入选的大师平均年龄 81 岁，年纪最小的 68 岁，最大的 102 岁，涉及专业更加广泛。

本着传承中医药优秀传统文化和临床经验的一贯理念，我们在第一时间就展开了丛书第二辑的组稿工作。在此过程中，得到了各位大师及其弟子、学术继承人的一致认可和支持。回想我们的组稿历程，内心充满了对各位大师的敬佩之情。目前，第二辑已出版的有：

《国医大师石仰山》　　　《国医大师刘柏龄》　　　《国医大师徐经世》
《国医大师禤国维》　　　《国医大师尚德俊》　　　《国医大师石学敏》
《国医大师郑新》　　　　《国医大师唐祖宣》　　　《国医大师刘祖贻》

本丛书的编写秉承第一辑的理念：每位国医大师的经验单独成册，突出临床指导性、借鉴性和实用性，力争使阅读者能够学有所获、学有所宗、用能效验。每个分册正文主要包括7大部分：学术思想、方药心得、验案撷英、薪火相传、医话随谈、成才之路和年谱。

学术思想部分主要包括大师学术思想的理论渊源、个人临证的特殊认识和总结、擅长病种的医理阐释和治学理念等。

方药心得部分主要包括用药心法、成方心悟、经方传真、自拟方等。集中反映大师的临床用药经验和心得体会。"医生不精于药，难以成良医"，希望读者通过本部分内容学习到大师的临床用药处方思路，触类旁通，举一反三。

验案撷英部分主要收录各位大师擅长的病种案例，每一案例下设验案和按语两部分，围绕案例集中阐述该类病证的证治特点、大师自己的辨证心法和要点、医理阐释和独特认识。内容不求面面俱到，只求突出大师个人特点，简洁精炼，重点突出。

薪火相传部分主要收录大师给学生讲课、各种中医交流会、研修班的讲稿。对讲稿的要求：内容精彩实用，对临床具有指导意义，确切反映其学术思想。

医话随谈部分是不拘体裁的医学随笔，主要探讨中医药学术问题，涉及范围很广，重在抒发己见。

成才之路部分主要包括大师学习中医、应用中医的全部历程，重点突出大师学习中医的方法和体会，旨在使后学沿着前辈走过的路，直步中医的最高殿堂。

年谱则按照时间顺序，记录大师所经历的重大事件。

因各位大师擅长的领域不同，研究的方向各异，各分册的结构会略有不同。

国医大师经验的整理和出版，已成为我社一项重要的出版使命，我们会与时俱进，紧密配合国家发展中医药的方针和政策，尽我们最大的努力做好该丛书的出版工作，为中医药事业的传承和发展出份力，尽份心。相信这套丛书的陆续出版，一定会成为当代中医药学术整理和出版史上的一件盛事。让各位大师的经验心得能够广播于世，使后学者们能够充分学习汲取各位大师的经验精华，把中医药发扬光大，惠及人民，流芳百世，是我们的最大心愿。

中国医药科技出版社

2019年1月

前 言

国医大师刘祖贻出身中医世家，家学传承逾 300 载，于医之道、德积淀深厚。刘老为第九代传人，幼承庭训，后师从名医李聪甫，学业益精。刘老善思好学，师古不泥，既精于中医学，对西医学知识亦深研不辍；既敏于中医临证，于中医科研又别开新河，成就卓然，实为"旧学邃密，新知深沉"之新时代中医人之典范。早于 20 世纪 70 年代刘老即开展中医脑病学、温病学及免疫学研究，涉前人所未及，辟疆域而往，其成就为业界所共推。刘老沉潜涵泳于岐黄之学 60 余载，一直勤于临证，又善于从临床中学习、思考，其临证广涉内科、儿科、妇科、外科等多种病症，因识证精准，用药精巧，各科杂症多有良效，于疑难重症，每慧心独运，常能起峰回路转之效，力挽沉疴。其医术精湛，医德高尚，深得病家信赖爱戴，被誉为"万家生佛"。

我们通过收集、归纳、整理相关资料，将刘老的临床文献资料进行较为系统的梳理、提炼归纳，旨在全面、准确地体现刘老的学术特色和临证经验。全书以理、法、方、药为序，首先概要介绍刘老对于中医脑病、脾胃病、温病、免疫学的学术思想；次则针对各科病症，条分缕析，阐述其独特认识及辨治方法；其后结合临床实际，总结其对于单味中药的运用经验；又列举典型病案数十则，真实体现刘老诊疗各科杂病的过程及辨治特色；最后通过回顾刘老的成长、学习历程，分析其家传医学特色，总结其成才要素。

在编写前期，我们搜集了大量刘老诊治疾病、科学研究、会议讲稿、医话等资料，也通过文献检索收集相关论文，撷取与临床紧密相关者，根据本书体例要求，再次分类梳理，并摘选、修改。将其中疾病诊治资料进行分析，并总结临床经验，归纳其学术特色。关于刘老家传医学的特色内容虽然不多，但因少有报道，此次也通过文献查阅、访问有关亲友、病患等，采集到许多宝贵资料，再进行梳理总结，希望由此能够加深大家的了解。刘老从青年时代起爱好史、哲，阅读并学习了大量相关书籍，素养深厚。他重视中医文化与方法学研究，关心中医发展与未来，洞见中医西化，痛心疾首，撰文并多次发言，高声呼吁坚定中医文化自信、坚守自身规律发展中医。中医文化与方法学虽看似与临床无甚关系，但其实时刻指导着临床。因此我们在书中特设"杏林探赜"栏目放置该项内容，也期望从文化的视角，全方位、精准地体现刘老的学者风范与学术深度。

　　在编著过程中，刘老给予我们多方面的指导与建议，更为难能可贵的是，他不顾年迈，仍亲力亲为，参加撰写病案，修改以前的讲稿、论文，这种精益求精、一丝不苟的为学精神让我们十分感动，也倍受鼓舞。此外，周慎老师在体例、写作等方面也多次给我们宝贵建议，并提供了许多珍贵资料；许多亲友、病患也无私地提供给我们宝贵的原始资料，在此一并表示衷心感谢！

　　由于编撰者学识水平有限，时间仓促，难免挂一漏万，更有诸多不尽人意之处，在与同道分享大师学术经验的同时，也真诚希望大家不吝指正。

编者

2018 年 10 月

目录

学术特色 / 1

方药心得 / 135

经验传真　/　189

医案精选　/　228

治学心路 / 294

年谱 / 312

学术特色

第一节 医理指要

一、脑病"六辨七治"辨治体系

中医脑病是一个内容广泛的概念，凡与脑有关的疾病均可称之为脑病，涉及西医学神经系统疾病、精神心理疾病与脑外伤疾病等。刘老重视临床实践，从医 60 余载，积累了丰富的临床经验，对脑病，特别是中风、眩晕、脑动脉硬化症、脑震荡、偏头痛、老年性痴呆、癫痫等辨治得心应手，并创立了"六辨七治"脑病辨治体系。

脑病"六辨七治"体系指出，脑病病因主要是外邪、痰、瘀、气郁、内风、正虚（包括肾虚、脾虚、心虚）六个方面，辨证宜从辨别这六个方面的表现入手；治疗要从治外邪、治痰、治瘀、治肝、治肾、治脾、治心七个方面着手，配伍组合，从而构成脑病的各种治法及处方。

（一）脑病六辨，重在内风血瘀正虚

刘老宗《素问·至真要大论》"必伏其所主，而先其所因"，认为脑病病因虽多，可将其常见因素总概括为外邪、痰、瘀、内风、气郁、正虚六因。六因之中又需细分，如外邪有风、寒、火、暑、湿之分；痰有痰湿、痰热之别；瘀有阻络、扰神、闭窍之殊；内风有肝阳化风、热盛风动、阴虚风动、血虚风动之异；气郁有郁滞、郁热之分；正虚有精虚、气虚、神虚之别。

（1）外邪：风、寒、暑、湿、燥、火是自然界六种不同的气候变化，在一定的条件下可以致病，称为六淫。但作为脑病之因的外邪主要涉及风、寒、火、暑、湿五淫，燥邪较少见。风为阳邪，其性轻扬，易袭阳位。《素问·太阴阳明论》谓："伤于风者，上先受之。"且风邪常兼夹寒邪、热邪、湿邪，上犯于巅顶，侵扰清窍而致头痛；或风犯于外，扰于内，引动内邪而诱使脑病发作。寒为阴邪，易伤阳气，其性凝滞而收引。寒邪循经上犯巅顶，或大寒直中于头部，致气血阻滞，引起头痛。正如《素问·奇病论》所说"当有所犯大寒，内至骨髓，髓者以脑为主，脑逆故令头痛"。火（暑）为阳邪，其性炎上，易扰乱心神。外感六淫之火（暑）或其他外邪不解，郁遏化火，逆传内陷于心包而神昏谵语，或火邪扰动肝风而抽搐直视，皆为脑病之危重症。湿为阴邪，其性重浊黏滞，易于阻遏气机，影响头部气机的敷布，从而出现头重如裹、头目眩晕之疾。

（2）痰：痰为体内津液代谢失常，化失其正的产物。外感六淫、内伤七情、饮食劳倦等因素影响肺、脾、肾及三焦等脏腑功能，导致气化失常，津液代谢障碍，停滞而形成痰邪。脑病之痰为无形之痰，或阻滞脑络，或蒙蔽神窍，或痰郁化热，痰火上扰神明，或痰瘀互结，闭阻脑络，导致脑病发生。

（3）瘀：瘀血是指血液运行障碍所形成的病理产物。头部外伤，血脉运行受阻；七情过极，气血失调，气机阻滞，运血不畅，血脉自瘀；或年老体弱，全身功能减退，血脉运行涩滞；或风阳上扰，影响头部气血运行，血溢于脉外而成瘀血。以上均可使头部血脉运行失畅，影响脑的正常功能，导致脑病的出现。刘老常说，脑为元神之府，血脉和畅则神得昌宁，血脉不畅则神不安宁，而痛、晕、呆、痫、厥诸症均可作矣。

（4）气郁：情志抑郁不畅，或过用滞气之品，均可使气机郁滞。气郁可影响血液运行，导致血行不畅而成瘀；气郁可化热、化火；气郁不能布津，可导致津液停聚而成痰。气机郁滞或夹痰瘀阻滞于脑；或郁热上升，动扰神明；或郁火伤肝，致肝气横逆上冲，血随气逆，并走于上，均可致脑病发生。

（5）内风：内风是病理变化的一种类型，与肝相关，肝阳亢盛、热盛、阴虚、血虚均可产生内风。素体肝阳偏盛，肝阳上亢，或忧思恼怒，气郁化火，肝阴暗耗，引动风阳升动，上扰清窍；或外感火热之邪，燔灼肝经，耗伤阴液，而致筋脉失养；肝风内动或肾阴亏损，不能涵养肝木，以致肝阴不足或久病血虚，筋脉失养，虚风内动，发为脑病。

（6）正虚：虚，是以正气虚损为主要矛盾的一种病理反应。刘老指出，脑病致病因素中的"虚"主要指精、气、神的不足。精虚在于肾，气虚在于脾，神虚在于心，故脑病虚证之根源为肾、脾、心之亏虚。《灵枢·经脉》曰："人始生，先成精，精成而脑髓生。"《大小诸证方论》亦曰："肾气上通于脑，而脑气下达于肾，上下虽殊，而气实相通。"说明正常生理条件下，肾藏精，肾精足而上充于脑，使脑髓充满而能尽其所用。病理条件下，各种致病因素如素体禀赋不足、劳倦过度、房事不节、久病失养等耗伤肾之精气（阴精或阳精），精虚而不能上充于脑，则脑髓不能充满，脑失其用而产生脑病。若肾之阴精受损，既可能出现水不涵木、虚风内动的情况，又可因水亏不能上奉于心，水不济火，心火独亢，使心神受扰而出现脑病症状。脾主运化、升清，将水谷精微升清于头部。头得清气之充，则脑髓满而能尽"精明""记性"之用。若饥饱劳倦所伤，影响脾之运化，则清气不能上升，上气不足则影响脑髓之满，从而导致脑病，即《灵枢·口问》所谓"上气不足，脑为之不满，耳为之苦鸣，头为之苦倾，目为之眩"。心藏神，主神志，心得气血所养，其生理功能方正常，表现为精神振奋，神志清楚，思维敏捷，反应灵敏。若禀赋薄弱，或病后失调，或思虑过度，导致气血不足，心失所养，影响心主神志功能，出现神虚之象，即见反应迟钝、失眠健忘、精神萎顿等症状。

虽然脑病常由外邪、痰、瘀、气郁、内风、正虚六者引起，但极少单一为病，通常兼杂为患，互为因果，导致脑病病机错综复杂。如外邪稽留不去，可以影响津液之输布而生痰，影响血液之运行而生瘀，影响气机之通畅而致郁，影响肝阳之潜降而动风，日久不愈，可影响肾、脾、心之功能而伤精、伤气、伤神。痰可阻于脉道而致瘀，瘀可使津液失于输布而生痰，二者均可滞于气机而致气郁，使肝脏失于柔润而动风，使脏腑受损而伤正。气郁、内风均能影响津液之输布、血液之运行，使痰、瘀之邪内生。正虚不能固护卫表则易感外邪，不能运化津液则内生痰浊，运血无力则导致瘀血，不能柔润于肝则内生肝风。因此，刘老认为对于脑病，其病因病机应具体分析，不同类型脑病可以有相同病因，同一疾病在不同时期可以有不同病机。如脑部感染性疾病一般起因于外邪，急性期多兼痰与内风；恢复期则多为痰、瘀、内风三者互结，或可见正虚。脑部缺血性疾病，一般起因于瘀与内风，急性期可兼痰或气郁，亦有化火者；恢复期则多为正虚、血瘀所致，亦有兼夹内风或痰浊者。脑部出血性疾病，一般起因于内风，急性期可兼痰、兼瘀，亦有化火者；恢复期则多起因于内风、痰浊、瘀血、正虚。脑部外伤性疾病，虽然起因于瘀血，但急性期可有兼痰或化热之变；恢复期则乃正虚、血瘀等因素为病。脑部占位性疾病，一般为痰、瘀为病，常兼夹内风，日久不愈者渐伤于正。脑部先天性疾病，常因正虚而致病，尚可兼夹痰、瘀及内风。脑部变异性疾病，一般起因于正虚与血瘀，亦有兼痰、兼内风者。脑部发作性疾病，多起因于内风、痰、瘀，亦可与外邪、正虚有关。精神心理疾病，则多起因于气郁、痰、瘀与正虚，亦可见气郁化热之变。同时，刘老强调，脑病病因虽主要责之于外邪、痰、瘀、气郁、内风、正虚六个方面，但总以内风、瘀血、正虚为病者居多。

（二）脑病之机，重肾虚髓亏络瘀

（1）肾虚于下则髓亏于上：脑，又名髓海，是精髓和神明汇集和发出之处，也称为元神之府。《素问·五脏生成》谓："诸髓者，皆属于脑。"故《灵枢·海论》说："脑为髓之海。"脑由精髓汇集而成，与脊髓相通，髓由精化，精由肾藏，故脑与肾关系密切，如《医学入门·天地人物气候相应图》云："脑者髓之海，诸髓皆属于脑，故上至脑，下至尾骶，髓则肾主之。"因此，从脏腑关系言，生理上肾精充盈则上通于脑，其所主精神意识和运动感觉的功能方能正常。此外，《灵枢·海论》曰："髓海不足，则脑转耳鸣，胫酸眩冒，目无所见，懈怠安卧。"所以病理上，肾精亏虚、髓海不足，则会出现脑转耳鸣、眩冒等脑病症状。临床上，若素体禀赋不足，或劳倦过度，或房事不节，或久病失养，皆可耗伤肾之精气（阴精或阳精），肾精亏虚而不能上充于脑髓，则脑髓不能充满，脑失其用而致脑病发生；同时，肾之阴精受损，既可因水不涵木，虚风内动，导致脑病，又可因水亏而不能上奉于心，水不济火则心火独亢，心神受扰而出现失眠、狂躁等神志不宁症状。所以，肾、精、髓、脑联系紧密，形成肾 – 精 – 髓 – 脑系统，肾是肾 – 精 – 髓 – 脑系统的起始因子，肾虚于下则髓亏于上，脑病之机重在肾虚髓亏。

（2）络病则脑失所养、神不安宁：脑为元神之府，血脉和畅则神得昌宁。经脉（包括气脉和血脉）为气血运行的通道，《灵枢·本藏》曰："经脉者，所以行血气而营阴阳，濡筋骨，利关节者也。"经脉的主要生理功能就是行血气，而络脉为经脉的分支，具有布散和渗灌经脉气血的作用。若络脉血气运行畅通则脏腑百骸能够得到渗灌，脑也就能得到濡养，从而发挥正常的生理功能。

当脑部络脉瘀滞，引起脑部血脉不畅，则神不安宁，而痛、晕、呆、痫、厥诸症均可作矣。一般而言，若头部突受外伤，血液运行受阻，或气机阻滞，运血不畅，络脉瘀滞，或年老体弱，全身功能日渐减退，血液运行日渐涩滞，或风阳上扰，影响头部气血运行之道，血溢于外而成离经之血，皆可使头部络脉气血运行失于流畅，甚至瘀塞不通，从而影响脑的正常功能，导致脑病的发生。

（三）脑病之辨，六辨之中首重邪正虚实

刘老指出，脑病症状错综复杂，在辨证之中，正确辨别外邪之象、痰象、瘀象、气郁之象、内风之象、正虚之象六个方面，是提高脑病辨证准确度的关键，也是提高脑病治疗效果的基本点。

（1）辨外邪之象：外邪之象，指由风、寒、火、暑、湿之邪循经上头，侵扰清窍所出现的头痛、眩晕、神昏、痉厥、抽搐等症状。由于外邪有风、寒、火（暑）、湿之别，因此在辨别时，一要注意确定是否属于外邪，二要辨别是哪一种外邪。就头痛而言，发病较急、病势较剧、发无休止者，多为外邪之象。痛连项背、遇风尤剧者，为风邪；痛如裂开、发热口渴者，为火（暑）邪；头痛难忍、肢厥脉微者，为寒邪；头痛而如裹、肢困苔腻者，为湿邪。但头刺痛而烦怒脉弦，或头空痛而腰酸足软，或头晕痛而遇劳则甚，或头蒙痛而呕涎苔腻，或头刺痛而舌黯脉涩，则皆非外邪之象。外邪一般不致眩晕，仅在风邪外扰、引动内风之时可出现眩晕，同时伴鼻塞、身痛等表证表现。就神昏而言，伴舌质红绛、夜间热甚者，或便秘腹胀、苔黄燥者，为热邪，伴头痛肢厥、脉微欲绝者，为寒邪。神昏而默默不语、不痛不厥，或神昏而苔腻、喉中痰声，或神昏而肢厥、大汗淋漓者，皆非外邪之象。就痉厥、抽搐而言，伴头痛肢酸、脉浮紧者，为风邪，伴高热苔黄者，为热邪，若痉厥、抽搐而自汗神疲，或痉厥、抽搐而舌黯、脉涩者，则非外邪之象。

（2）辨痰象：痰象指痰邪上扰或蒙蔽清窍所致的眩晕、头痛、痴呆、神昏等症状。痰邪包括痰湿与痰热，辨别时既要着重确定是否属痰象，又要注意辨别何种痰邪为患。痰湿证的表现为痰涎壅盛、吐涎、恶心、苔白腻等，而痰热证的表现则为痰涌喘息、喜骂詈、时作口苦、苔黄腻等。诸如眩晕而面红烦躁，或眩晕而动则加剧、劳累即发，眩晕而神疲健忘者，头痛胀痛而烦怒脉弦，头刺痛而舌黯脉涩，头空痛而腰酸神疲，头晕痛而遇劳更甚者，

痴呆而时伴狂躁、便结、舌红，或痴呆而善悲、神疲舌淡，或痴呆而遇事辄忘、足软尿多，或痴呆而舌质紫黯、有外伤史者，神昏而壮热，或神昏而口开息微、肢冷汗出，或神昏由外伤所致、面舌紫黯者等，皆非痰象。

（3）辨瘀象：瘀象指瘀血阻滞脑络或动扰脑神或郁闭脑窍引起的头痛、眩晕、痴呆、猝倒等症状。辨别时，重点在于确定是否为瘀象。一般而言，头痛日久不愈、痛如锥刺、痛处固定者，眩晕而由外伤所致、舌黯脉涩者，痴呆、猝倒而发作于外伤之后，且伴舌黯脉涩者，皆为瘀象。若头痛、眩晕而恶心苔腻，头痛、眩晕而腰酸神疲者，痴呆而流涎、苔腻，痴呆而耳鸣腰酸，猝倒而口噤握拳、脉弦，猝倒而口开手撒、汗出肢冷，猝倒而痰涎壅盛、苔腻，猝倒而高热谵妄者，皆非瘀象。

（4）辨气郁之象：气郁致脑病指由气机郁滞或气逆于上所致的头胀头痛、眩晕、猝倒等症状。辨别时，着重在于确定是否属气郁之象，其次是辨别气郁是否化热。一般而言，头胀头痛而精神抑郁、默默寡欢者，为气郁之象。若头胀头痛而烦躁易怒、口苦、脉弦数者，为气郁化热之象。若头胀头痛而发热烦渴、尿黄、苔黄，则非气郁之象。眩晕短暂发作而精神抑郁者，为气郁之象；眩晕而脘闷苔腻，眩晕而神疲、舌淡，眩晕而腰软、健忘，皆非气郁之象。猝倒而口噤握拳、脉沉弦者，为气郁之象；若猝倒而面白、息微、肢冷，猝倒而唇黯舌红，猝倒而痰鸣苔腻，猝倒而身热谵妄，皆非气郁之象。

（5）辨内风之象："内风"即肝风内动，指由于风气内动，出现以眩晕、抽搐、震颤等类似风之动态症状为主的表现。《素问·至真要大论》说："诸风掉眩，皆属于肝""诸暴强直，皆属于风"。辨别时，一是确定是否为肝风内动，二是什么原因引起的肝风内动。一般而言，眩晕而头重足轻，目胀烦躁者，多为肝阳化风；眩晕而倦怠多忘，唇甲色淡者，为血虚生风；眩晕而咽干烦热，舌红苔少者，为阴虚风动。若眩晕伴呕恶痰多，眩晕而健忘腰酸，或眩晕而闭目静养自止、动则更甚者，多非内风之象。抽搐而痉厥高热、苔黄脉数者，为热极生风；抽搐而头昏自汗、神疲舌淡者，为血虚生风。若抽搐而项背强直、寒热身重、脉浮紧者，则非内风之象。震颤而烦怒更甚，舌红苔少者，为阴虚风动；震颤而头晕舌淡者，为血虚生风。

（6）辨正虚之象：脑病虚象多由精、气、神不足引起头痛、眩晕、健忘、失眠、痴呆等症状。辨别时，首先确定是否属虚象，再辨为何种脏腑之虚象。一般而言，头痛而空，腰酸耳鸣者，为肾精之虚象；头痛而晕，遇劳则甚，神疲舌淡者，为脾气之虚象；头痛而紧，失眠心悸者，为心神之虚象。若头痛昏蒙而恶心吐涎，头痛如刺而舌黯脉涩，头痛目眩而烦怒口苦者，皆非正虚之象。眩晕而健忘腰酸者，为肾精虚象；眩晕而动则加剧，神疲舌淡者，为脾气虚象；眩晕而有箍紧感，失眠心悸者，为心神虚象。若眩晕而恶心苔腻，眩晕而烦怒舌红，眩晕而面紫舌黯者，皆非虚象。失眠而健忘，腰酸梦遗者，为肾精之虚；失眠易醒而心悸，神疲食少者，为心脾两虚；失眠易醒而胆怯善惊者，为心胆两虚。若失眠而烦怒口苦，或失眠而头重苔腻者，皆非正虚之象。痴呆而健忘、足软、尿多者，为肾精虚象；痴呆而善悲，神疲气少者，为心脾两虚。若痴呆而流涎苔腻，痴呆而狂躁便结，痴呆而舌黯脉涩者，皆非正虚之象。

总之，刘老强调，脑病辨证要从辨别外邪、痰、瘀、气郁、内风、正虚六个方面的表现入手，而六辨之中首重邪正虚实，外邪、痰、瘀、气郁为实，肾、脾、心三脏亏损为虚，而内风多虚实夹杂。

（四）脑病之治，七法之内重治肝肾血瘀

刘老指出，脑病治法虽多，却均可从治外邪、治痰、治瘀、治肝、治肾、治脾、治心七个方面变化而出。因此，脑病之七治，是脑病各种治法的基础。

（1）治外邪：治外邪，指祛除外邪、治疗外邪为患的一种治法，包括疏风、散寒、清热（火、暑）、化湿诸法。疏风散邪法，用于风邪外扰证，常用薄荷、蝉蜕、白蒺藜、蔓荆子等药。散寒醒脑法，用于寒邪犯脑证，常用麻黄、桂枝、细辛、蝉蜕、甘草等药。清热开窍法，用于热闭心包证，常用金银花、连翘、大青叶、黄连、生地、牡丹皮、紫雪丹等药。化湿散邪法，用于湿邪上蒙证，常用苍术、茯苓、薏苡仁、佩兰、石菖蒲、蔓荆子等药。

（2）治痰：指祛除痰邪、治疗痰证的一种治法，包括温化寒痰法、清化热痰法两类。前者常选用半夏、陈皮、茯苓、白芥子、白附子、僵蚕、炙远志、石菖蒲、郁金、苏合香等药，后者常选用瓜蒌、浙贝母、竹茹、礞石、昆布、海藻、天竺黄、胆南星、竹沥等药。

（3）治瘀：指以通行血脉、消散瘀血为主治疗血瘀证的一种治法。主要包括活血通络法、活血安神法和活血化痰法，分别用于瘀阻脑络证、瘀扰脑神证及痰瘀互结证。常选用川芎、丹参、益母草、泽兰、红花、郁金、醋延

胡索、莪术、蒲黄、三七粉、全蝎、蜈蚣、水蛭、地龙、土鳖虫、僵蚕、葛根、山楂等药。

（4）治肝：指以疏理肝气、解郁泄热、平息肝风为主的一类治法，主要包括疏肝理气法和平肝息风法两类。疏肝理气法，用于气机郁滞证，常用柴胡、白芍、郁金、制香附、合欢皮、乌药、白蒺藜等药。解郁泄热法，用于气郁化火证，常用龙胆草、栀子、野菊花、夏枯草、苦丁茶、生地、车前草、钩藤、白芍、合欢皮、郁金、山楂等药。平肝息风法，用于肝阳化风证，常用天麻、钩藤、石决明、珍珠母、白芍、山楂等药。滋阴息风法，用于阴虚风动证，常用制首乌、白芍、女贞子、白蒺藜、钩藤、全蝎、山楂、甘草等药。养血息风法，用于血虚生风证，常用生地、川芎、白芍、当归、钩藤、白蒺藜、全蝎等药。清热息风法，用于热盛动风证，常用羚羊角、全蝎、生地、牡丹皮、赤芍、钩藤等药。息风化痰法，用于肝风痰浊证，常用天麻、钩藤、龙骨、牡蛎、法半夏、陈皮、泽泻、茯苓、白术、丹参、佛手等药。息风活血法，用于肝风络阻证，常用天麻、钩藤、珍珠母、石决明、白芍、丹参、川芎、红花、山楂、葛根、全蝎等药。

（5）治肾：指以滋养肾阴或温补肾阳为主的治法。常选用熟地、山茱萸、制首乌、女贞子、枸杞子、桑椹等滋肾养阴药及肉苁蓉、锁阳、淫羊藿、菟丝子、沙苑子、仙茅等温补肾阳药。补肾益髓法，用于肾虚髓亏证，常用何首乌、枸杞子、菟丝子、龙骨、牡蛎、酸枣仁、丹参、佛手等药。补肾活血法，用于肾虚血瘀证，常用黄芪、淫羊藿、枸杞子、沙苑子、丹参、益母草、生蒲黄、川芎、龙骨、牡蛎、山楂、葛根、地龙等药。

（6）治脾：指以健脾益气为主的一类治法。常选用黄芪、党参、生晒参、太子参、白术、甘草等药物。健脾益气法，用于脾虚气弱证，常用黄芪、党参、白术、茯苓、柴胡、升麻、葛根、甘草等药。益气活血法，用于气虚血瘀证，常用黄芪、党参、白术、丹参、生蒲黄、益母草、山楂、葛根等药。

（7）治心：指以安神为主的一类治法。常选用酸枣仁、柏子仁、炙远志、夜交藤、合欢皮等养心安神药和龙骨、龙齿、牡蛎、磁石等重镇安神药。养心安神法，用于心虚神弱证，常用酸枣仁、夜交藤、合欢皮、生龙骨、生牡蛎、山楂等药。健脾养心法，用于心脾两虚证，常用黄芪、白术、茯神、炙远志、丹参、酸枣仁、夜交藤、莲子、当归、龙骨、牡蛎、山楂等药。

由上可知，刘老治疗脑病诸法，主要从治外邪、治痰、治瘀、治肝、治肾、治脾、治心七方面变化而出，七法灵活组合，变化多样，由此形成治疗脑病的辨治体系。同时，刘老指出，虽然脑病存在六因，需从"六辨七治"之中寻求治法，而临床实践尤其当重视肝肾血瘀，多从肝、肾、血瘀论治。他认为，肾主藏精，肾精充足则能上充于脑，而脑髓充满则能尽其所用；肾精亏虚，则不能上充于脑，脑髓不能充满，则失其所用，脑病作矣。肝宜条达，郁怒伤肝，肝阴暗耗，或水不涵木，阴虚阳亢，风阳上扰清窍亦发为脑病。脑中血脉宜和畅，和畅则神得昌宁，不畅则脑络瘀滞而脑神受扰矣。此外，在治疗脑病之时，勿忘肝、肾、血瘀的相互影响，才能提高临床疗效。

二、脾胃观探微

刘老指出，脾胃是人体气血生化之源，后天之本，亦是脏腑气机升降之枢纽。他认为"脾胃健则脏腑和，脾胃伤则百病生"，故提出"调五脏以和脾胃，和脾胃以安五脏"的观点，对于内科杂病，注重从脾胃论治，形成了杂病调中的学术特色。调理五脏注重脾胃升降，顾护脾胃，用药温和，不过用寒凉温燥，留意患者饮食情况。重视疾病康复过程中的饮食调养，强调在日常生活中，也应当注意饮食有节，时时顾护后天之本。

（一）脏腑相关，脾胃为枢

《素问·经脉别论》中指出："食气入胃，散精于肝，淫气于筋。食气入胃，浊气归心，淫精于脉……饮入于胃，游溢精气，上输于脾，脾气散精，上归于肺，通调水道，下输膀胱，水精四布，五经并行。"全面概括了脾胃在水谷精微的腐熟运化中的作用。胃主受纳及腐熟水谷，脾主运化水谷精微。脾气升，则水谷精微得以正常吸收并上归心肺，通过心肺的作用，化生气血，以营养周身。胃气降，则食糜得以有规律地下降传至小肠，而进行泌别清浊的吸收活动。脾胃功能强健，才能化生出充足的气血等营养物质，以供应五脏六腑、四肢百骸。其次，脾胃居于中焦，为脏腑气机升降之枢纽。脾气升发，则肝气随之升发，肾水得以升腾。胃气下降，则肺气得以肃降，心火因而能下交。脾胃居中，通达上下，升清降浊，以调节全身的气机升降。如《四圣心源·劳伤解·中气》中有曰："脾升则肾肝亦升，故水木不郁，胃降则心肺亦降，故金火不滞。火降则水不下寒，水升则火不上热。平人下温而上清者，以中气之善运也。"

病理上，刘老认为脾胃虚弱是导致正气亏虚，造成疾病发生、发展的重要因素之一。如李东垣在《脾胃论·脾胃虚实传变论》中指出："元气之充足，皆由脾胃之气无所伤，而后能滋养元气。若胃气之本弱，饮食自倍，则脾胃之气既伤，而元气亦不能充，而诸病之所由生也。"并且，他还详尽地阐明了"病生于脾"的四种机制："故苍天之气贵清静，阳气恶烦劳，病从脾胃生者一也……阳精所降，谓脾胃不和，谷气下流，收藏令行，故其人夭，病从脾胃生者二也……胆气不升，则飧泄肠澼，不一而起矣，病从脾胃生者三也……气或乖错，人何以生，病从脾胃生者四也……诸病从脾胃而生明矣。"临床上，四脏疾病的发生，皆与脾胃之气的充盛与否有关。如脾胃气衰，营血大亏，则发生心病；脾胃虚弱，不能散精于肝，或土壅木郁，可致肝病；脾胃虚弱，土不生金，肺气无所养，则可致肺病；脾胃虚弱，土不制水则水泛而可致肾病。此外，对于四脏不调而犯脾胃，也是邪之所凑、脾胃虚弱使然。如肝气犯胃，则胃脘胀痛，呕恶吞酸，肝气乘脾则脘胀腹痛，泄泻久痢或便秘；如心病及脾（母病及子），无论心气不足无以助脾，或心血亏损无以滋脾，均可影响脾之健运，导致脾胃虚弱，纳运失司，而出现食少纳呆、腹胀便溏；如肺气失于宣降，或不足或壅滞，均可直接影响脾之运化（子盗母气），使饮食物消化吸收和输布受到影响，而出现脘腹饱胀、呕恶等症；如肾阳不足，不能温煦脾阳，使脾阳不振，无阳以温，则腹部冷痛，水反为湿，谷反为滞，水谷不化，而生泄泻。就六腑而言，胆热扰胃，则口苦胁痛，厌食泛恶，飧泄肠澼；大肠实热，腑气壅滞不通，也可影响脾之运化，而出现腹满、腹胀、腹痛、大便干结等症；小肠失于受盛，影响胃之受纳，则见呕吐、食后腹痛，失于化物，影响脾之运化，则出现食入腹胀、完谷不化、清浊不分、上吐下泻、腹痛肠鸣。总之，疾病无论外感内伤，是脾胃自病伤及他脏，或是他脏有疾而犯脾胃，均与脾胃之气充盛与否有关。

脾胃的枢纽作用不仅仅反映在人体生理病理上，中医临床治疗中同样重视脾胃所起的作用。正如《金匮要略》所云："四季脾旺不受邪。"东垣提出"善治斯疾者，惟在调和脾胃""治脾胃即可以安五脏"等理论对临床上治疗或预防疾病都颇具指导意义。刘老经常告诫我们：其一，"治病先顾脾胃"（《古今医统大全》）。脾胃虽未现虚象，但用药仍须注意不伤脾胃。因脾胃安，则化源足，药能入，而病易去。如须用碍脾胃之品，则必加理脾之药以安之。

其二，用药滋腻、难以消化吸收者，必累脾胃，参、术可用，但须加助化之品，如山楂、麦芽等，则不致伤及脾胃，且可提高药效。其三，虚证治之以补，本为常法，但有虚证而虚不受补，颇为棘手时，加健脾助化之品则无此碍，且可收事半功倍之效。其四，五脏俱虚，常恐顾此失彼，如面面俱到，则药杂而效微，主以健脾，脾安则诸脏亦安。应遵以"稽古补虚诸法，千蹊万径，而其关键总以脾胃为之主脑"（《程杏轩医案·补虚》）。其五，病重而虚极，已不任攻伐，仅补其虚，亦可邪去正安。

总之，脾主运化，胃主受纳，为后天之本，脾胃健运，化源充足，则气血旺盛，脏腑形体、四肢百骸得养，正气充盛，抗病力强，腠理固密，生机勃勃；反之，脾胃虚弱，化源匮乏，则气血无由以生，脏腑形体、四肢百骸失养，正气亏衰，抗病力弱，腠理疏松，不耐邪侵而患诸疾。故刘老认为，脾胃健则脏腑和，脾胃伤则百病生。

（二）运脾和胃，旨在升降

东垣创脾胃学说，以《脾胃论》著称。叶天士独具慧眼，重视胃阴，强调脾胃分治，从而发展了脾胃学说。叶氏云："纳食主胃，运化主脾""脾宜升则健，胃宜降则和""太阴湿土，得阳始运，阳明燥土，得阴始安""脾喜刚燥，胃喜柔润"。认为人身先天之阴藏之于肾，后天之阴本之于胃。叶氏在分析了脾与胃的不同生理特性之后，提出了养胃阴和脾胃分治的观点。刘老对其推崇备至，认为治脾重在运脾升清，治胃重在养胃和降。

（1）治脾重在运脾升清：运者，有行、转、旋、动之意，皆动而不息之意。运与化，是脾的功能。运者运其精微，化者化其水谷。故欲健脾者，旨在运脾。脾阳宜温运。对于脾阳衰弱，患者能食不运、腹满便溏、形寒怯冷、肢凉腹痛、脉象沉细等，宜用党参、白术、茯苓、益智仁、肉豆蔻、炮姜、葛根、升麻、柴胡等温脾升清，胀甚者加厚朴、陈皮、枳壳，肢凉脉细者加制附片，虚甚者加人参，千变万化，总不离"温运"二字。脾湿宜运化。对于湿困脾土，出现身重纳呆、腹胀泄泻，则用苍术、佩兰、藿香、白豆蔻、厚朴花等运脾化湿。脾滞宜开郁助运。对于脾胃气滞，出现腹胀便秘者，则用木香、枳壳、槟榔等香味运行之品理气导滞。

（2）治胃重在养胃和降：叶天士认为胃痛的病位在胃不在脾，"脾宜升则健，胃宜降则和""治胃与脾迥别"，胃为腑，"六腑以通为补""腑病以通为补，与守中必致壅逆"。强调"胃腑宜通"，"通补为宜，守补则谬"，无论阳虚、阴虚、气虚，补要活泼，补而通降为定则。刘老继承并发扬了叶氏的思想，对于胃痛，根据"胃以通降为顺"的理论，认为治疗以和降为关键，故多用性寒味酸苦咸以及质地重浊之类或理气消散而不伤阴之品，如蒲公英、代赭石、旋覆花、生牡蛎、瓦楞子、浙贝母、九香虫、醋延胡索、乌贼骨、乌药、高良姜、川楝子、蒲公英、吴茱萸、石斛、麦冬、生地黄、百合、白芍、竹茹、砂仁、法半夏、柴胡、八月札、佛手、香橼、麦芽、山楂、鸡内金等药，并提出了解郁和胃、降逆和胃、化痰和胃、养阴和胃、温中和胃治胃痛的"和胃五法"。

（三）顾护脾胃，用药温和

刘老认为慢病、疑难病，多因脾胃亏虚、正气不足而起，或因病服药日久而损伤脾胃致正气不足导致。若脾胃毁损，饮食、药物难入，治病从何谈起？故凡施药于人，必须顾护脾胃。

刘老顾护脾胃喜用太子参、黄芪、焦白术、山药、茯苓、薏苡仁、陈皮等益气运脾药及焦三仙、鸡内金、石斛、麦冬等消食养阴药，皆为温和灵动之品。他指出，遣方用药，一是要防药物对胃之不良刺激，二是助治疗药物发挥最大效能，三是保胃气之健旺。他认为，诸脏有恙，必配运脾和胃消食之品，方能万全，因一则可保脏腑气血生化有源，二则助其他脏腑发挥正常功能，三则携其他药物升降迁旋，直达病所。此外，消食之品也有助于药物的消化吸收。

（1）补以甘酸，泻以苦辛：刘老谨遵叶氏"太阴湿土，得阳始运；阳明燥土，得阴自安，以脾喜刚燥，胃喜柔润也"之论，用药多顺应脾胃的生理特性。一是脾胃虚者，补以甘酸，《素问·至真要大论》指出"夫五味入胃，各归所喜，故……甘先入脾"，说明甘味药主入脾经，有补脾、养胃的功效。甘味药又因偏温偏寒的不同，作用各异。甘温者有补气助阳的作用，主要用于脾胃气虚等脾胃虚证，如生晒参、党参、太子参、黄芪、甘草、白术、山药等。其中对于阳虚者又需加少许辛热之品以温阳，如干姜、附子、桂枝、肉桂等。甘寒者具有养阴生津的作用，主要用于胃阴虚证，如石斛、麦冬、沙参、玉竹等。酸味药，从五味所入而言，酸入肝，但是酸味药与甘味药合用，又具有"酸甘化阴"的作用，可以养阴益胃。酸味药同时具有促进胃酸分泌、帮助消化的作用，所以酸甘之剂常用于中虚胃病，出现嘈杂、纳少、胃酸缺乏之症，如乌梅、白芍配甘草等。二是脾胃实者，泻以苦辛，脾为阴土，喜燥恶湿，对于湿困脾胃者宜用苦燥化湿之品。苦而性温之药，如苍术、厚朴、草果等，多用于脾胃寒湿之证。苦而性寒之药，则以泻火清热为主，兼有燥湿作用，多用于胃热、胃火之证，或脾胃湿热、暑湿伤中之证，如黄连、大黄、茵陈等。此外，对于湿困脾胃者，除用苦燥化湿之药外，还需配用藿香、佩兰、苍术、石菖蒲、砂仁、豆蔻等芳香化湿药及茯苓、薏苡仁、猪苓、泽泻等淡渗利湿药，以分消湿邪。辛味药，有辛开行气的作用，因为湿邪易阻滞气机，影响脾胃的纳运而致脾失健运，胃失和降，出现胀满痞塞、疼痛诸症。因此，除针对病因用祛湿之品外，均需配用少量辛味理气药，如陈皮、枳壳、枳实、木香、香橼、佛手、苏梗等。

（2）不过用苦寒辛燥：温运脾阳多用甘温，少用辛热以防伤阴；清泄胃热，多用甘寒，少用苦寒，以防败胃。刘老温脾多用香砂六君代理中，清胃以蒲公英易芩连，即使用黄连、干姜等大寒大热之品，用量也很轻，脾阳虚所生之内寒，应甘温建中阳，待阳气来复，阴霾自散，仅用小量干姜（或吴茱萸）配大量甘温之品以温脾散寒，伍小量黄连清降胆胃，用量虽小，而配伍精当，有力小拨千斤之妙。脾以健运阳升为用，胆以舒展条达为贵，胃以通降和顺为常，故遣方用药力求清润不腻，寓流动之性，具展舒之用，才能达到脾运、胆舒、胃降之目的。而味厚甘腻、苦寒败胃、辛温燥烈等有碍胃气之品皆非所宜。

（四）杂病调中，和调五脏

脾胃是人体气血生化之源，后天之本，脾升胃降是脏腑气机升降出入运动的枢纽。"脾胃健则脏腑和，脾胃伤则百病生"，故刘老治疗内伤杂病重在调理中焦，健运脾胃。

（1）肺病健脾：《证治汇补·痰证》指出："脾为生痰之源，肺为贮痰之器。"痰是肺系疾病最常见的病理产物，然脾为生痰之源，若脾失健运，津液代谢障碍，水液停滞，则聚而生痰成饮，上犯于肺，出现咳嗽、哮病、喘证及肺胀等肺系疾病。因此，治肺病应健运脾胃。

临床上单纯宣肺化痰并不能从根本上治痰，而多在宣降肺气的同时配合理气健脾化痰，以帮助肺宣降功能的恢复。祛痰名方二陈汤、涤痰汤、清气化痰汤等多用茯苓、白术、陈皮、法半夏、厚朴以健脾理气化痰。老年慢性支气管炎患者多以咳嗽痰多、胃纳差、苔厚腻为主症，这类患者，痰多是导致咳嗽的主要因素，单纯清肺化痰止咳缓解症状较慢，痰量很难减少，患者多久咳不已，治疗时首当调理脾胃，增强脾胃运化功能，使痰无所生，痰除则咳嗽自愈。刘老自拟芪苏宣肺汤，药用黄芪、党参、苏叶、前胡、杏仁、桔梗、旋覆花、茯苓、炒麦芽、甘草。痰量多者，加矮地茶、法半夏；胸闷者，加丹参、瓜蒌皮；大便稀溏者，加炒白术、山药。方中黄芪、党参补益肺脾之气，苏叶宣肺散寒止咳，共为君药；前胡、杏仁、桔梗肃肺化痰，旋覆花、茯苓健脾和胃、祛湿化痰，共为臣药；炒麦芽消导助化，与茯苓相伍，助运化、消导之功，使痰饮无由而生，为佐药；甘草与桔梗配，可利咽化痰，又能调和诸药，为使药。诸药协同，使脾胃健运，则肺气盛，痰饮消，咳嗽自止，为补土生金之妙法。感冒后咳嗽患者临床多表现为刺激性干咳或咯少量白色黏液痰，咳嗽反复发作且病程较长，刘老主张从肺燥脾湿论治，认为此类咳嗽以肺、脾二脏虚损为本，治以"养阴润肺、健脾化痰"法，用桑杏汤合六君子汤加减，取得较好疗效。

（2）肝病实脾：《金匮要略》谓"见肝之病，知肝传脾，当先实脾"，一般认为肝病实证易传脾，故在治肝的同时，注意调补未病之脾，以防肝病及脾。刘老认为"当先实脾"并不是见肝之实证，就要先补益脾这块未受邪之地。《金匮要略》原文中有云："四季脾旺不受邪，即勿补之。"《金匮要略心典》进一步指出："盖脏病惟虚者受之，而实者不受。"提示了若脾气健旺，运化正常，不易受邪，即勿补之。因此，治病当辨虚实，虚则补之，实则泻之。若脾气虚，运化、升清功能失职，则应该"补脾"；若因"木旺乘脾土"，则须"运脾"。所谓"实脾"，可理解为：一为补脾，即在脾虚的情况下，采用"甘味"之药补脾气、温脾阳、滋脾阴、养脾血，加强脾胃生化气血功能；二为运脾，即用调和之法，如清脾热、化脾湿之法先使脾气健运起来，以防脾土壅滞，从而维持脾正常的运化功能。刘老常用实脾代表方柴芍六君子汤治疗慢性肝病，每获良效。

（3）心病调脾：心与脾经脉相连、生理相关，二者关系密切。心五行属火，脾属土，心为脾之母，脾为心之子，土需得火生，脾的生理功能活动之所以能正常运行，全赖心之气血阴阳对脾的资生和促进作用。正如《素问·阴阳应象大论》所言："南方生热，热生火，火生苦，苦生心，心生血，血生脾",明确指出了心脾之间母子相生的关系,并且阐明了心脾的相生纽带为血。因此,心脾在生理上相关,则两者之间病理上必然互相影响,脾病可及心,所以,调理脾胃对于心病的治疗具有重要意义。临床上,刘老对于气血不足、心失所养导致的不寐、心悸,常在宁心安神定悸药的基础上加用黄芪、党参、白术、怀山药、山楂、麦芽等健运脾胃药以助脾生化;而对于痰湿水饮积滞等有形实邪扰心所致的心悸不宁、夜卧不安,则常加用法半夏、石菖蒲、茯苓、桂枝、白术、焦三仙等药以化痰消食、温中利水,疗效显著。

(4)肾病补脾:脾与肾相互资生,互相促进,息息相关。在生理上,脾主运化,为气血生化之源,后天之本,五脏六腑供养之本;肾主藏精,主水,为先天之本,亦为五脏阴阳之本。肾藏精,全赖后天脾胃运化之水谷精微的充养,方能生生不息,不断充盈。同时脾必须依赖肾阳之温煦和推动以化生气血,二者相互资生,相互促进,相辅相成,即所谓"先天生后天,后天济先天"。在病理上,脾肾为病常相互影响,相互传变,共同致病。其中一脏发生病理变化,势必影响到另一脏正常生理功能的发挥而导致疾病的发生。如脾虚运化无力,不能化生精微以充肾,或水湿内停,影响肾阳蒸化水液的功能,均会最终导致脾肾两虚。若肾阳先虚,则脾失温煦,或肾不主水,肾水泛滥,损伤脾土,日久亦会导致脾肾两虚。

脾肾之间既有生理上的相互资助关系,又有病理上的脾病及肾、肾病及脾、脾肾同病的关系,且脾肾为病以虚证为多。因此,临床上刘老对于肾病或脾肾皆病,根据主次不同,均会采用补脾的方法,或补肾为主兼补脾,或脾肾双补。如治疗糖尿病肾病时,刘老指出其病理基础为脾病及肾、肾虚血瘀,无论早中晚期,都勿忘补脾益肾,他往往在补肾活血通络药物中重用黄芪、太子参、怀山药等健脾益气药以脾肾同治。

(5)脑病运脾:脑属阴而聚阳,藏髓,上通诸阳之脉,下通督脉,得命火温养,以及五脏六腑之精气充盈。《灵枢·邪气脏腑病形》曰:"十二经脉,三百六十五络,其气血皆上于面而走空窍。"五脏六腑之中,脾主运化,胃主受纳,为气血生化之源,全身脏腑经络、四肢百骸,皆赖以输布长养。且脾胃居于中焦,脾升胃降构成人体气机升降之枢,人体清阳之气升于脑,津液之泽荣于脑,都离不开脾胃功能的协调。故治脑病时,刘老常结合运脾和胃法。

如对于眩晕,除有"诸风掉眩,皆属于肝"外,亦有"无痰不作眩""无虚不作眩"之说。而"脾为生痰之源"，若脾胃功能受损，一方面能导致气血化源不足，气虚清阳不升，血虚脑失濡养，发为眩晕；另一方面，水谷精微运化失常而聚湿生痰，痰浊上蒙清窍，亦令人眩晕。对于眩晕发作，伴随神疲乏力、恶心呕吐、大便稀溏、舌淡、苔厚、脉细弱或弦患者，刘老则会选用黄芪、党参、白术、茯苓、柴胡、升麻、葛根、山楂、石菖蒲、法半夏、泽泻等健脾升清、化痰助运、和胃降逆药，另少佐白蒺藜、天麻、钩藤、白芍等平肝息风药。因刘老指出，运脾和胃可化痰，运脾和胃可升清，而脾胃健运则能御肝之乘，风木才不得横恣，眩晕自停。

（6）血病治脾：刘老认为放化疗抑制骨髓导致白细胞减少，其病主要在于脾虚不能生血，故主张从脾论治，并研制成芪仙升白颗粒，由黄芪、鸡血藤、仙鹤草等药组成。方中黄芪益气健脾，健脾以资气血之化生，益气以助全身之温养；鸡血藤补血、和血，大枣养血，与黄芪相伍，一补气，一补血，补气以生血，即阳生阴长、气旺血生，寓当归补血汤组方之意；仙鹤草补血止血，既能辅助鸡血藤补血，又有助于黄芪治疗虚损劳伤之功效；灵芝补虚益损；陈皮、法半夏理气和胃，燥湿化痰；竹茹清热化痰，除烦止呕，和法半夏相配，一温一寒，寒温并用，相辅相成，起良好的化痰止呕作用；山楂消食健胃，促进诸药之消化吸收。诸药配伍，共奏益气养血、和胃降逆之效，对于放化疗所致白细胞减少症之属于气血两虚兼恶心呕吐者，经反复临床验证，疗效明显。

三、温病源流新说

（一）《伤寒论》中关于温病的论述

《伤寒论》中承接《难经》"伤寒有五"之说是很明显的。论中有中风、伤寒、温病、中暍、湿病五类即为明证。这表明《伤寒论》所论为广义伤寒，温病是包含在伤寒内论述的，其中涉及温病的主症与鉴别、误治与变症，并且创立了一部分温病能够借用的治法与方药，为温病学的发展作出了贡献。

（1）记载了温病的主症与鉴别："太阳之为病，发热而渴，不恶寒者为温病"（《伤寒论·辨太阳病脉证并治》）。所述症状，实为伏气温病，描述伏气温病，如此简明，还是首次见到。据此不仅可诊断伏气温病，尚可借以鉴别伤寒。将温病、伤寒两相比较，其区别甚明。温病（伏气）：发热、不恶寒、口渴。伤寒：发热、恶寒、不口渴。

（2）阐明了风温的误治与变症："若发汗已，身灼热者，名风温。风温为病，脉阴阳俱浮，自汗出，身重，多眠睡，鼻息必鼾，语言难出。若被下者，小便不利，直视失溲；若被火者，微发黄色，剧则如惊痫，时瘛疭；若火熏之，一逆尚引日，再逆促命期"（《伤寒论·辨太阳病脉证并治》）。风温病名，首见于此。但非后世新感温病之风温，乃伏气温病误用辛温发汗所致之变证。若伤寒表证，发汗已，必热退身凉，而身反灼热，则非伤寒可知。身灼热，为耗劫津液，邪热愈炽，且致肝风内动，而见鼻鼾、语言难出，被火者更有时瘛疭等症，风温之风为内风，非为新感外风甚明。

（3）创立了温病能够借用的治法与方药：《伤寒论》有一些条文，为后世研究温病所重视。如王孟英于其《温热经纬》中，将仲景所论分为《仲景伏气温病篇》《仲景伏气热病篇》《仲景外感热病篇》《仲景湿温病篇》《仲景疫病篇》。细为分析，除《仲景外感热病篇》中引用中暍诸条，可属暑温外，余多为温病过程中可能见到的表现，或可借用的方药。如其《仲景伏气温病篇》将伤寒少阴病之从热化者，归黄连阿胶汤、猪肤汤、甘草汤、桔梗汤、大承气汤属之，还有白虎加人参汤、黄芩汤、复脉汤也归于此类。伤寒已化热、化燥等治法确可用于少阴、阳明等温病。温病学说某些方面也确以此为基础进行发展。如《温病条辨》中的增液承气汤、化斑汤、加减复脉汤等，即从承气汤、白虎汤、炙甘草汤衍化而来。因此，有些医家认为《伤寒论》包括了温病。如周禹载就主张："乃仲景于《伤寒论》中，温热之法，森森俱载，黄芩、白虎等汤，是其治也。"但这些均属借用，非直接为温病而设。如彼之物，能为此借用，则彼此不分，则仍为不可。

总之，《伤寒论》从《难经》之说，于伤寒范围内论述温病，特别是第一次清楚地描述了伏气温病的主要症状，使能与伤寒进行鉴别，并从温病误汗所致坏证（风温），启示了清法的治疗原则，以及某些治法能为温病所借用。这些均为温病学说的发展作出了贡献。同时也应当看到它对温病学说论述的局限性如下。

一是将温病置于伤寒体系内研究，其影响所及，温病学说长期不能独立发展，与此不能无关。

二是《伤寒论》虽然论述了广义伤寒，但仍然以狭义伤寒为主，其他则语之不详，致使广义与狭义伤寒交混难分，用伤寒法治温病流弊甚为久远，不能无责。

三是《伤寒论》中的温病部分，是有论无方，对温病治疗的发展，无直接补益。相反于伤寒有论有方，虽然某些方药能为温病所借用，但开用伤寒方治温病之端，除前条所述原因外，与此关系亦为密切。

（二）温病与伤寒的初步分化阶段

宋代与隋唐不同，隋唐研究《伤寒论》的不多，孙思邈于《千金翼方》中所选辑《伤寒论》部分，为隋唐唯一系统整理研究《伤寒论》者，其伤寒学说发展不多，温病学说发展也不快。宋代研究《伤寒论》蔚为风气，名家辈出，伤寒学说得到很大发展，温病学说亦得到发展。同任何事物一样，由于对自身的深入了解，就更能区别与己不同的事物，正是这样，伤寒与温病出现了初步分化。所谓初步分化，指其未脱离伤寒，仍处于伤寒体系内，但有初露端倪的分化趋势。

兹以庞安常、朱肱等医家研究伤寒的情况为例，以说明出现初步分化的梗概。

（1）庞安时：庞安时，字安常。宋神宗、哲宗年间（1068~1100年）名医。著《伤寒总病论》，共六卷，一至三卷论即病之伤寒，四、五两卷论时行、伏气温病及其变证，六卷载伤寒温病杂方及死生候等。研究《伤寒论》的同时，亦颇注意温病。特别留心病名的区分，治疗上亦开始呈现分化。

①极力主张区分温病与伤寒：庞氏有感于当时不能区分伤寒与温病，指出治疗上的流弊为害甚大。如《伤寒总病论·上苏子瞻端明辨伤寒论书》说："四种温病（风温、温毒、湿温、温疟）败坏之候，自王叔和后，鲜有炯然详辨者。""温病若作伤寒，行汗下必死……天下枉死者过半。"在《伤寒总病论·伤寒感异气成温病坏候并疟证》中亦谓："以上四种温病，王叔和所谓同病异名，同脉异经者也。风温与中风脉同……唯证候异而用药有殊耳。误作伤寒发汗者，十死无一生。"同脉不等于同病，亦不等于同经。其病因不同，受邪部位则有差异，即使脉象同，病性也可有别，证候亦不尽同。如风温与中风皆可见脉浮，但风温症见四肢不收，头痛身热，自汗出不解，与中风证营卫不和的汗出、恶风显然不同。

庞氏认识到以伤寒法治温病而"天下枉死者过半"，乃伤寒与温病不能区分所致。能明确而尖锐地指出此弊端，还是第一次。于是反复申述温病与伤寒之区别，以及四种温病之发病特点、证候表现与主治方药，可谓首开温病之门户。

②提倡伤寒方加寒凉药以治温病：庞氏鉴于用辛温解表治温病的流弊，所以在叙论中主张治疗温病不能拘泥于辛温解表，应予以变通。他说："如桂枝汤，自西北二方居人，四时行之无不应验。自江淮间地偏暖处，唯冬及春可行之。自春末及夏至以前，桂枝、麻黄、青龙内宜加黄芩也。自夏至以后，桂枝内又须随证增知母、大青、石膏、升麻辈，取汗也。若时行寒疫及病人素虚寒者，正用古方，不再加减矣。"（《伤寒总病论·叙论》）

此段话看来似指伤寒，其实是言温病。其理由如下。

其一，撰之临床实际，无论地处东南，或季届春夏，皆有正伤寒，正伤寒用麻黄、桂枝、青龙辈正是对证。有是证，用是药，无须避忌。仲景方法度森严，增损一味，必须随证变化。如大青龙用石膏，是因为有"烦躁"的里热证，否则加石膏是绝对不可的。

其二，从最后一句"若时行寒疫及病人素虚寒者，正用古方，不再加减矣"更可明白，寒疫及素虚寒，为寒证不须解释，寒证则不再加减，以此推之，伤寒的太阳证，为表寒证，为何又须加减？此可不辨而明，则庞氏所指系温热证可知。

庞氏虽力主分辨伤寒与温病，但仍不能分辨清楚，上述主张或许从"冬伤于寒，至春变为温病，至夏变为暑病"之说，而倡春夏于辛温剂中加苦寒之品，以匡时弊。

庞氏能看到用伤寒方治温病的流弊，此其见识超前人处；但仅能从伤寒方中加寒凉药，在治疗上仍不能跳出伤寒圈子，此乃其不彻底处。这也是伤寒与温病处于初步分化阶段的重要特点。

所谓代用方，组成大致如下。

代桂枝并葛根证方：即桂枝汤加知母、黄芩、葛根。

代麻黄证方：即麻黄汤中加知母、黄芩。

代青龙证方：即大青龙汤加知母。

代葛根麻黄证方：即葛根汤内加黄芩。

与前面合参，为同一主张，亦于伤寒诸辛温方中加寒凉药而已。并可佐证前条所述为温病，因暑为温病，治疗与上无异，其病当亦相类。尽管庞氏在制方上仍未摆脱伤寒方，但在当时对热病缺乏认识而以伤寒方统治的情况下，仍是一大贡献。

③总结温病并非皆因于寒：庞氏承《伤寒例》《备急千金要方》之旨，不囿于"冬伤于寒，春必病温"之说，其主张有二。

其一，感冬温之气可发为温病。从发病之因而将温病分为三种："其冬时触冒寒毒者"，本于《素问》"冬伤于寒，春必病温"的理论，指一般伏气温病；其"天行之病"，为四时感受乖戾之气所发，指时行温病，冬月感非时之暖，即时发病者，名曰冬温，此与王叔和《伤寒例》同；冬月感非时之暖而未即时发病，至春夏天气渐热发病者，谓之温毒，则出于巢元方《诸病源候论》。

其二，感四时乖气而成腑脏阴阳温毒。他说："四时受乖气而成府藏阴阳温毒者，则春有青筋牵，夏有赤脉攒，秋有白气狸，冬有黑骨温，四季有黄肉随，治亦别有法。"

青筋牵为春时感受疫毒邪气所致，病发于肝。症见发热、颈背双筋牵急、腰强急、脚缩不伸、眼中生花、目黄等。邪气郁遏者，以柴胡地黄汤（柴胡、生地黄、香豉、生姜、石膏、桂枝、大青、白术、芒硝、栀子仁）解毒透热。邪毒弥漫者，则以石膏竹叶汤（淡竹叶、栀子仁、黄芩、升麻、芒硝、细辛、玄参、石膏、车前草）清泄热毒。

赤脉攒为夏季疫毒伤人所致，病发于心。症见身热、皮肉疼痛、口渴舌溃烂、肢体战颤等，以石膏地黄汤（石膏、生葛根、麻黄、玄参、知母、栀子仁、大青、黄芩、芒硝、地黄）清热解肌，凉血解毒。

白气狸为秋季疫毒伤人所致，病发于肺，症见午寒乍热、暴嗽呕逆等，为邪伤肺气，以石膏杏仁汤（石膏、杏仁、前胡、甘草、栀子仁、麻黄、紫菀、桂枝、大青、玄参、葛根）清泄肺热，降气止咳。症见体热生斑、气喘引饮者，为温毒外发，以石膏葱白汤（豉、葱白连须、石膏、生姜、栀子仁、升麻、大青、芒硝）清里透热。

黑骨温为冬季疫毒伤人所致，病发于肾，里寒外热，意欲守火而引饮，腰痛欲折，胸胁切痛，心腹膨胀，以苦参石膏汤（苦参、生葛、石膏、地黄、栀子仁、茵陈、芒硝、香豉、葱白）清热解毒。

黄肉随发于长夏，即脾胃受邪所发温毒，太阴阳明相格，寒温不调，则头重项直、皮肉强，或颈下结核、肌肤生疮，以玄参寒水石汤（羚羊角屑、大青、升麻、射干、芒硝、玄参、寒水石、栀子仁）清热解毒散结。

以上五种温病，实本《备急千金要方》。但《备急千金要方》所载简单，且无方名。庞氏则在孙氏基础上做系统归纳整理，把四时与五行、病因、病位（经络脏腑）与辨证结合，使方证同条，并加方名，这是其发挥之处。《中医各家学说》教材以此为"安常创见"，实非。

（2）朱肱：朱肱，字翼中，号无求子，自号大隐翁。浙江吴兴人，宋元祐三年（1088年）进士。著《类证活人书》（作于1089~1108年），本书原名《无求子伤寒百问》，为研究伤寒之作。徐大椿称为"宋人治伤寒的第一书"，全书二十二卷。朱氏深感医家常将温病作伤寒误治，特于卷六专门讨论，辨治温病。其论温病与庞安常所述多相近，自序中曾提到庞安常，受其影响颇有可能。因此，其书亦反映出伤寒与温病的初步分化。试举数条以说明。

①治分寒温两派：自序中说："偶有病家曾留意方书，稍别阴阳，知其热证，则召某人，以某人善医阳病；知其冷证，则召某人，以某人善医阴病。"朱氏于《伤寒十劝》中说："伤寒头痛身热，便是阳证，不可服热药。"所称"阳证"，实为温病，故禁温热之药，以免助邪伤正。

②注重病的区别：该书第六卷，专论急性热病的区别，于此极为重视。他说："此一卷论伤寒、伤风、热病、中暑、温病、温疟、风温、温疫、中温、湿温、痉病、温毒之名。天下之事，名定而实辨，言顺则事成。又况伤寒之名，种种不同……不得其名，妄加治疗，往往中暑乃作热病治之，反用温药；湿温乃作风温治之，复加发汗。名实混淆，是非纷乱，性命之寄，危于风烛。"于此列十二种病名加以区别，其可贵处，是懂得辨别的重要。其不足处，则仍然有些辨别不清。

如热病虽言为"冬伤于寒，因暑气而发为热病"，但又谓"治热病与伤寒同，有汗宜桂枝汤，无汗宜麻黄汤，加烦躁者宜大青龙汤。然夏月药性须带凉，不可太温，桂枝麻黄大青龙须用加减法"。已知热病不同于伤寒，却又用伤寒法治热病。已知麻性热，不宜于热性病，仍仅加入凉药以减轻麻桂热性，不敢大胆易方，此为不能完全区分伤寒与温病之故。

又如朱氏虽然指出伤寒与温病治疗不同，但却含混不清。他说："治温病与冬月伤寒、夏月热病不同，盖热轻故也。升麻汤、解肌汤、柴胡桂枝汤最良，热多者小柴胡汤主之。"其谓温病与伤寒、热病治疗不同，是因"热轻"，据此则温病为伤寒、热病的轻证而已，并无寒温之分。其界说实在含混。

又如治温疫，朱氏用老君神明散（白术、桔梗、附子、乌头、真华阴细辛）、圣散子等。此类辛温燥热之品，用之治寒疫则可，治温疫实在不可。亦为其寒温不辨之处。

但亦应说明，其所有区分，并非无一可取者。

如风温，言其"春伤于风，因复伤于热，风热相搏，即发风温"。这比王叔和因冬伤于寒，"更遇于风"为风温的病因，不囿于"冬伤于寒"之说，有所进步。其症"四肢不收，头疼身热，常自汗出不解"，治疗用《千金方》治温风的葳蕤汤，亦为可取。

至于湿温，指出系"其人尝伤于湿，因而中暑，湿热相搏，则发湿温。病苦两胫逆冷腹满，又胸多汗，头目痛苦，妄言，其脉阳濡而弱，阴小而急，治在太阴，不可发汗"。且指出治疗不可发汗，用白虎加苍术汤以清热祛湿，均为后世所接受。

又如中暑，"夏月自汗恶寒，身热而渴，其脉微弱者，此名中暑也。大抵中暑与热病外证相似，但热病者脉盛，中暑者脉虚，以此别之。"此与《黄帝内经》"气虚身热，得之伤暑"相合，治疗取白虎汤，亦为中的之方。并且重申："近人多不明中暑，或作热病法治之，复用温热药，必致发黄斑出，更为蓄血，尤宜戒之。"强调治暑与治一般外感热病不同，禁用温热药发散，独具己见。

总之，在温病的区别上，有些已有认识，但大多尚含混不清，这也反映出温病与伤寒初步分化的另一特点。

（3）汤尹才：汤尹才，南宋医家，福建漳州人。于1163年撰《伤寒解惑论》，书中对温病与伤寒在病因与治法两方面进行了鉴别。

"凡言温病，谓温疫之气也，非春温也，一方之内，长幼疾证相似者是也。仲景云：温疫与伤寒大异，伤寒者伤寒气而作，温病者感温气而作，寒疫者为暴寒所折而作。其治法各不同，要知治热以寒凉，治温以清冷，治寒以温热，以平为期。"（《伤寒解惑论》）

文中对温病病因明确提出为"感温气而作"，虽然未提到"新感"二字，但与"冬伤于寒，春必温病"的伏邪理论相比，其差异是明显的。同时提出"治热以寒凉，治温以清冷"，与温凉并用以治温病的方法相比，其临床意义尤为重要。

（4）陈言：陈言，字无择，浙江青田人，于宋淳熙元年（1174年）著成《三因极一病证方论》，书中在论述疫病时，对温病病因病理有所发挥。

"凡春分以前，秋分以后，天气合清寒，忽有温暖之气折之，则民病温疫。春分以后，秋分以前，天气合湿热，忽有清寒之气折之，则民病寒疫"

（《三因极一病证方论·料简诸疫证治》）。此明确提出非时的温暖之气导致温疫，非时的清寒之气导致寒疫。后面接着提出："假如冬合寒，时有温暖之气，则春必患温疫；春合温，而有清凉之气，则夏必患燥疫；夏合热，而有寒气折之，秋必病寒疫；秋合清，而反淫雨，冬必病温疫。此亦一途而推之，更须依时斟酌，不可偏执。"表明陈氏仍言伏气温病，但所论述的伏邪则已有温、凉、寒、雨的区别矣。

"况疫之所兴，或沟渠不泄，溢其秽恶，熏蒸而成者；或地多死气，郁发而成者；或客吏枉抑，怨而成者，世谓狱温、伤温、墓温、庙温、社温、山温、海温、家温、灶温、岁温、天温、地温等，不可不究"（《三因极一病证方论·料简诸疫证治》），则提出温病的病因与地域秽恶不洁，或七情抑郁有关。前者从既往的六气与病认识到环境卫生，后者从肾不藏精认识到情志不遂，都在认识温病的发病机制上提高了一大步。

（5）施发：施发（约1190年—？），字政卿，浙江温州人，采用宋代以前诸家论脉之说，删繁摘要，附以己意，著成《察病指南》一书，书中对温病的生死辨别进行了总结。

"温病三四日不得汗，脉细难得者死。温病瀼瀼大热，脉细小者死。温病身体温，脉洪大者可治，微细者剧。温病大便不利，腹中痛甚者死"（《察病指南·温病类》）。"热病三五日，身体热，腹满痛，食饮如故，脉直而疾者，八日死。热病七八日，气不喘，脉不数者，当后三日温汗，汗不出者死。热病七八日，脉微细，小便黄赤，口燥舌焦干黑者死。热病已得汗，脉安静者生；燥盛者气极也，必死。热病汗后，脉静者当便瘥；喘热脉乱者死。热病脉躁盛，得汗者生；不得汗者，阳极也，十死不治。热病已得汗，常大热不去者死（脉必盛也）。热病已得汗，热未去，脉微躁者，切不得针灸。热病发热甚者，其脉阴阳皆竭，切勿针灸，汗不出者，必死"（《察病指南·热病类》）。以上都是对温病预后转归的总结，阐发如此详细者，尚系首次。

以上说明，宋代在重视伤寒学说的同时，温病学说亦有所发展，主要表现为温病与伤寒发生初步分化。初步分化的特点又表现在：其一，开始注意伤寒与温病的区别；其二，认识到用伤寒辛温解表方治温病的流弊，主张于伤寒辛温方中加入寒凉之品。这是其对温病学说有发展之处。其不足处是，伤寒与温病的区别不够清楚，治疗上亦未能跳出伤寒圈子而另辟新路。所以，仍然是属于伤寒体系内的初步分化。

（三）温病学说在伤寒体系内发展的原因探析

温病学说起源甚早，其发轫并不晚于伤寒学说，秦汉以前医学古籍记载的温病学内容就相当丰富，马王堆医书最早提到温病病名及其导引疗法。

《黄帝内经》所言热病，即是各种温病的总称，并且涉及病因、病机、症状、治疗、预后等方面，对温病学说的建立，早已奠定了基础。其中有一个值得深入探讨的问题：《黄帝内经》立专篇论述热病，但在此基础上首先得到发展的却是伤寒学说，温病学说未能自立门户，反而包含在伤寒体系内发展，直到宋金以后才逐渐结束这种局面。为什么会出现温病学说在伤寒体系内发展呢？试分析其原因如下。

（1）《黄帝内经》对温病学说发展的影响：《黄帝内经》的若干基本理论原则，对中医学术发展的指导，长期影响着中医学的发展方向，对温病学说的发展也不例外。书中有数篇与温病关系甚为密切，其中《素问》3篇（即《热论》《刺热篇》《评热病论》等），《灵枢》1篇（即《热病篇》），另有数篇，如《本病论》《刺法论》《六元正纪大论》等，虽未以热病名篇，实为论述热病之作。此均为研究伤寒与温病的经典文献。

以《素问·热论》为例，历来为研究伤寒和温病者所重视。但所论热病，是伤寒还是温病，或者兼而有之，诸家见仁见智，认识大相径庭。伤寒与温病的许多"纠葛"，亦由此而产生，因此，对《热论》的研究，有助于释疑息争。同时，也对解决伤寒学说如何首先取得发展，而温病又如何开始包含在伤寒体系内发展，最终又如何从伤寒体系中分化出来等问题，更为重要。

关于《热论》性质的争论，兹举两家之说，以窥崖略。伤寒名家柯韵伯认为《热论》系论温之作，他说："要知《内经》热病，即温病之互名……观温病名篇，亦称《评热病论》，其义可知矣"（《伤寒论翼·六经正义》）。此为讨论《热论》时所说，明言热病为温病互名，并对《热论》姐妹篇《评热病论》直称为温病名篇，刘河间亦持此说。而柳宝诒的意见则与之迥异，他说："此论除篇末伤寒一节论及温病外，其余所论，都属伤寒。惟所列六经形证，伤寒与温病初无二致，故备录之，以为分经认证之则"（《温热逢源》）。上述两家，意见完全不同，一篇文章，两样看法，究竟分歧从何而来？这原因只能从《热论》本身去找。

（2）对"今夫热病者，皆伤寒之类也"的理解：问题的全部症结，在于

《热论》本身如何为热病解说。其关键在于下面这一句："今夫热病者，皆伤寒之类也。"此语可作为热病的定义来理解。句中提出有热病和伤寒两个概念，问题的关键是如何理解这两个概念，理解不同，当然对热病的解释也就不同。若伤寒与热病，俱视为病名概念，则因此而产生一个问题，历来热病和伤寒有广义与狭义之分。此属广义，抑属狭义？理解不同，可有下述几种意见。

①热病与伤寒俱属狭义：因文中说热病为伤寒之类，将热病与伤寒归为一类解，热病即伤寒，伤寒即热病，名异而实同。在较长的时间内，寒温不分，以伤寒方治温病，即将温病作伤寒治疗，恐系基于此种认识。

②热病与伤寒俱理解为广义病名：此释与第一种近似，实际上亦为同一关系概念，外延俱相同，只是前者为狭义方面相同，后者为广义方面相同。既然相同，一句话中又立两个概念，无此种必要，徒滋疑窦，流弊不少，原意当非如此。

③热病属狭义，伤寒为广义：此释系将热病隶属于伤寒范畴之内，其理由因文中有"伤寒之类"的提法，即是"类"当不止一种，应包括数种，则伤寒为种概念，热病是属概念。种概念包括属概念，这是学《难经》伤寒有五之说，将热病属于伤寒之一，其认识当属此类。

以上三种解释，皆未能使人满意。第一种温病当正伤寒看，如果热病为单一的温病，则文中"皆"字不好解释。"皆"应作"都"字解，有数种才能用"皆"，故此释于文理不合。而且，经过长期实践，在治疗上，用伤寒法治温病，已证明为错误。第二种，上已论及，一句话中，用称谓虽不同，而实际上是相同的两个概念，而互为界说，于逻辑上犯了近乎同语反复的错误，文理亦不顺，徒乱人意。第三种，即《难经》之说，对后世甚有影响，但本身亦有费解之处，其谓伤寒有五，包括中风、伤寒、湿温、温病、热病，五病并列，同为伤寒的属概念，前四者后世皆明，但热病殊不清楚。朱肱有热病之名，但其所述与伤寒无异。刘完素虽指热病为热证，但热病与伤寒亦相含混，热病为何，莫明所指。或谓热证为热病，其四者皆为病名，此独为证名，显属不类。凡此三种，皆不合经旨。

此处经文，究竟如何解释，才能合理？仍然是不能离开对热病和伤寒两个概念的正确理解。热病，既称为病，是病名当无疑问。热是指发热，即凡外感发热的病，皆属之，是广义的病名概念，这从《热论》中一段话可得到证明："凡病伤寒而成温者，先夏至日者为病温，后夏至日者为病暑。"

其中提到有温、暑二病，说明为温、暑热病无疑。故热病为急性外感热病的总称。而伤寒，可以肯定，并非病名概念，而是指病因。其根据是：第一，上述将伤寒作病名的三种解释，前已分析，于理不顺；第二，《素问》中仅三处提到伤寒，《素问·热论》中两处，皆不能证明其为病名概念，先看《刺法论》所说："气盛身寒，得之伤寒；气虚身热，得之伤暑"，很明显，此处伤寒和伤暑，是指伤于寒，伤于暑，寒与暑，为病因而非病名。

同样，《热论》中"凡病伤寒而成温者"的"伤寒"亦不能作病名看。揆之临床实际，只有错将伤寒病误识为温病者，从未有由伤寒病发展为温病者，故此经文之"伤寒"应理解为"伤于寒"，而原文应解为"凡病由伤于寒而发展为温病者"。此释亦可从《素问》中找到依据。例如："人之伤于寒也，则为病热"（《热论》）。又如："冬伤于寒，春必病温"（《生气通天论》）。此两处皆言伤于寒，为病热，为病温。与上"凡病伤寒而成温者"两相印证，为同一意义甚明。历来注家亦作此解，如清·高士宗于此注文为："冬伤于寒，春必病温。故凡病伤寒而成温者，先夏至日而发者为病温，后夏至日发者为病暑"（《黄帝内经素问直解》）。

所以，热病是急性外感热病的总称；伤寒则为伤于寒之意。前者为病名，后者为病因。"今夫热病者，皆伤寒之类也"一句，释为凡外感热病，皆由伤于寒而起，才为合理。

但还有个疑问，热病既为广义的病名，应包括伤寒（狭义）和温病。然而上已论述，《素问》中并无伤寒病名，则伤寒不包括在内，所谓热病为广义病名，是指包括多种温病而言。从所述"凡病伤寒而成温者，先夏至日者为病温，后夏至日者为病暑"分析，显然，热病是包括多种温病，作为伤寒名家柯韵伯，不是站在伤寒立场上，而是称热病为温病的互名，是颇有识见而持论公允的。谓其颇有识见，是因其对《热论》作过深入研究，认识到其六经分证，皆为热证，并无寒证，这是其立论的有力根据。

由上述可知，问题关键在于对"伤寒"的理解。由于不是理解为病因，而是视为病名，则理所当然将温病置于伤寒病的范畴之内，此即为温病学说在伤寒体系内发展的主要原因。

（3）对"冬伤于寒，春必温病"的理解："冬伤于寒，春必温病"出自《素问·阴阳应象大论》。它提出了两个问题，第一是病因，为伤于寒；第二是逾时而发，伏寒成温。其所论者为伏气温病，亦即为伏气温病学说首先取得发展的主要原因所在。

可以看出，由于对条文论述的理解失当，使得温病学说的发展呈现两个显著的特点：其一，宋以前温病学说在伤寒体系内发展；其二，伏气温病学说首先得到发展。

（4）《难经》对温病学说发展的影响：《黄帝内经》上述关于热病的记载，不仅是影响温病学说在伤寒体系内发展的主要原因，也是使伤寒学说首先取得重大发展的直接原因。前已论述，《黄帝内经》并无伤寒病名，首先提出伤寒病名的是《难经》。

《难经·五十八难》云："伤寒有五：有中风，有伤寒，有湿温，有热病，有温病。"《难经》被公认为阐述《黄帝内经》之作，此处系解析"今夫热病者，皆伤寒之类也"。显然，《难经》所指的伤寒不是视为病因，而是作为病名。虽非《黄帝内经》原旨，但《难经》颇为后世所重，有《内经》《难经》并称之说，对后世医学的发展亦具有很大的影响。《难经》此说，不仅确立了伤寒病名，还区分了广义伤寒和狭义伤寒，明确地将温病置于伤寒范围内，这些均直接影响着《伤寒论》的形成。仲景自序云"撰用《素问》《九卷》《八十一难》"即是明证。可以说第一部以伤寒病名命书的专著，殆源于此。凡此皆能说明伤寒学说首先得到巨大发展的原因所在，也是温病学说依附于伤寒体系的重要原因之一。尔后，由于《伤寒论》列居经典之列，伤寒学说的主流地位更强大，温病学说更未能摆脱其影响，长期依傍伤寒门户而发展。

（5）《伤寒论》对温病学说发展的影响：《伤寒论》中承接《难经》伤寒有五之说是很明显的，论中有中风、伤寒、温病、中暍、湿病等五类即为明证。这表明《伤寒论》所论为广义伤寒，温病是包含在伤寒内论述的，涉及温病的主症与鉴别、误治与变症，并且创立了一部分温病能够借用的治法与方药，为温病学的发展作出了贡献。如前所述，一是记载温病的主症与鉴别，二是阐明风温的误治与变症，三是创立温病能够借用的治法与方药。

温病学说某些方面也确以此为基础进行发展。如《温病条辨》中的增液承气汤、化斑汤、加减复脉汤等，即从承气汤、白虎汤、炙甘草汤衍化而来。因此，有些医家认为《伤寒论》包括了温病。如周禹载就主张："乃仲景于《伤寒论》中，温热之法，森森俱载，黄芩、白虎等汤，是其治也。"但这些均属借用，非直接为温病而设。如彼之物，能为此借用，则彼此不分，则仍为不可。

总之,《伤寒论》从《难经》之说，于伤寒范围内论述温病，特别是第一次清楚地描述了伏气温病的主要症状，使能与伤寒进行鉴别，并从温病误汗所致坏证（风温），启示了清法的治疗原则，以及某些治法能为温病所借用。这些均为温病学说的发展作出了贡献。同时也应当看到它对温病学说论述的局限性有如下几个方面。

一是将温病置于伤寒体系内研究，其影响所及，温病学说长期不能独立发展，与此不能无关；二是《伤寒论》虽然论述了广义伤寒，但仍然以狭义伤寒为主，其他则语之不详，致使广义与狭义伤寒交混难分，用伤寒法治温病流弊甚为久远，不能无责；其三是《伤寒论》中的温病部分，是有论无方，对温病治疗的发展，无直接补益。相反地于伤寒有论有方，虽然某些方药能为温病所借用，但开用伤寒方治温病之端，除前条所述原因外，与此关系亦为密切。

从《伤寒论》起，研究温病的并不乏人，只是在元代以前，未能独立地研究，而作为伤寒体系的一部分进行探讨而已。这种研究甚为有限，理论上很少突破旧说；治疗上，或是有论无方，或仍以伤寒方治温病，或徘徊于伤寒方与另找新方之间。这一过程呈现出三种情况：一是温病与伤寒未分化阶段；二是温病与伤寒出现初步分化阶段；三是温病与伤寒分化明显，渐臻完成阶段。

四、中医免疫学说探骊

刘老长期从事中医免疫学说研究，早在 20 世纪 70 年代就撰写了《祖国医学与免疫学的关系》一文，阐明了正气、邪气与免疫的关系，认为中医免疫学说的内核就是扶正祛邪，提出了"扶正祛邪调节人体免疫"的观点。

（一）扶正祛邪是调节人体免疫的基本法则

中医视一切致病因素为邪气，视一切人体的功能活动（包括脏腑、经络、气血等功能）和抗病能力、修复能力等为正气。正邪相搏中双方力量的盛衰消长决定着疾病的发生、发展与转归，正能胜邪则病退，邪盛正衰则病进。所以，治疗疾病的总则为扶正与祛邪，即通过改变邪正双方的力量对比，促使正胜邪退，使疾病向好转、痊愈的方向转化。所谓"扶正"，就是使用扶助五脏六腑和气血津液正常功能的方药或方法，调动机体抵抗疾病的能力，达到提高免疫功能的作用；而"祛邪"，就是使用祛逐邪气的方药或方法，祛除病邪，达到抑制、排除、消灭致病因素，"邪去正复"目的。故扶正与祛邪实际上就是调节机体免疫功能的两大医疗措施。

现代免疫学认为，免疫是机体识别和排除抗原性异物的一种功能，其目的是维护机体的生理平衡。免疫系统具有免疫防御、免疫稳定、免疫监视等多种功能。"免疫学"非西医学所独有，中医之"免疫"，即免除疫疠之义，排除异己，保护自己，维持机体内环境平衡，与中医的"正气"的作用基本一致，与人体肺、脾、肾密不可分。早在秦朝初期的医籍中就已蕴含有免疫思想的萌芽。葛洪在《肘后备急方》中载有人工获得被动免疫的方法，即"疗猘犬咬人方，乃杀所咬犬，取脑敷之，后不复发"。明代万全在《万氏家传痘疹心法》与《痘疹世医心法》中亦有"麻疹发过不再作"及"终生但作一度，后有其气不复传染"等论述。这与西医学使用狂犬疫苗防治狂犬病的原理是一样的。

"中医免疫学"是研究人体免疫系统的功能与人体各脏器之间相互关系的学说，是全面研究中医免疫内容的一门学科。刘老将"中医免疫学"通俗地解释为：中医免疫学研究的是致病因素与免疫力这一对矛盾的学说。免疫力是指机体对致病因素的抵抗能力，而中医的"正气"具有同样的含义与作用，举凡一切致病因素与中医的"邪气"也有互通之处。30多年前，刘老即已敏捷地认识到了"扶正"与提高免疫力密切相关，"扶正"就是帮助机体构建或增强抵御疾病的第一道防线，同时也提出了"不同的扶正药对免疫的影响是否相同？祛邪与免疫的关系如何？研究中医免疫能不能离开中医的理论体系？要不要实行辨证论治的原则？"等一系列问题，开拓和启发了进一步研究"扶正祛邪与中医免疫"的思维与方法。扶正与祛邪是一对看似矛盾的治疗方法，扶正可以提高免疫力，很容易让人们联想到祛邪的免疫抑制作用。实践表明，祛邪法确实具有免疫抑制作用，但在"邪去则正安"的情况下却能提高免疫力。刘老从免疫学角度分析："邪"是干扰和破坏机体自稳功能的因素。邪有外来者，也有自身异变（或突变）和过高的病理免疫产物，即中医所谓的外邪与内邪（内因）。内、外之邪，必当祛除才能"邪去正安"。故当过高的病理性免疫反应在临床上表现为邪实证候时，必须通过祛邪以抑制免疫，如因虚而外邪得以入侵，或因邪伤正，则须祛邪以扶正或扶正以祛邪。这种情况往往是通过祛邪以提高机体免疫力，或通过扶助正气祛邪外出而达治疗目的。所以，祛邪具有提高免疫和免疫抑制的双向调节作用。中医的活血化瘀、清热解毒、化痰散结等治法可以理解为排除"非己"之物。同时，邪易伤正，"邪去则正安"——祛邪的同时可以达到扶正即提高免疫之意，扶正的同时可以帮助祛邪即达到抑制免疫之目的。可见，扶正祛邪与中医免疫一样，具有排除"非己"（内邪和外邪）、保护机体免受损伤的功能。

　　健康是由于"正气存内，邪不可干"，发病是由于"邪之所凑，其气必虚"。正气不足是疾病发生的内在因素，外邪是引发疾病的重要条件，外邪必须以"正气绝对或相对不足"为内因才会引发疾病。由此可见，要想达到"未病先防、已病防变、愈后防复"的预防与治疗疾病目的，"扶正"是总则中的基石。所谓"扶正"，即扶助正气，增强机体的自然抵抗力。正虚多有免疫功能低下，扶正单味药或复方可以提高免疫已被实践所证明。刘老特别强调，扶正应以正虚为前提，虚则补之，方为中的。而正虚可以概括为气虚、血虚、阴虚、阳虚等证，既有纯虚之证，也不乏真虚假实证、虚实夹杂证，治疗时当分清虚证所在的脏腑经络之病位和气血津液阴阳之所属。曾有一阴虚型肺癌患者，被误诊为肾阴阳两虚，用温阳滋阴法加有抗瘤作用的中草药治疗两个月，痰血反而增多，免疫指标下降。经反复辨证，审明误将"行动后气短"作为肾阳虚表现，其实是由于有形之痰邪阻塞气道所致。应属肺阴虚兼夹痰浊之虚实夹杂证，于原方中减去温补肾阳之品，改增生地、天冬、沙参等养阴生津之药，服后痰血大减，两个月后复查，不仅免疫指标均有提高，肺部病灶亦见缩小。由此可见，即使是虚证，不辨明阴阳虚实，妄施补药，非但不能扶正，反而助长邪实。因此，刘老认为研究中医临床免疫学也应遵循辨证论治的基本原则。扶正的具体治法有益气、养血、滋阴、温阳、生津、增液等等。刘老特嘱咐，久病、重病、疑难病均应补虚扶正，补虚宜缓图，少用峻补，免致药害。如"气为血帅，血为气母"，是故补血不忘益气，补气不忘养血；滋阴与温阳当宗张景岳"善补阳者，必于阴中求阳；善补阴者，必于阳中求阴"之旨；阳虚有寒者补以甘温，清润滋腻之品非其所宜，阴虚多热者补以甘凉，辛燥之类不可妄用。临证之时当辨证与辨病相结合，潜证者则以辨病为要。

（二）扶正祛邪调节人体免疫的临床应用

　　（1）扶正祛邪治疗自身免疫性疾病：自身免疫性疾病是指以自身免疫反应导致组织器官损伤和相应功能障碍为主要发病机制的一类疾病。其发生机制尚不完全清楚，一般认为是在体内出现了异常免疫反应的基础上发生的。在各种致病因素作用下，破坏了机体自身耐受状态而发生持久和过度的自身免疫应答，就会导致自身免疫病理过程而致病。这类疾病临床上并不少见，但迄今尚未找到理想的治疗方法。近年来，神经－内分泌－免疫网络途径在自身免疫性疾病的发病机制中越来越受到重视。该学说认为，神经、内分泌和免疫系统之间可共享信号分子及其受体，三大系统之间通过神经肽、内分泌激素和细胞因子进行信息传递，即神经、内分泌系统能调节免疫系统的功能，而免疫系统也能调控神经内分泌系统的某些功能，看似各自独立的三大系统实际上是一个有着广泛内在联系的有机整体，构成一个立体的网络结构，共同调节机体内环境的平衡与稳定。虽然西医学首先提出了神经－内分泌－免疫网络的概念，但一直缺乏调节这一网络的有效手段。中医学从整体观念出发，认为机体脏腑阴阳气血的平衡失调，是疾病发生的内在基础，正邪交争是疾病过程中的基本矛盾。单味中药、中药复方或针灸、理疗等对机体多途径、多靶点、多环节、多层次的作用，对神经－内分泌－免疫网络能起到较为全面的良性调节作用。因此，刘老主张通过辨证论治，采用扶正祛邪、平衡调理的方法"疏其血气，令其调达，而致和平"，治疗该类顽固性疾病有着很好的效果。

①扶正祛邪治疗免疫性血小板减少症：免疫性血小板减少症既往称之为"特发性血小板减少性紫癜"。免疫性血小板减少症的治疗方法很多，如激素、静脉输注丙种球蛋白、脾切除、免疫抑制剂、促血小板生成素等，虽可获肯定疗效，但持续时间短暂，难以达到理想的长期缓解效果，患者的生活质量甚至低于癌症患者。本病属中医学"肌衄""血证""发斑""葡萄疫""紫癜"等范畴。中医各家普遍认为本病与热、毒、虚、瘀有关。刘老认为本病的主要病机为精血亏虚、瘀血阻滞，其发病以肝肾虚损为本，以瘀血阻滞为标。肾藏精，肝藏血，精聚为髓，精髓化生为血，故肝肾阴精亏虚，可致气血不足之虚证；或因阴精亏虚而虚火内盛，灼伤血络，迫血妄行，血溢脉外成血瘀证；或久病必瘀，瘀血阻络，血不循经，血溢脉外而致病。根据"精血同源""肝肾同源"理论，刘老治疗本病以"补肝肾，填精血"扶正为主，常以龟甲、阿胶、鹿角等血肉有情之品为重，辅以活血祛瘀药如水蛭、丹参、当归、三七等。同时，他指出，本病患者免疫功能亢进，用药当以抑制免疫之品为宜，而不宜使用提高免疫的药物，如慎用黄芪、人参、党参、龙眼肉等

大补、温补之品，常选用具有免疫抑制作用的忍冬藤、生地黄、黄芩、仙鹤草、枸杞、黄精等凉血、活血、生血的中药。

②扶正祛邪治疗白癜风：白癜风也是一种与自身免疫有关的皮肤疾病。患者免疫功能障碍，导致机体抗病能力下降，当皮肤腠理的抗病能力降低时，外界的邪气就能乘虚而入致病。刘老认为该病以"气血不足、肝肾阴虚"为本，以"风邪外侵、瘀血阻滞、气血失和"为标。提出用益气养血、滋补肝肾以荣养肌肤，扶正治其本；以疏风祛邪、活血通络以调和气血，祛邪治其标。常用党参、黄芪补益气血，何首乌、黄精、菟丝子、生（熟）地、枸杞、补骨脂等补益肝肾，赤芍、防风、蝉蜕、桃仁祛风活血化瘀，辅以柴胡、郁金、白芍、川芎等疏肝活血以使"气行则血行，血行风自灭"。临床上刘老强调整体观念、辨证论治，根据患者具体情况再加减用药，如体质偏寒加桂枝、细辛、川芎，偏热者加白花蛇舌草、黄芩、虎杖、凌霄花，失眠者选加酸枣仁、夜交藤、合欢皮、远志、茯神、龙骨、牡蛎等。

③扶正祛邪治疗原发性甲状腺功能减退症：原发性甲减多数病因未明，现认为可能与甲状腺自身免疫损害有关。基于甲减临床表现多为形寒肢冷、面色㿠白、乏力嗜睡、健忘、注意力不集中、精神抑郁、行动迟缓、无汗、肢体浮肿等气血不足、心脾肾阳受损的症候，中医将其归属为"虚劳""水肿""痰饮"等范畴，认为本病的病机关键在于脾肾阳虚。刘老则认为，肾藏精，寓元阴元阳，为先天之本，人体诸阳之本，五脏之阳皆取之于肾阳才能发挥正常的生理功能。原发性甲减的病机根本在于肾阳虚，病久损及脾阳，导致脾阳虚损。因脾肾阳虚，导致气血生化不足，水津不化而成痰饮，日久痰瘀互阻而症见多样。治疗总以"补气养血，健脾益肾"为其基本大法。如见胸闷、水肿等阳虚血瘀水停证，则当在健脾温阳以扶正固本的同时，不忘活血利水以治其标。常用济生肾气丸、真武汤合五皮饮或五苓散加减，常用的药物有黄芪、车前子、制附子、葶苈子、炙甘草、茯苓、白术等。若患者主要临床表现为痰瘀互结证，治疗当以化痰散结、益气活血为先，用药不离浙贝母、法半夏、胆南星、瓜蒌、猫爪草、昆布、海螵蛸、牡蛎、黄芪、红花、当归、川芎、桃仁、丹参、川牛膝、莪术等。

④扶正祛邪治疗急慢性肾小球肾炎：急性肾小球肾炎被认为是链球菌感染后引起的变态反应性疾病，目前认为其发病机制有三：免疫复合物沉积于肾脏；抗原原位种植于肾脏；改变肾脏正常抗原，诱导自身免疫反应。刘老

分析，免疫复合物的沉积、抗原的原位种植与机体正气亏虚、无力抵抗外邪（抗原）侵入以及机体清除内邪（免疫复合物）能力受损有关，所以必须扶正以助祛邪；同时也与邪盛正旺（产生自身免疫反应）不无关系，所以需要兼顾祛邪，常用清除抗原的中药如白花蛇舌草、穿心莲、大青叶、金银花、板蓝根、蒲公英、大黄等，通过增强白细胞及网状内皮细胞的吞噬功能，从而清除抗原。而对于慢性肾小球肾炎常采用补肾益气法，药用熟地黄、枸杞、山茱萸、仙灵脾、巴戟天、黄芪、党参等，其机制在于鼓舞正气（吞噬细胞），及时清除沉积下来的免疫复合物，防止免疫复合物对肾实质的损害。

⑤祛邪扶正治疗白塞病综合征：白塞病综合征是以口、眼、生殖器"三联征"或口、眼、生殖器、皮肤"四联征"为主要表现的一种全身性免疫系统疾病。中医称之为"狐惑病"以形容其症状复杂多变、病情反复无常。临床以湿热内蕴和肝肾阴虚证居多。刘老认为本病急性发病多由感受湿热毒气，或因热病后期余热未尽，或因脾虚湿浊之邪内生等致湿热毒邪内蕴，热入血分，久病伤络，毒瘀互结，弥散三焦，循经走窜，外侵肌肤、关节，上扰口舌、眼目，下蚀前后二阴。治当以祛邪为主，常以"清热利湿、凉血化瘀"为法，方以黄连解毒汤和犀角地黄汤加减。因病久反复，且热易伤阴，故辅以益气养阴以扶正固本，常用黄芪、党参、茯苓、怀山药等益气扶正，枸杞、沙参、女贞子、生地、山茱萸、龟甲等养阴培本。即使伴见有纳差、腹泻、疲倦乏力等脾虚湿困症状，也只是予太子参、怀山药、薏苡仁等具有益气、健脾、利湿作用，扶正祛邪兼施的清润之品。同时嘱咐患者调畅情志，起居有常，饮食宜清淡营养，禁忌辛辣、油腻、味重之物。

（2）扶正为主治疗免疫抑制剂相关不良反应：免疫抑制剂是对机体免疫反应有抑制作用的药物，能抑制与免疫反应有关细胞（T淋巴细胞和B淋巴细胞等）的增殖功能，降低机体免疫反应。免疫抑制剂主要用于器官移植抗排斥反应和自身免疫性疾病如类风湿性关节炎、红斑狼疮、肾小球肾炎、炎症性肠病和自身免疫性溶血性贫血等，从而达到治疗自身免疫性疾病、减轻器官移植排斥反应等目的。但长期使用可导致免疫功能低下、肾毒性、性腺抑制、骨髓抑制、诱发肿瘤等不良反应。临床上常有患者因不能耐受免疫抑制剂毒副作用而不得不终止治疗，有时这些毒副作用甚至直接成为危及患者生命的主要原因。

①针对使用免疫抑制剂导致免疫功能低下、容易感冒的患者，刘老多采

用益气固表的方法，并因此开发研制了"固表防感冲剂"应用于临床，无论是素体亏虚易感者，还是使用免疫抑制剂后，甚至于癌症放化疗后的体虚易感者均可获效。刘老创立该方可谓别出心裁，他遵从玉屏风散的方义，用黄芪健脾益气固护卫表，因体虚未感之时本已卫弱表疏，则无须防风走表祛风，且恐防风疏表致风邪乘虚而入，故弃防风不用，以大枣一味取代白术健脾补血生气，且调和药味，增加患者服药依从性。小儿、年老等纳呆不食者均愿长期服用而达强身健体、扶正固表之目的。病症较重者，或胃肠道反应明显、呕吐、纳差者可用香砂六君子汤加减以增疗效。

②刘老认为免疫抑制剂导致骨髓抑制不良反应，是由于药毒与瘀毒内蕴，伤及五脏六腑尤其是肝肾，损伤了人体气血津液所致，以健脾补肾养肝、益气生血法为主，兼顾解毒祛邪。常用药物有人参、黄芪、太子参、白术、当归、熟地、何首乌、补骨脂、鹿角胶等健脾补肾养肝、益气生血，辅以重楼、白花蛇舌草、臭牡丹、山慈菇、莪术等解毒祛邪。

③对于免疫抑制剂的肾毒性，刘老则以补肾养阴活血为法，常用左归饮加减，药用天冬、麦冬、生地或玄参、白芍、赤芍、丹参、红花、牡丹皮、杜仲、桑寄生、续断、党参、当归等，犹善用汉防己而获良效。常人因为惧怕木防己（马兜铃科）的肾毒性而轻易不敢使用，殊不知汉防己非"汉中防己"（即木防己），汉防己实际上是防己科的粉防己，有利湿走里、消肿排毒之功效。现代药理研究也发现，汉防己甲素能使血清肌酐、内生肌酐清除率、肾皮质丙二醛、超氧化物歧化酶等指标明显改善，肾脏组织病理学损伤也明显减轻。

④针对免疫抑制剂的性腺抑制作用，刘老则采用补肾益精法治疗。处方中常予以紫河车、蝉花、枸杞、菟丝子、韭菜子、仙灵脾、仙茅、锁阳、虫草等药以补益元阴元阳。

第二节　医论医话

一、六经辨证源流之研究

六经辨证，是极为重要的辨证纲领之一。其运用的研究素为人所重视，自不待言，然而对其自身的研究，则远为不够。比如，六经辨证肇始于何处，又如何而发展，发展中有何问题，应如何认识，又如何解决。凡此种种，目前认识上，非若明若暗，即分歧难一。如此，则不仅临床运用上，有难于一致之处，而且其自身之发展，亦将踌躇不前。对学说自身发展规律进行研究，有助于学说自身之发展。因此，深入开展此种研究刻不容缓。此为本篇论述的目的所在。

（一）六经辨证，肇始于《素问·热论》

经过深入探讨，六经辨证始于《素问·热论》，殆无疑惑。其根据见下。

第一，《热论》为论述热病的专篇，为研究伤寒与温病最为重要，也是最早之经典文献。其主要论述有二：一为热病定义，一为六经分证。前者对伤寒与温病的发展方向颇具影响；后者对伤寒与温病辨证学说之演进，说无联系，于理难通。第二，《热论》以外，更无先此提出六经分证者。《热论》首倡是说，应无可疑，其为源头所在，当无可争辩。第三，《伤寒杂病论》（以下简称《伤寒论》）对六经辨证阐述甚多，但于《伤寒论》之前，《热论》之后，亦未见另有六经辨证之论述，若谓《伤寒论》六经辨证，出自另一体系，则悉考无据。

或许，可以这样提出问题：以上所述，只是从六经辨证的时间出现之先后，以及伤寒、温病与《热论》之一般关系所作的论证，虽不为无据，但仅从外部联系进行分析，尚嫌不够，若能从内部联系上，亦即从其实质内容上，具体地论证其有无本质联系，则其必然性，更可无疑。

为彻底阐明此问题，深入而全面地对其本质联系进行论证，殊属必要。当然，此已不仅限于六经辨证之起源，必然涉及篇始所述诸问题的广泛探讨，亦即下文行将剖析之所在。

（二）《热论》提出的问题

问题产生于对《热论》内容之争。《热论》所述疾病，究竟为伤寒，抑为温病，历来医家，见仁见智，持见颇异。其争论起因，主要有二：一为热病定义，一为六经分证。前者不属于本篇讨论范围，姑从略。就后者而言，因《热论》中的六经分证只有热证和实证，故论证《热论》为论温之作。此说以柯韵伯为代表。如其所述："夫热病之六经，专主经脉为病，但有表里之实热，并无表里之虚寒。虽因于寒，而已变成热病，故竟称热病，而不称伤寒。要知《内经》热病，即温病之互名。故无恶寒证。但有可汗、可泄之法，并无可温、可补之例矣。观温病名篇，亦称《评热病论》，其义可知矣"（《伤寒论翼·六经正义》）。

从《热论》中的六经分证的原文看，有身热、嗌干、鼻干、腹满等症，而无恶寒之症，其非寒证，而为热证甚明。治疗上，仅用汗、泄两法，而无温补之法，以药测证，亦确非虚寒证，而表里皆为实热证。可见，柯氏之说，持之有据，言之成理，令人信服。即如柳宝诒持反对意见，亦不能否认《热论》六经分证与温病无关。如说："此论除篇末伤寒一节论及温病外，其余所论，都属伤寒。惟所列六经形证，伤寒与温病初无二致，故备录之，以为分经认证之则"（《温热逢源》）。可知，柳氏虽以《热论》为主论伤寒之作，但同样认为六经形证亦适用于温病。

《热论》主要论述伤寒，还是温病，另有专文讨论，此处从略。但其所论六经分证，确皆为表里实热证。然而，随着六经辨证的发展，不仅有热证、实证，而且确还有寒证、虚证。这就使得问题复杂起来，至少提出两个问题。

其一，既然后世六经辨证有寒证和虚证，《热论》六经分证为何无寒证和虚证？其二，如上所述，后世六经辨证与《热论》六经分证确有不同之处，是否为另一体系？

欲释疑息争，上述问题确需回答。

要回答此问题，应该从事物发展规律去探讨。任何事物，都有一个发生发展的过程，六经辨证亦不例外，也有一个发生发展的过程。可以认为，上述问题是从发展中所提出，因此，也应该由发展本身作出回答。

（三）《伤寒论》与六经辨证

应该承认，《伤寒论》中六经辨证与《热论》所述，确有不同处，但亦须看到又有相同处。"同"与"不同"，从辩证法看来，"同"是对《热论》的继承处，"不同"是对《热论》的发展处。

首先，揆其相同之处，亦即继承之处。

第一，撰用《素问》，同出一源。仲景于其自序中，明言《伤寒论》曾"撰用《素问》"。伤寒属外感热病，《热论》为论外感热病专篇，仲景所言撰用，当亦系指此。撰用于此，而无继承性联系，理所必无。因之，此谓相同，是为"同出一源"之"同"。

第二，传变次序，基本相同。《热论》所述传变秩序为：一日巨阳，二日阳明，三日少阳，四日太阴，五日少阴，六日厥阴。《伤寒论》中伤寒的传变秩序，可从下面两点来说明其与《热论》同。其一，从《伤寒论》一书的编排序列看，是以太阳→阳明→少阳→太阴→少阴→厥阴为序，显然与《热论》六经传变秩序相合。此种契合，难谓出自偶然。其二，从《伤寒论》有关条文看，亦可得到证明。如："伤寒一日，太阳受之。脉若静者，为不传"，"伤寒二三日，阳明、少阳证不见者，为不传也"，"伤寒三日，少阳脉小者，为欲已也"，"伤寒三日，三阳为尽，三阴当受邪，其人反能食而不呕，此为三阴不受邪也"。从此四条可以看出，其传变秩序，亦为一日太阳，二日阳明，三日少阳。至于三阴证，亦已点出，伤寒三日之后，三阴当受邪。凡此，则与《热论》所言并无二致。

第三，所述症状，亦略相同。如《伤寒论》六经提纲证，秦伯未认为："在症状方面，《伤寒论》里，太阳、少阳、太阴的提纲与《内经》相类。阳明、少阴和厥阴的提纲虽有出入，但在条文里仍可寻得"（《内经知要浅解》）。秦氏之见，确凿有据。最能说明问题者，莫如太阳提纲："太阳之为病，脉浮，头项强痛而恶寒。"可与《热论》所述对勘："一日巨阳受之，故头项痛，腰脊强。"二者俱有头项痛，且均与太阳经循行部位相合。其相同处甚明。

上述相同之处，是《伤寒论》六经辨证同于《热论》处，亦为对《热论》之继承处。由此，亦足证仲景撰用《素问》之言，并非虚语。

其次，析其不同处，亦即发展之处。

第一，六经辨证范围之拓展。一般认为，《热论》的三阳证，是《伤寒论》的太阳证，《热论》的三阴证，是《伤寒论》的阳明腑证。从《热论》"三日以前汗之，三日以后泄之"分析，是为近似。故《伤寒论》六经辨证范围大有拓展，此为二者重要的不同处。

第二，症状描述与治法之进展。《热论》无恶寒，《伤寒论》太阳提纲证虽与《热论》甚同，然有恶寒。此外，少阳证见寒热往来，三阴证皆有恶寒，如：太阴有恶寒下利，少阴有恶寒肢冷，厥阴有厥冷等等。就治法而言，《伤寒论》不仅有汗、下两法，还有温、补、清、和、吐诸法，其中尤当重视的是温、补两法。由此足以说明，从症状至治疗，《伤寒论》六经辨证确实包括寒证和虚证。此与《热论》但有表里之实热颇为不同。从仅有热证、实证到有寒证、虚证，是很大不同处，也是重大发展处。

第三，"传变"认识之发展。《热论》仅有循经传及所谓"两感传"。《伤寒论》除有循经传外，还有合病、并病、越经传、直中传、不传等多种传变。除循经传相同，合病与两感传类似外，其余均为《热论》所无。此对六经传变又有不少发展。

当然，不同之处尚不止此，无论辨证、治法诸方面，《伤寒论》远较《热论》详细而明确，此仅就其大略而言。

不过，这里有一点须予指出。《伤寒论》对六经辨证的发展包括虚寒证一项，固属事实，但绝非三阴证皆为寒证、虚证。柯韵伯即曾有言："观五经提纲，皆指内证，惟太阳为寒邪伤表立。五经提纲，皆指热证，惟太阴提纲为寒邪伤里立"（《伤寒论翼·全论大法》）。柯氏之说是否全面，此处不作评论。但有一点甚为明确，即三阴证有热证。刘完素则尤为反对朱肱以阴阳训寒热，主张六经传变，由浅入深，皆是热证（另有专文论述）。细绎仲景原文，少阴有从寒化和从热化两途。如少阴三急下证即是明证。厥阴则更不待言，寒热错杂，热证尤多，治热利下重之白头翁汤为最为典型之佐证。柯韵伯竟指"厥阴提纲是温病，而非伤寒"。即使如太阴大实痛，用桂枝加大黄汤，亦不能说是虚寒证。由此可见，《伤寒论》中三阴证亦有实热证，仍然有继承《热论》表里皆实热之一面。

于兹可见，《伤寒论》六经辨证与《热论》所述，有相同和不同之处，相同处是其基础，其不同处是在相同基础上之发展。如前所述，即使于不同中，仍可看到有相同之处，此皆说明，其相承脉络均历历可寻。

（四）温病与六经辨证

至于温病学说，有无发展六经辨证的问题，一般很少注意。温病对卫气营血辨证、三焦辨证，甚有发展。但此二者，并未能脱离六经辨证而发展。

此点须稍予阐释。以吴鞠通《温病条辨》为例，是为总结温病而集其大成之作。虽然以三焦辨证为主，分上焦、中焦、下焦温病，但于其中又分太阴、阳明、少阴、厥阴等温病。于上焦温病中主要论太阴温病，中焦温病中主要论阳明温病，下焦温病中主要论少阴及厥阴温病。

即使如叶天士倡卫气营血辨证，亦未曾与六经辨证分割开来。叶氏曾言"辨营卫气血与伤寒同"。伤寒主要为六经辨证，其谓"与伤寒同"之意，至少可理解为与六经辨证有相关之处。其实，他还直接运用六经辨证，如："再论三焦不得从外解，必致成里结。里结如何？在阳明胃与肠也"（《温热经纬·叶香岩外感温热篇》）。

再如，叶氏在《温热经纬·叶香岩三时伏气外感篇》中，对春温一证，引"冬寒内伏，藏于少阴，入春发于少阳"及"夏暑发自阳明"等说，皆可说明其与六经辨证未曾分割。

其他如薛生白于《湿热病篇》，虽多用三焦辨证，而于第一条自注"湿热病，属阳明太阴经者居多"可见其亦颇重视六经辨证。

由此可知，六经辨证于温病，运用亦颇广泛。有运用，即有继承和发展的问题存在。不仅如此，还可认为，温病六经辨证与《热论》所述，更有一脉相承之处。其主要依据，亦即其主要相同处，是其完全继承了《热论》表里皆热证这一原则，诸如太阳、阳明、少阴、厥阴等温病皆为热证，人所共知，无须赘论。

以下，主要论证其不同处，亦即发展之处。

第一，如果说，伤寒对六经辨证的发展，为有虚寒证一面，则温病在其基础上，其主要发展在于阴虚辨证这一面。温病与伤寒比较，尤能说明其发展所在。其发展原因在于：伤寒之"寒"为阴邪，易伤人阳气，故多出现阳虚证，温病之"温"为阳邪，易伤阴液，故多出现阴虚证。因此，于其内在规律分析，更能寻其继承与发展之脉络所在。至于治法，发展甚多，特别是清热和养阴之法，体现尤为突出，咸为熟知，此不赘述。

第二，"传变"认识之发展。温病的传变次序，与《热论》《伤寒论》均有所不同。《热论》《伤寒论》所述，一般皆始于足太阳，循次而终于足厥阴；温病一般则始于手太阴，传于足阳明，再及于足少阴、足厥阴，还创有逆传心包之说。且温病无三阳经证，却有阳明腑证、三阴脏证。此为新感温病的一般传变次序。至于伏气温病之由里出外，或始于少阴，或发于膜原，吴又可更创有"九传"之说。另如某些温病更具特点，如"夏暑发自阳明"，湿温开始即以太阴、阳明居多等等，皆体现其对六经辨证确有不少发展。

如此，并不能以温病六经辨证有种种不同，而谓另出一源，应该看到，此因临床实践及病因学说的不断开拓，而随之不断发展。

为何温病始于手太阴？温病学说认为：伤寒由寒伤皮毛，出表入里；温病则邪由上受，自口鼻而入，从上而下，鼻通于肺。吴鞠通所谓"凡病温者，始于上焦，在手太阴"即据此而来。

吴鞠通倡三焦病证（实以六经辨证为基础），明言借鉴于伤寒，须与伤寒六经辨证合参。吴氏言："《伤寒论》六经，由表入里，由浅入深，须横看；《本论》论三焦，由上及下，亦由浅入深，须竖看。与《伤寒论》为对待文字，有一纵一横之妙。学者诚能合二书而细心体察，自无难认之证"（《温病条辨·凡例》）。以上所述，其意有三：其一，温病始于手太阴，是与邪从上受有关，其不同是由于病因不同，故所受途径不同；其二，借鉴于《伤寒论》，受其启发，于其基础上发展，故提示须合参；其三，三焦辨证是以六经辨证为基础，如太阴、阳明、少阴、厥阴温病等分属于三焦辨证中。凡此皆说明其有关六经辨证与《热论》《伤寒论》为同一体系，实乃同源异流而已。

此外，还有所谓"伤寒传足不传手""温病传手不传足"等问题，须予说明。究其实际，此说实不全面。如《伤寒论》"传足不传手"之说，刘完素曾指出，此说出于庞安时，并示颇不赞成其说（引文从略）。吴鞠通所执意见与刘完素同，而且，他亦反对"温病传手不传足之说"。如："或问子言温病以手经主治，力辟用足经药之非。今亦云阳明证者何……前人云伤寒传足不传手，误也。一人不能分两截……伤寒以足经为主，未始不关乎手经也……温病以手经为主，未始不关足经也"（《温病条辨·中焦篇》）。

吴氏之说，不为无见。传足传手问题，只能相对而言。伤寒传变，确不能说未涉及手经。如阳明腑证，叶天士曾解释里结阳明："阳明为何？胃与肠也。"即言明阳明腑证包括手阳明大肠，且与实际甚符。阳明腑证可出现神昏谵语，系热邪上扰心包（手厥阴）。其他如少阳，柯韵伯曾有"少阳为游部，其气游行三焦"之说，则少阳证亦非与手少阳无关。这些只是仲景未明言而已。温病六经传变，传手亦传足。传手有手太阴肺、手厥阴心包等，传足有足阳明胃、足太阴脾、足少阴肾、足厥阴肝等。可见其足经证亦复不少。

因此，传足传手问题，伤寒、温病均有。《伤寒论》未明言，温病家则明言，此为认识上的进步，不能以此而谓温病六经辨证为另出一源。

其实，对六经辨证发展愈多，其不同处愈多，所提出的问题亦愈多，然而均不能据之以为非出一源。例如，既传足又传手，手足经合为十二，仍称其为六经辨证，从无人称其为十二经辨证。其原因，一则是以三阴三阳言，其数仍为六，细分则有手足之别，凡物皆可分，如"一分为二"，仍不能否定其"本源"为一；二则六经辨证之名，虽非《热论》明示，但由来已久，约定俗成，后世均沿其名，此正可说明其为同出一源，此即数典而不忘祖之意。

以上所述，皆说明《热论》六经分证，与伤寒、温病六经辨证，皆有相同和不同处。"同"是其发展的基础，是内在继承性的联系，是同出一源之"同"。"不同"是发展中的不同，不同处即其发展所在。一言以概之，是同源异流而已。

明乎此，则对本文篇始所述诸问题，自能解决。能如此，则对六经辨证的实际运用以及自身的发展将大有裨益。一则源清而流自畅，顺流而进，不致无所适从；二则认识到有实践，就会有发展。六经辨证即是在实践中与病因学说、脏腑学说，甚至与阴阳五行学说，不断联系起来，而出现上述种种不同，其本身亦因而不断得到发展。能把握住这种本质联系，对当前辨证上极不统一的问题，将有助于解决；三则是认识到，有发展就定会有"不同"。可以预言：六经辨证还会继续向前发展，将会出现更多的"不同"。我们的目的是要发展这种"不同"，而不是遏制这种"不同"的发展。开展六经辨证自身发展规律的研究，将大大有助于中医辨证学说向更高水平发展，这不仅是必要的，而且是完全可能的。

二、中医学与免疫学

免疫学是医学研究方面一个颇为活跃的领域。开展中医学与免疫学相互关系的研究，为中西医结合揭示了更为广阔的前景。本文试图从这些方面进行初步的探讨，与中西医同志共同研究。

（一）中医学与免疫学的渊源

免疫学是研究免疫力和致病因素这一对矛盾的学科，而中医学在对疾病的认识和治疗上很重视正与邪这一对矛盾。中医视一切致病因素为邪气，一切抗病力为正气。健康是由于"正气存内，邪不可干"，致病是由于"邪之所凑，其气必虚"。疾病的发展和转归则取决于邪正的消长，正胜则邪负，病即向愈；邪胜正负则病情趋剧，甚至不起。所以治疗上不离"扶正祛邪"这个总的原则。免疫学所指的免疫力是指机体对致病因素的抵抗能力，而中医的正气实有同样的含义。举凡一切致病因素与中医的邪气也可以有互通之点。

从免疫学的发展来看，传统的免疫学概念认为免疫学是研究传染病的预防、诊断和治疗的专门学科。早在《黄帝内经》中就提出了"治未病"的预防医学思想，并有"清静则肉腠闭拒，虽有大风苛毒，弗之能害"的近似非特异性皮肤屏障的记载，还有"顺之则阳气固，虽有贼邪，弗能害也"与非特异性免疫的防御功能相近的描述。明代吴又可在《瘟疫论》中明确解释了当某种传染病流行时有病、有不病及病有轻重的不同现象，其原因在于正气盛衰的不同。如吴氏提及"若其年疫气充斥……正气少衰者，触之即病"。不少医家观察到了所谓病后免疫的现象，如明代万全在《痘疹世医心法》指出麻疹"发过不再作"，又于《万氏家传痘疹心法》中有痘疹"终身但作一度，后有其气不复传染焉"的记载。除对此类天然自动免疫有所认识外，远溯至晋代葛洪的《肘后备急方》已载有用人工自动免疫的方法防治狂犬病："疗猘犬咬人方，乃杀所咬犬取脑傅（敷）之"，这与现代狂犬疫苗实有相近之处。而对免疫学的最重大的贡献还在于最早用人痘接种法预防天花。天花曾在我国流行，这一疫情在《肘后备急方》中已有记载，并记录了治痘之法,《备急千金要方》以下，每有专篇。许多学者还致力于预防天花的探索，开始创所谓"稀痘方"，但效果不显。宋代叶寘《坦斋笔衡》曾有牛患痘疹的记载，明初《谈野翁试验方》及李时珍的《本草纲目》载用水牛虱预防天花的方法。而种人痘法的起源则说法不一。董玉山《牛痘新书》谓："考上世无种痘诸经，自唐开元间，江南赵氏始传鼻苗之法。"朱纯嘏《痘疹定论》中记载，宋仁宗时，丞相王旦，生子苦痘，延峨眉山神医，为之种痘。俞天池《痘科金镜赋集解》则说："闻种痘法起于明朝隆庆年间宁国府太平县。"据此，种人痘法最早可能起于唐，最晚也应始于明。就以起于明说，比英国琴纳氏于1796年试用牛痘浆预防天花要早几百年。种痘法有痘衣法和鼻苗法。鼻苗又分旱苗、水苗。为了减轻毒性，将时苗（痘疮患者的痘痂）改为熟苗（种痘后出痘的痘痂），这实开现代灭毒疫苗的先河。种痘法逐渐由南向北推广，俞理初《癸巳存稿》载："康熙时俄罗斯遣人至中国学痘医。"由此种痘法传入俄国，经土耳其倡行欧州。迪尔柏尔氏《中国风土事物记》指明："说也奇怪，像其他许多事物一样，种痘术似乎也是由中国传到西方的。这术约八百年前，中国在宋朝已经应用，于1721年由驻君士坦丁堡的英国公使夫人蒙纳格氏最初介绍来英国。"据此，琴纳氏是由我国种痘术传入后在其基础上才发展为牛痘法的。因此，我们有理由说，免疫学的真正起源应在中国。

随着免疫学研究的深入，免疫学的概念已经扩大，还包括免疫功能失调的非传染性免疫。中医治疗一些由免疫功能失调引起的免疫性疾病，如哮喘、肾小球肾炎、系统性红斑狼疮、类风湿性关节炎等有较好的疗效，为研究免疫性疾病提供了丰富的临床资料。

从本质上说，免疫是"自我识别""排除非己"和达到自身稳定的生理性保护功能。这就是说免疫功能正常时就能维持机体内环境的平衡——自我稳定。免疫功能异常时，失去自稳功能，就会导致有关疾病的发生。这与中医的整体观念有一致性。如中医的藏象学说强调脏腑之间是互相依存、互相制约的关系，依靠这种关系维持着机体的平衡。中医将五行分属五脏，用五行相生相克的学说，反映人体内脏之间自我调整的作用，表现为相辅相成、相反相存的关系，并维持其活动均势，即自我稳定；反之，当生不生，当制不制，或相生不及，或相制太过，则活动均势破坏，即失去自稳功能而产生疾病。"亢则害，承乃制，制则生化"是很有道理的。所谓"亢则害"是自稳功能的失调，"承乃制"是自我稳定正常的表现。再如阴阳学说则体现得更为明显。"阴平阳秘"是自我稳定的表现。阴阳偏胜时，"阴胜则阳病，阳胜则阴病"属自稳功能失调。现有人从环磷酸腺苷（cAMP）与环磷酸鸟苷（cGMP）的关系研究阴阳学说。认为细胞膜上受体受外界的化学信号作用，调节细胞内的阴（cAMP）和阳（cGMP），由此引起不同酶系的催化反应，而表现出类似于阴性或阳性的功能状态。在体内绝大多数细胞膜上存在着两种受体，这两类受体互相起着调节作用。当一类受体被激活时，细胞内 cAMP 增高，同时 cGMP 降低；而当另一类受体被激活，细胞内 cGMP 增高时，则 cAMP 下降。这类似于《黄帝内经》说的"阴胜则阳病，阳胜则阴病"。现有用放射免疫的方法研究"亡阳"现象，观察到有 cAMP 明显上升的情况，似可作为"阴胜则阳病"的佐证。近年来有资料证明，cAMP 增高时能抑制免疫，cGMP 增高时却能增强免疫，说明二者对免疫状态能起到调整的作用。

所以，无论从理论还是从实践上来说，中医与免疫学的关系都极为密切，而且对免疫学的发展作出了重要贡献。

（二）研究中的几个具体问题

从中医学方面来研究免疫，无论是创建我国新医药学，还是推进免疫学的发展，都是具有重要意义的一项工作，越来越多地引起人们的重视。随着研究的深入，也提出了一些需要探讨的问题。如一提到寻找兴奋免疫的方药，就很自然地想到从扶正方药中去寻找。但不同的扶正药对免疫的影响是否相同？同时，祛邪药与免疫的关系如何？此外，内治法可以调整免疫，外治法有无此作用？还有一个根本性的问题是，研究中医和免疫，能不能离开中医的理论体系，要不要实行辨证论治的原则，等等。这些都必须予以探讨。

（1）扶正与免疫：实践证明，正虚多有免疫功能低下，扶正药确是可以提高免疫的。这也说明免疫力与正气的含义实有相通之点。

借扶正以提高免疫，实属中医"扶正以祛邪"之意。古人有"养正积自消"的理论，现用以治疗肿瘤即属此例。但有一点必须明确，扶正应以正虚为前提，"虚则补之"方为中的。而正虚一般包括气虚、血虚、阴虚、阳虚等。因此，论"补"须辨阴阳气血虚实；不加区别，乱投补药，不仅无所补益，反致偾事。

目前的问题是，不同的虚证，属何种免疫功能低下，不同的补虚药对何种免疫功能起作用，可能不尽相同。目前的探讨较注重于脾虚、肾虚与免疫状态的关系。有人观察到肾虚型的慢性气管炎，血液中 T 细胞平均值低于肺络痰滞型与肺虚脾湿型，更显著低于正常人。有人观察到慢性气管炎肾虚证的百分比较高，经补肾药治疗后有较好的远期疗效，测定尿 17- 羟皮质类固醇、IgA 也有所升高，而且尿 17- 羟皮质类固醇升高在先，IgA 升高在后，这说明补肾可以提高免疫力。同样，很有启示意义的是，上海第二医学院慢性气管炎病理组发现，脾虚为主者的痰液中单核细胞与吞噬细胞比肾虚为主者为多，即使用同一种药物，前者的疗效也比后者为好。这说明脾虚、肾虚均可出现免疫功能低下，而肾虚则较脾虚严重。又如有用淋巴细胞转化试验对照观察正常人、肺癌及肺癌肾虚型患者，可以看到，肺癌患者的淋巴细胞转化较正常人有普遍下降的倾向，而肺癌肾虚者更显著地低于肺癌无肾虚者。这可以中医"久病及肾"来理解，同时说明肾与免疫功能的关系极为密切。

补阳类方药多具温补肾阳作用。前面提到了肾虚多有免疫功能低下，经实验和临床研究表明，温补肾阳在纠正肾虚的同时也可看到免疫状态的改善。经实验提示，肉桂、仙茅、菟丝子、锁阳、黄精有促使抗体提前形成的作用。以上述药物为主治疗肾虚肺癌还呈现提高淋巴细胞转化的作用。对于肾虚型慢性气管炎，用淫羊藿治疗能显著提高 T 细胞和患者痰内 sIgA 水平。又如何首乌治疗慢性气管炎也能提高患者痰中 sIgA 水平及淋巴细胞转化率。从实验方面还可以看到，淫羊藿、鹿茸、北枸杞、菟丝子等能促进健康人淋巴母细胞的转化；鹿茸、仙灵脾、补骨脂、巴戟天、益智仁、蛇床子、北枸杞等有防止环磷酰胺所致白细胞减少症的作用。

补气类方药多可补益脾肺之气。黄芪、党参、灵芝对提高小鼠网状内皮系统吞噬血浆蛋白有类似或比卡介苗更大的作用。人参有效成分具有提升淋巴细胞、丙种球蛋白和 IgM 的作用，对肿瘤患者的免疫系统和网状内皮系统有增强作用，进而抑制肿瘤的发展，并能提升白细胞，可以防止因化疗所致的白细胞下降。

经实验证明，补阴补血药如酥鳖甲、玄参、天冬、北沙参、麦冬有使抗体存在时间延长的作用；银耳多糖、白芍、墨旱莲、阿胶、生地等可提高淋巴细胞的转化，其中以银耳多糖的提高更为显著；山茱萸、女贞子、玄参、鸡血藤、石斛、生地、麦冬、桑椹、沙参、百合、天冬、白芍、墨旱莲有防止环磷酰胺所致白细胞减少的作用。

除上述分类探讨中药对免疫功能的影响外，还有用滋阴、壮阳、益气、补血等 44 种单味药分别在动物实验中进行观察，发现在防止环磷酰胺所致白细胞减少上，以滋阴药作用最显著。实验中大部分滋阴药处于正值，而单味益气药的作用并不明显，甚至多为负值，这点似与"补气以生血"的理论不符。不过，实验室的工作也不一定与临床上的情况完全一致。我们在实践中观察到，白细胞减少症患者以气虚者居多，但用益气养阴法治疗收效甚为显著。这是否与不同原因的白细胞减少有关，或许这两类药合用时能起到加强的作用，此还有待进一步探讨。

实际临床上并不常单独使用某一类药物，更多的是以几类药物配伍进行治疗，实践证明这样立方遣药是中医的特点和长处。如以提高和保护癌症患者免疫功能为例，癌症患者细胞免疫功能太低时，以养阴益气药合用，服至两个月，可使体外淋巴细胞转化上升到正常。此时，使用化疗药物，并仍服养阴益气药，发现其体外淋巴细胞转化率并不下降。

可见，虚证之免疫功能低下以脾虚、肾虚最为明显，肾虚又较脾虚为重。"脾为后天之本"，"肾为先天之本"，脾肾与免疫状态的关系密切就不难理解了。补阳、补气、补阴、补血药多能提高免疫功能，而且对体液免疫和细胞免疫、特异性免疫和非特异性免疫均有一定的作用。它们之间不完全相同的是：补阳药是使抗体的形成提前；补阴药是使抗体存在的时间延长；补气药对增强网状内皮系统吞噬能力较为突出。但从实验结果看，单独使用对防止环磷酰胺所致白细胞减少症的作用不显，而养阴药却有显著作用。当它们合用时，有可能疗效更佳。

（2）祛邪与免疫：扶正与祛邪是一对矛盾。扶正法既然可以提高免疫，就很容易使人想到祛邪法对免疫的作用应该是抑制。实践表明，祛邪法虽确实可以抑制免疫，但在"邪去则正复"的情况下却能提高免疫，这是不能忽略的。

祛邪法既能提高免疫，也能抑制免疫。如何认识这种矛盾的现象？我认为必须弄清免疫和祛邪这两个概念。现代广义免疫的定义是指有机体的免疫自稳功能。而"邪"从免疫学的角度来说，是干扰和破坏机体自稳功能的因素。祛邪则可以排除干扰而维持自稳功能。邪既可为外来之物、自身异变（或突变）之物，亦包括过高的病理性免疫反应，即中医所谓的外邪和内邪。诸如过高的病理性免疫反应，在临床上常表现为中医学邪实的症状，必须通过祛邪以抑制免疫。至于因虚邪入，或因邪伤正，则须祛邪以扶正，这种情况往往是通过祛邪以提高免疫力而达治疗目的。所以同是祛邪，却具有提高或抑制免疫的两种作用。

关于祛邪法抑制免疫的问题，祛邪法属于攻法，攻伐可以伤正，所以有可能抑制免疫，特别是"以毒攻毒"法。如不少抗癌药，虽能抑癌，但也能抑制免疫，这是临床上不希望出现的副反应。研究此类免疫抑制的目的在于防止其出现。如过高的病理性免疫反应，就会出现邪气盛的实证，如一些变态反应性疾病，包括自身免疫性疾病，就属于这种情况。对于过高的免疫反应，采取"高者抑之"的原则治疗，也就是以祛邪法调整其异常的免疫状态。

中医在防治多种免疫性疾病如支气管哮喘、湿疹、肾小球肾炎、类风湿性关节炎、过敏性鼻炎、新生儿溶血症等方面，均有很丰富的临床经验，并从免疫学的角度对其机制进行了探索。

从动物实验中观察到：单味药如当归、桃仁、龙胆草、缩砂仁水提取物和大枣酒提取物能抑制抗体的产生，复方如葛根汤、桂枝加术汤、柴胡清肝汤等能抑制中和抗体的产生。此外，发现单味药枳实、防己水提取物，及细辛、枳实、麻黄醇提取物能明显抑制过敏介质的释放；通过系统地研究黄芩的黄酮苷的抗过敏作用，发现其有抗组织胺和血管紧张素的作用，能抑制豚鼠、小鼠的被动全身过敏反应和豚鼠的被动皮肤反应，对实验性哮喘有效。

其作用机制可能在于它作为肥大细胞巯基酶的抑制剂，阻断了过敏介质的释放。用其制成 5% 软膏，治疗阿托品皮炎 27 例，25 例有效。这些抑制抗体和过敏介质释放者大都为祛邪方药。

较为引人注意的是，活血化瘀药物对免疫性疾病的防治有较好的疗效。以新生儿溶血症为例，首都医院以活血化瘀方，给既往有 ABO 型新生儿溶血史的 11 个孕妇服用以行预防，其后，共分娩 12 个婴儿，仅有 2 个出现轻度黄疸。经动物实验观察表明，该方对实验小白鼠形成的以人 A 型红细胞抗原免疫的盐水凝集抗体及木瓜酶血凝抗体，均有明显抑制作用，推测对 IgM、IgG 完全抗体和不完全抗体均有明显抑制作用。所以认为该方预防 ABO 型溶血症与抑制免疫性抗体有关。

关于活血化瘀药抑制免疫的问题，还通过另外一些实验加以证实。如以红细胞为抗原免疫小白鼠，观察到活血化瘀类药物对抗羊细胞抗体的产生有明显的抑制作用；同时用溶血空斑的试验方法，证明这类药物对小白鼠抗体形成细胞也有明显的抑制作用。至于用祛邪法提高免疫的问题，其机制实际上就是祛邪以扶正的问题。不仅补益可以扶正，祛邪也可以扶正，这在中医来说是显而易明的。特别是善用攻下法的张子和，主"邪去正安"之说，对此多有阐述。如使人感兴趣的活血化瘀药物，不仅对抗体形成有明显的抑制作用，而且通过临床和实验证明，在某些方面又有提高免疫功能的作用。如山西医学院通过实验研究，初步证明了宫外孕 II 号方治疗宫外孕及消除宫外孕包块的机制。发现该方除扩张血管、增强通透性、有利于吞噬细胞通过外，还能增加单核吞噬细胞系统吞噬刚果红的吞噬指数；对腹腔巨噬细胞吞噬红细胞及腹腔内自身血凝块分解吸收的镜下形态观察的三个实验，均证明药物能促进单核吞噬细胞的吞噬功能，因而可加强单核吞噬细胞，特别是巨噬细胞对包块的吞噬作用，能使之最后完全吸收，从而消除包块。同时，中国医学科学院药物研究所研究证明，活血化瘀药物有增强吞噬功能的作用。此外，以细胞免疫反应筛选"免疫激发型中草药"时发现，川芎、红花、漏芦、王不留行等活血化瘀药可促进淋巴细胞转化。上海第一医学院皮肤科的实验证明，活血化瘀类药物对淋巴细胞转化有明显的增强作用。

再如，清热解毒药属祛邪药物，经实验和临床证明，不少清热解毒药有提高免疫的作用，这可进一步为祛邪法可以提高免疫的论点提供依据。清热解毒药用于多数感染性疾病有热证表现者疗效极好。此类药物有的有抑菌和抗病毒作用，而有的本身并无抗菌和抗病毒作用，而是通过免疫的途径起到抗感染的作用。如湖南省中医药研究所从民间发现清热解毒药水杨梅治疗细菌性痢疾有较好的疗效，对沙门氏菌感染疗效亦显著。经研究证明，它能增强实验动物吞噬细胞的吞噬能力，对感染伤寒杆菌的小白鼠有一定的保护作用，提示其疗效系通过提高免疫功能所致。又如清热解毒药白花蛇舌草，本品基本上无抑菌作用，但对多种感染性疾病有较好的疗效。如李某患糖尿病并发肺部感染，用多种抗菌素无效，改投以白花蛇舌草为主的清热解毒药 3剂而获控制，故临床上常用其治疗恶性肿瘤；据实验研究表明，本品能刺激网状内皮系统的增生，使淋巴组织中的网状细胞显著增生，细胞大而胞浆丰富，淋巴细胞亦有轻度增生，并能增强白细胞及网状细胞的吞噬功能，促进嗜银物质呈致密化改变，显示了其增强机体防御力的作用。这不仅在抗炎治疗中有重要意义，而且对防止肿瘤的扩散也有重要作用。

为了观察清热解毒药对于免疫功能的影响，有研究者应用促进白细胞吞噬功能的方法来筛选清热解毒药，观察到穿心莲、三叶青、大青叶、金银花蒸馏液及麻杏石甘汤、黄连解毒汤等有明显的促进白细胞吞噬功能的作用。进而观察到，在促进白细胞吞噬细菌作用方面，体内外实验结果基本一致。以延缓变态反应（OT 皮下试验）代表增强体内吞噬细胞的防御功能，在反应较低的癌症患者作体内实验治疗观察，患者服用以穿心莲为主药的方药，在服药前 3 天和停止服药当天皮内注射 0.1ml 结核菌素（浓度为 1:2000），分别在 24 小时、48 小时、72 小时测定硬结大小，共观察 7 例，效果明显。如有患者治疗前 OT 试验为阴性，服穿心莲片 3 天后则显示阳性反应，9 天后行第 2 次 OT 试验，其阳性反应明显增强。

我们在用清热解毒药治疗恶性肿瘤的过程中，也观察了其对免疫功能的影响。几年来，在治疗恶性肿瘤的临床观察中，发现癌症患者属热毒者居多，而且在病情发展恶化时，舌苔多出现花剥、光剥现象。坚持服用清热解毒药后，舌苔花剥、光剥的现象较少出现，病情也比较稳定。我们试用龙蓟合剂，初步看到凡坚持足量使用者，随着症状的减轻，病情可以在一个时期内相对稳定下来，免疫状态也有所改善。例如肺癌患者陈某，经用清热解毒药龙蓟合剂为主治疗 3 个月，OT 试验由（+）上升到（++++），肿块缩小，肺不张现象消失；肝癌患者万某，经用龙蓟合剂治疗 5 个月，T 细胞由 20.0% 上升到47.5%，肿块由剑突下 5cm 缩小到 3cm，从中似可看到龙蓟合剂可提高 T 细胞水平，并使 OT 试验由阴性转为阳性，弱阳性转为强阳性。但我们所做的工作还不多，尚需进一步观察。不过，还有一些治疗癌症的清热解毒药，如山豆根、石上柏，不仅有抑癌作用，而且有增强机体代谢和网状内皮系统的作用，这是已经证实了的。

经实验证明：清热解毒类药物对免疫尚有多方面的作用。如黄连、黄芩能增强白细胞的吞噬功能，也能促进健康人淋巴细胞的转化。鱼腥草治疗慢性支气管炎，能促进患者白细胞对白色葡萄球菌的吞噬能力，使吞噬指数显著增加，备解素也有一定程度增加。头花千金藤能增强网状内皮系统功能，还有促进抗体产生、抗过敏和中和毒素的作用，也能升高白细胞，治疗放疗后的白细胞下降有效。此外还发现金银花、蒲公英、紫花地丁等有促进健康人淋巴母细胞转化的作用。

上面简述了祛邪法抑制免疫和提高免疫的作用。重点论证了不仅扶正药可以提高免疫，而且祛邪药也可以提高免疫，为探讨祛邪法的实质寻找到新的客观指标，也为中医免疫研究提供了新的途径。祛邪药能抑制免疫是易于理解的，至于能提高免疫，从中医的理论上来说，活血化瘀、清热解毒，可理解为排除"非己"之物，同时邪可伤正，邪去正安，也就是祛邪即所以扶正之意。

（三）针灸与免疫

从免疫学的角度研究较多的外治法是针灸疗法。针灸广泛运用于临床各科，对多种疾病有很好的疗效。针灸在治法上有补有泻，作用上可以扶正，也可以祛邪，所以对提高和抑制免疫起调整作用。针灸是一种整体疗法，能调和气血、平衡阴阳，呈双向调整作用。

针灸能治疗多种传染病如细菌性痢疾（菌痢）、疟疾、肝炎、钩端螺旋体病、流行性出血热、肺结核以及各种炎症性疾患，究其机制主要是提高免疫功能。如沈阳军区 202 医院用针刺天枢、合谷、足三里等穴治疗急性菌痢 1383 例，平均 5.4 天治愈 1264 例（占 91.4%），大便培养转阴率达 86.6%。在动物实验中观察到，白细胞的吞噬作用于针刺后 1 小时增强，4 小时达高峰，7 小时恢复。

针灸治疗免疫功能低下或其他免疫功能失调的疾病也有很好的疗效，如肿瘤、支气管哮喘、类风湿性关节炎、荨麻疹、过敏性鼻炎等。此外，针刺治疗恶性肿瘤也取得了一定效果。有人用针灸治疗晚期食道癌、晚期腹腔间皮瘤和乳腺癌，可使癌肿完全消失。针灸治疗后脾脏网状内皮系统细胞活动增强，而此类细胞能吞噬肿瘤细胞。也有用针刺治疗免疫性疾病的研究，据报道22例过敏性鼻炎患者，连续接受6次针刺治疗后，50%的患者于疗程结束时症状消失，36%的患者症状减轻；用放射免疫方法分别于针刺治疗前、治疗结束时及治疗结束后2个月检验患者血清IgE水平，结果显示：分别有64%和76%的患者在治疗结束时和治疗结束后2个月血清IgE水平显著降低。所选取穴位为合谷、曲池、迎香、足三里、环跳和迎膻（经外穴）。IgE减少50%以上者在6个月后仍无复发。

实验证明，针刺能调节免疫反应。如体液免疫的研究，给家兔注射羊红细胞后，每天针刺足三里穴20~30分钟，可延长血中抗体存在的时间。实验第7天后的血中抗体含量比对照组高2~8倍。以往也有报道表明，针刺足三里可以影响网状内皮细胞系统的细胞活性，使抗体的效价增高2~8倍。给家兔注射山羊的血浆抗原所产生的抗体，在电针刺激后有明显的增加。家兔注射百日咳疫苗后所产生的抗体水平也因电针刺激而显著增高。

对细胞免疫的影响：用家兔做实验，针刺足三里后，白细胞平均计数增加50%以上，针刺2~3小时达峰值者为70%，24小时白细胞计数恢复至高于针刺前水平者达30%以上，而针刺非穴位则未出现上述结果。针刺足三里和内关能增强人体白细胞吞噬细菌的能力。用电针试验似能使白细胞有更大的杀菌能力。针刺对患者白细胞总数的影响，根据原来白细胞水平的高低和体质而定。白细胞总数低者可升，高者可降；体实者下降快，体虚者下降慢。针刺对白细胞的影响有穴位的特异性。有研究表明，虽针刺家兔足三里，使其白细胞总数上升，但针刺同经穴上巨虚与不同经穴承山等，其白细胞总数的变化则不明显。对于穴位的特异性，也有人观察到针刺膀胱俞、志室穴，表现为一定的免疫抑制作用。

由上述资料可以看到，针灸对提高体液免疫和细胞免疫均有作用，而且有穴位特异性。有的针刺穴位有影响，针刺非穴位则无影响，有的穴位作用明显，有的穴位不明显，还有的穴位针刺后可以抑制免疫。针刺还可使免疫状态高者降，低者升，起双向调整作用。

外治法与内治法，虽途径不同，但均体现整体疗法的特点，疏通气血，调节阴阳，可扶正，可祛邪，所以能兴奋免疫，也能抑制免疫。

（四）辨证论治与免疫

前面所论述的扶正、祛邪、针灸等三个方面，对免疫功能在一定的情况下，均可产生提高或者抑制的作用。这种似乎矛盾的现象如何理解，尚需做进一步的工作加以阐明。但我觉得从中医学的角度，除前面略为提到的以外，主要的还应该看到这样一个问题：在研究中医的临床免疫学方面，需要遵循辨证论治的基本原则。须补之得法，祛邪对证，才可能对免疫状态起有益的调整作用，这是一致的。正因为有这个一致性，所以对它们共同的现象，才有可能得到统一的解释。

如对于扶正药能提高免疫这一点是无可怀疑的，但不加区别，滥投补药，可能就会适得其反，导致免疫功能抑制。如一阴虚型肺癌病人，被误诊为肾阴阳两虚，用温阳滋阴法加有抗癌作用的中草药治疗2个月，痰血反而增多，病灶未见改善，免疫指标下降。经反复辨证，审明误将"行动后气短"作为肾阳虚表现，其实是由于有形之邪阻塞气道，辨证应属肺阴虚，于原方中减去仙灵脾、补骨脂、肉苁蓉等温补肾阳之品，改增生地、天冬、北沙参等养阴生津之属，服后咳嗽痰血大减，2个月后复查，免疫指标均有所提高，全身情况改善，病灶亦见缩小。由此可见，即使是虚证，不辨阴虚、阳虚，尚属不可，如系实证，妄施补药，不能扶正，反而助邪。按阴阳消长的理论看：本为阴虚，反而助阳，更耗其阴；本为阳虚，而为滋阴，更致阴盛阳微。补法本有补偏救弊之意，"调节阴阳，以平为期"，阴虚助阳，阳虚助阴，不能救其偏，也不能补其虚。凡药物之气都是有所偏胜的，临床上正是用这一点以治气之所不及或制其气之所太过，以此调整其脏腑之气有所偏颇的情况。不管是什么补药，不需补者给之无益，即使需要者久服也不一定有作用，因为"气增而久，夭之由也"。所以凡阴虚、阳虚者，只能补阴以配阳，或扶阳以配阴，才能"阴平阳秘"，有利于提高免疫。

祛邪药为什么能抑制免疫，也能提高免疫，实际上也只能从辨证论治的角度才能解释这种似乎矛盾的现象。祛邪法是为邪气而设，因邪可伤正，邪去则正安，祛邪即所以扶正，如患某些病毒感染，往往导致白细胞减少，如用清热解毒法，清除病毒，则白细胞可获回升。祛邪法所以能祛邪，往往是通过调动机体本身的抗病能力来实现。如有瘀血存在，则须用活血化瘀法，才能祛瘀生新，气血通调。山西宫外孕Ⅱ号方消除宫外孕包块，即是用活血化瘀药提高吞噬细胞吞噬血块能力的结果。又如毒热证，则须清热解毒。热多是毒邪的表现，重要的是在于祛除毒邪。所谓解毒，不少是通过提高机体免疫功能而达到治疗目的的。这就是祛邪法所以能提高免疫的原因所在。至于祛邪法可抑制免疫，一方面是有些祛邪药因其具有毒性，往往伤正，另一方面，所谓邪也包括过高的病理性免疫反应所呈现的邪实证，用祛邪药去实，以抑制其过高的免疫反应。总而言之，用祛邪法必须是有邪可祛，有瘀可化，有热可清，有毒可解。否则，诛伐无过，不可能对免疫功能起有益的调整作用。

至于外治法，治疗上同样有补有泻，其能提高和抑制免疫与内治法应属同一机制。

（五）研究的展望

研究中医学与免疫，无论是对免疫学的发展还是创造新医药学都有极其广阔的前景。至于系统、全面而深入地开展中医学与免疫的研究，试举例说明其重要意义。

比如对中医学藏象学说的研究，现在的工作是有成绩的，但还只能说对某一方面已有一些了解，远还没有全面解决一个藏象的本质问题。如对中医学中肾的研究，目前来说，是工作做得最多而且也是有成效的一个方面。我们了解到肾阳虚的患者 24 小时尿 17– 羟皮质类固醇排泄量显著降低，这为认识肾阳虚提供了物质基础。但肾上腺皮质功能的减退，是否包括了肾阳虚的全部物质内容，则从免疫学的角度提出了问题。尿 17– 羟皮质类固醇可直接反映肾上腺皮质活动——氢化可的松的分泌情况。氢化可的松为糖皮质激素，是抑制免疫的，而临床上肾阳虚者多有免疫功能低下，通过补肾阳可以提高免疫。如用温补肾阳的淫羊藿能显著提高肾虚型慢性气管炎患者降低的 T 细胞水平。用温补肾阳的药还能促使抗体提前形成和促进淋巴细胞的转化，这些说明尿 17– 羟皮质类固醇还不能被认定为反映肾阳虚的全部物质基础，应该说肾阳虚证还包括影响免疫功能低下的其他物质的减少或作用的减退。温补肾阳药物的主要作用也应该不是抑制免疫，而是提高免疫。为了对肾阳虚的本质有更全面的了解，就需要从免疫学等方面进行多指标的观察，以此促进对藏象本质的深入研究。

又如对辨证论治的研究来说，辨证论治是中医诊疗学的核心问题，能不能准确地掌握辨证论治也是目前迫切需要解决的问题。而能否准确地掌握辨证论治的关键在于有明确的客观指标。在这方面很多学者正在积极地加以探讨，如上面所说的对肾阳虚本质的研究就是从这方面努力的结果。我想在临床实践中，在分型治疗的情况下，分别测定各种免疫学指标，在积累充分资料的基础上，分析各种免疫指标的变化与各型之间的内在联系，找出各型在免疫学反映出的特异性指标，这样就能为辨证分型提供可靠的指征和依据。同时，在用免疫学指标观察分型治疗的情况下，可以了解到方药对免疫所起的各种作用，这样无疑将促进对辨证论治的深入研究。

研究中医学与免疫，无疑将推进免疫学研究的深入。由于临床上治疗疾病以及器官移植的需要，目前医生和学者均以极大的兴趣从中药中寻找免疫兴奋药和免疫抑制药，但如盲目地去筛选，费力大，收效也甚微。中医治疗免疫功能低下及免疫性疾病有很好的疗效，积累了丰富的临床资料，如从这方面着手研究，当能事半功倍。而且中医强调整体观念，治疗上以平衡阴阳、调和气血、恢复机体的失调为目的，对于免疫失调的状态可起调整作用。以中医理论作指导，由于其整体观念和辩证法思想，可避免在研究工作中出现片面、机械、唯心等方面影响，从而使我国的免疫学研究能走自己的发展道路，为创造我国新医药学派作出贡献。

（六）结语

本文概述了中医学和免疫学的密切关系，使我们看到开展这方面的研究确具有重要的意义。并且，在当前工作的基础上，探讨了扶正、祛邪、外治、辨证论治与免疫的内在联系，根据它们对免疫功能的调整作用，以及从中得到的规律性启示，展望研究中医与免疫的广阔前景。中医学从理论和实践上确实包含了非常丰富的免疫学内容，为研究免疫学提供了大量宝贵的资料。近年来，在现代免疫学方面，免疫测定技术和方法有了很大的进展，但免疫治疗还远不能满足临床的需要，中医学中扶正祛邪的理论和治疗，正可以在这些方面发挥积极作用。运用现代免疫学的知识和方法来研究中医学，可以使二者相互补充、相互为用，为创造我国新医药学和发展我国的免疫学，作出极其重要而积极的贡献。

三、中医与慢病管理

医药界的各种学会很多，而以前医养结合的学会很少。我参加的学会也很多，这是第一次参加医养结合学会。医养结合学会的成立，有着不同寻常的意义：其一是健康中国发展战略的需要；其二是医学模式转变的需要。

（一）健康中国发展战略的需要

当前根据时代发展的需要，提出了"大健康"的理念。伴随着人口的老龄化，慢性病相应增加，对于老年病与慢性病的服务需求远大于其治疗任务。随着国家经济的快速发展，生活节奏随之加快，亚健康的发生率升高，亚健康人群不仅高于疾病人群，更远高于健康人群。传统的医疗服务已无法满足健康服务的需要，必须大力发展医养结合的健康模式。国家明确提出，到2020年我国主要健康指标基本达到中等发展中国家水平，预计产值规模将超过10万亿人民币。作为国家战略，2016年已制定《"健康中国2030"规划纲要》，提出"坚持以人民为中心的发展思想"，以提高人民健康水平为核心的发展理念。因此，医养结合是国家发展战略的需要。

（二）医学模式转变的需要

西方社会在16世纪文艺复兴以后，以分析还原、实验求证等方法为基本模式的医学，取得了巨大成就，创造了无与伦比的辉煌，但其局限性也日渐显露。随着后现代主义与复杂性科学的兴起，医学也必须随着时代脚步前行。最为显著的标志是，世界卫生组织（WHO）积极倡导："健康不仅在于没有疾病，而且在于肉体、精神和社会各方面的正常状态。"这就明确地强调了人的健康问题不仅仅是医学的问题，而且也是人类的精神与社会生存环境的系统工程问题。这符合中医学"天人合一"的思想内涵。WHO在《迎接21世纪的挑战》报告中，明确要求：21世纪的医学发展不应该继续以疾病为主要研究领域，应当以人类的健康为医学的主要研究方向，并提出四个发展方向：从生物医学前进上升为人类医学；从疾病医学前进上升为健康医学；从对抗医学前进上升为生态医学；从化学层次寻求物质基础的医学观前进上升为生命层次寻求自组织演化调节的医学观。

从上述要求，可以明确，21世纪的医学观与医学模式要有重大转变：不仅是关注医学，还要关注社会；从疾病医学上升为人类健康医学；从生物医学上升为人类医学。这强调医学是人学，医道即人道。医学不仅有自然科学属性，而且还有人的属性。所以，有著名学者提出，医学不是一般意义上的科学，它具有独特的魅力。正因为如此，要求从有害于患者的对抗医学转升为有利于患者的生态医学。生态医学的要求，不能仅仅是化学层次的医学，而是必须上升到生命层次寻求自组织演化调节的医学。

自组织演化调节的意识，大多数人是清楚的，可能少数人不太熟悉。自组织是复杂性科学提出的概念，如系统论、控制论、耗能结构理论、协同学、混沌论等，都是从各个不同角度研究自组织的理论。人的生命系统本就具有自组织、自选择、自适应、自稳态、自演化的调节性能。医学的实践是对人的主体性开放的自组织系统的一种组织行为，其任务就在于帮助机体恢复和发展自组织能力，为防病、抗病能力服务。这也就是生态医学的要求。这种医学模式要求医养结合，以养为主，因而，它也是医养结合、慢病管理学会必须研究和承担的任务。

上述的医养结合，实际上与复杂性科学、后现代主义的发展趋势是一致的。从分析还原走向整体思维及与其相应的科学形态。这种发展理念的启示来源于中国。耗散结构理论创始者、复杂性科学的代表人之一——普利高津明确指出："中国传统的学术思想着重于研究整体和自发性，研究协调和协和，现代新科学的发展……都更符合中国的哲学思想。"这是来自西方学者的话语，我们也应从中得到启示，对于中国的传统科学，包括中国医学的价值，如我们还不及西方人明白，那就应引起我们深刻的反思。

（三）中医学与生态医学

医学的本质是什么，医学是呵护生命、维护生命的学问，医养结合则是为了更好地完成这个使命。

中医学的本质与西方医学没有什么不同，只是在表述的语境上不同，但意蕴更为明确。在《汉书·艺文志》里有一句话："方技者，皆生生之具也。"方技为医术，这个好理解。"生生之具"需稍加说明。这句话用了两个"生"字，前者之"生"是维护生命之意，后者是言生命本身。"具"则为工具，即维护生命的医术。加上《易传》有"生生之道"之语，意为研究生命与维护生命健康规律的学问。可见，生生之道即是健康之道。中医学的本质就是健康医学。这与大健康理念以及由疾病医学转为健康医学模式的思维高度契合。这绝非偶然。其理由就是普利高津所说的："现代科科学的发展……都更符合中国的哲学思想。"科学的形态是与认识论、方法论有关的。认识论与方法论属于哲学层次。从认识源头说，不是中国医学符合西医，而是西方符合东方。因而我们也应有高度的文化自信。

为了更好地理解中医学的本质，还是从 WHO 的要求——从化学层次寻求物质基础的医学观前进上升为生命层次寻求自组织演化调节的医学观说起。要求从化学层次上升为生命层次，其实质是还原论到整体论的超越。其中"自组织演化调节"一词源于复杂性科学理论，简称为 CAS 理论。人体是一个典型的自组织的复杂系统。人的起源是自动的，进化是自动的。人体是自组织、自我演化、自适应的系统，具有典型的自稳性。大自然创造了人的生命，人也有适应环境变化、保持自身稳定的能力，也就是自我调节的能力。致病或治疗作用都是机体自组织的一种效应。人体自组织机制是发病和愈病的枢机。中医学的杰出贡献就在于认识和掌握人的自组织、自适应机制和能力。在治疗中，运用各种治疗，其目的均在于充分扶助、调动、发挥机体自组织、自适应的能力，进行自主调理，达到自稳态，从而恢复健康。

人自身对疾病本来就具有抵抗能力，患病也有自我康复能力，只是在正气虚损时，其防病和康复能力下降，才易致病或者难以康复。发生上述情况，中医在很多情况下不是针对病因，而是用对抗性的方法去治疗，主要靠扶助自身正气来解决问题。所以，中医关注的不只是病，更为关注的是患病的人。不是我替你治疗疾病，而是扶助患者自己有能力愈病。其原理与自组织演化调节完全相同。

以上所述医疗模式，就是医养结合，而且是以养为主的模式。这完全符合健康医学的要求。慢病管理，不应是一般地去监控而已，而应是以更高的要求和更好的方法去实现健康医学的要求。下面，我谈点临床实践中的感悟。

（1）扶正御邪：20 世纪 70、80 年代，曾大力开展老年慢性支气管炎的研究，湖南省中医药研究所也积极参与。经过几年努力，取得了两项成果，一是落新妇止咳化痰的研究，在临床有效的基础上，对其有效成分提取，研究成"佛手配质"的新药。在研究过程中我们发现，止咳化痰确实有效，但难的是，经过治疗症状缓解，但不久又发，反反复复，缠绵难已。于是，我将防止老年慢性支气管炎复发作为研究重点，取得第二项成果，也研究出新药，获得省科技进步奖。

当时，我正在进行中药与免疫的研究，于是将两者结合起来，观察到慢性支气管炎患者，多是气虚，只要稍感风寒，即致感冒、支气管炎发作，甚至发生肺部感染。从中得到启发，气虚是关键因素。正如《素问·评热病论》所说："邪之所凑，其气必虚。"所以必须用益气固表的方法，达到"正气存内，邪不可干"的目的。

李东垣有一经典名方，为玉屏风散，常用于表虚不固的患者。最开始用原方进行临床观察，效果不显。玉屏风散由黄芪、白术、防风三味药物组成。因思本方本为气虚、自汗不止而设，固表尤恐力量不足，何用防风之开泄（解表）？原方解为黄芪得防风，是固表而不留邪。其实不然。此方的适应证是气虚自汗，而非气虚感邪，无表邪而解表，益增气虚，是伤及无辜。其效不显，当与此有关。又考虑白术虽能健脾益气，但偏温，同属气分药，应当配以血分药，以滋气之化源。故决定去防风、白术，加用大枣，温而不燥，既可益气健脾，又能养血养神，如此气血兼顾，荣卫亦得和谐。后再以此进行临床观察，其效果显著提高。服药后，患者气足神旺，自汗亦止，不畏风寒，不易感冒，支气管炎也随之而愈。此后，将此方广泛用之于慢性支气管炎患者，均获得同样疗效，因而继续进行研究开发，制成新药，名曰固表防感冲剂，获三类新药证书，并被收入国家基本药物目录，获省科技进步奖。遗憾的是，生产厂家未申请知识产权保护，被外省药厂仿制，并办理了知识产权保护，反而湖南省厂家不能生产，此事是在非典流行期间得知。因当时我是防治非典专家组中医组组长，我反对服用板蓝根之类预防，提议用固表防感冲剂，当时省药政局告知此情况，很感遗憾。在研制该新药时，进行药效学研究，发现固表防感冲剂可全面提升人体的免疫功能，包括细胞免疫和体液免疫，令人意外的是，还能诱导人体产生干扰素，这也许就是自组织演化调节的结果。上述制剂的使用，并不限于防治慢性支气管炎。由于化学污染等原因，人类的防御和繁衍能力不断下降，一方面免疫功能下降与免疫缺陷在增加，另一方面免疫负担过重，免疫失调，超敏反应、自身免疫性疾病也不少。上述中药的奇特之处在于具有双向调节作用，其机制应该是中药非为单一活性物质，具有多样性。譬如黄芪，既能升血压，又能降血压，其功效的发挥亦与药物配合、剂量有关，同时，也与机体的自选择性有关。如黄芪补气，气虚则用之效果明显，气不虚者则不显示作用，因为不虚则不受之。

（2）扶正祛邪：扶正可增强祛邪能力，邪去正安。举一个例子，我曾会诊一个很严重的结核病患者，该名患者为男性，30多岁，正当壮年，使用抗结核药后，引起药物性肝炎，结核病没能控制，抗结核药又不能继续使用，处于两难境地，因而求助于中医。请我去会诊时，患者消瘦，乏力，肤色黄而晦暗，并有纳差、便溏泄，脉细弱，舌淡苔白。辨证为脾胃气虚，用益气健脾法治之。按五行学说，则是用补土生金的办法，以香砂六君子汤为主，加入黄芪以增益气之力。服药一周后，纳开泄止，精神转旺，效不更方。一个月后，肝功能恢复正常，人也渐丰腴，仍以上方进退服之。数月后，肺结核也随之而愈。此一案例，病本在肺、在肝，在治疗时，既未治肺，也未治肝，而以治脾为主，竟以益气健脾治愈。

从上述案例可以看出，在中医来说是扶正祛邪，在复杂性科学来说，则属于扶正自组织、自演化调节，也是慢病医养结合的范例。此一案例，也说明对抗性治疗与生态医学的区别。肺结核用异烟肼、利福平，是完全必要的，但这些都是肝细胞毒性药物，这是其局限性，这也是之所以还必须继续前进上升为生态医学的原因所在。

（3）扶正安邪：扶正的方法，无病可以预防，即治未病，已病则扶正以祛邪。还有一种情况，有些病到一定阶段，攻之不可，补之又不能毕其功于一役，左右为难。其实，也不是无法可用。此时，不能急于求成，应当扶助患者，让其逐渐增强抵抗能力。根据经验，此时可以用扶正安邪法，病虽未去，却可做到病与人相安而处。如肿瘤晚期，手术、化疗、放疗等法均已无法使用，用之不仅无益，反而增其痛苦，促其死亡。在这种似乎无法可用的情况下，中医扶正法还能起一定作用。用此法，一般能缓解症状，减轻痛苦，延长生存时间。也有不少病例，经扶正治疗后，竟能带瘤生存。如有一叶姓男子，系香港商人，在长沙开设药厂，六十余岁，患前列腺肿瘤，术后行化疗。前两年无任何不适，陪其夫人在我处看病。其夫人娘家开中药铺，故其夫人相信中医，经治疗后，数年之乙型肝炎、糖尿病指标竟然恢复正常。她力劝其夫也服中药调理，却遭婉拒。因该男子学化学专业，可能因中药活性成分不明，心存疑虑。六年前，他日渐消瘦，去医院复查，发现肿瘤已转移至肺，随即进行化疗，却未能控制发展，继续转移至骨，病痛难忍，再转移至脊椎，出现高位截瘫，医生告知已无能为力，不得已来我处试治，且说病已成绝症，只是剧痛难忍，用止痛药也无效，企图用中药缓解疼痛。我用大剂量三七等中药，配方进之，疼痛缓解，可以承受，于是患者有了一点信心，积极要求服用中药，此后逐渐好转，在扶助下可以下床活动，形体渐丰，能吃能睡，精神转佳。服药至三年后，认为已无大碍，只是间断服药，至今年前不久，听说患感冒后去世。患者原本被告知只能活 3 个月左右，到今年正好 5 年，也就是带瘤生存 5 年，证明扶正确可以安邪。

上面说的都是用补法扶植患者自己的抗病能力，助其恢复健康。按复杂性系统科学来说，就是提高自调节能力，回复到自稳态。但是，并非只有补法才有这样的效果，只是慢病久病多虚，用补法的机会确实较多，然而只有辨为虚证才可行补法，只有这样才符合辨证论治的原则。

辨证论治是中医最重要的特色，中医学是精准医学，异病同治，同病异治，治法不以病而定，而以证而定。"证"是什么？证是机体对致病因素的整体反应状态。按复杂性科学的解释，人是复杂性系统，是有层次的，有"涌现性"的。涌现性是指在具有层级结构的复杂系统中，由低层次运动逐级向高层次运动发展，其间相互作用所涌现的整体病理态势。其涌现的整体态势就是中医的"证"。这与西方医学不同，西医注重的是病，查出致病原因，针对病因治疗。然而中医注重的是证，而证是致病因子所引起的整体反应状态，对整体反应状态进行调摄，使之恢复自稳态状态。从上述情况可知，中医是从整体把握病情，也是从整体来调治患者，是自然整体医学。这是以整体论为基础的认识论与方法论。

整体论认为，整体大于部分之和。整体系统内各部分相互作用，形成新的特质——功能，是局部所没有的，还原为局部，其功能属性即不复存在，因而是整体决定局部，所以它不能用分析方法去还原为物质层次。整体论与还原论是两种认识层次，产生了两种不同的医学模式。21 世纪西方医学也正在由分析走向综合。

从还原论到整体论，医学观念、医学模式的变革将为人类健康作出新的贡献。无疑在新理念指导下的医养结合、慢病管理也将会为造福社会、造福人类作出重大贡献。

四、扶正三法新解

写扶正三法的缘起，是前不久西医成立医养结合学会，特意邀请我去讲一讲，当时是贸然答应了，过后一思量，听者主要是西医，中西医虽同是医学，但由于认识层次和方法论不同，因而其科学形态也很不相同，其语境（概念）当然亦迥然有别，所以沟通有些难处。我就想总还会有可能找到共同点，这样交流就不会太困难。

寻思之中，想起世界卫生组织大力倡导生物医学模式"从对抗医学前进上升为生态医学"，"从化学层次寻找物质基础的医学观前进上升为生命层次寻求自组织演化调节的医学观"。这种要求，具体体现了西方的思维模式正向东方思维转移，这就有了契合点，由此切入，就可以找到共同语言，交流就会显得容易。

我们知道，西方自16世纪文艺复兴以后，用实验求证、分析还原论方法，使科学（包括医学）取得了迅速发展，创造了空前辉煌，但也遭受了前所未有的困难。由于向大自然非法索取，天人交恶，生态破坏，使人类生存遭受威胁，人体内化学污染也严重（包括化学药物使用）。人类近百年来白细胞降低了一半，精子数减少近三分之一。这是一种文明进步对另一种文明的破坏。如何摆脱这种二律背反的怪圈，这就是迫使现代科学(医学)模式，从认识论、方法论方面必须超越还原论，即机械信物论，向有机整体论发展。世界卫生组织从这种背景下提出医学模式必须做的相应转变。

在我们孜孜以求现代化时，西方正兴起后现代化主义思潮。其思维是从分析走向综合，从还原走向整体。首先是系统论的出现，继而逐步发展的复杂性科学，其核心思维是整体论，这恰与中医的整体论学术思想相契合。正如复杂科学的代表普利高津所说："中国传统的学术思想着重于研究整体和自发性，研究协调和协和，现代新科学的发展……都更符合中国的哲学思想。"这种评语当然也适用于中医。

新医学模式中有一句"寻求自组织演化调节"一语，即出自系统论等复杂科学。"自组织"这一概念，其意就在于说明：人是大自然的产物，在进化中获得有自组织、自选择、自适应等演化调节能力，从而达到生命系统自稳目的。由致病因素损害自组织能力，破坏自稳，导致疾病。医学实践目的就在于帮助恢复和提高自组织调节能力，为防病治病服务。

可是，对抗性医学不是这样，如对感染性疾病则是用药物去杀灭，人体也遭受损害。中医则不然，其辨证论治的"证"，即是人体对所致病因的整体反应状态，其实质也就是自组织调节行为的整体反应状态。辨证论治就是扶持、增强这种自组织调节能力，助其恢复自稳态，达到治愈目的。所以，中医学与系统科学高度契合，最近，我国系统学权威王众托院士说："系统科学理论和中医整体观有一种天然的契合。"并说："早期的系统思想就来自中医。从本质上说，中医与系统科学高度相关。"（《中国中医药报》2017年8月10日）

基于上述观点，有理由认为，中医扶正治法属自组织演化调节范围。当然，还要说清楚并不只有扶正才属于自组织调节。因为，中医实质上也是一种稳态医学。阴阳学说是中医最重要的基本理论，八纲辨证中阴阳辨证就是总纲。阴阳失去平衡即为病态，治疗目的就在于恢复平衡。即如《黄帝内经》所说"谨察阴阳所在而调之，以平为期"（《素问·至真要大论》），语中之"平"，就是讲的平衡。谨察阴阳所在，即进行寒热虚实等辨证，虚则补之，实则泻之，寒则温之，热则清之……均为使阴阳恢复平衡状态，亦即恢复自组织演化能力，以达自稳状态。这里可以选扶正疗法，一则扶正疗法最容易说得清楚，二则慢病多是久病，久病多虚，所以着重讲扶正疗法。

扶正治法，是中医一大治法，其内容非常丰富，因此不能一一论述，就其总体而言，其主要作用可分为三类：一为扶正御邪，二为扶正祛邪，三为扶正安邪。扶正御邪，是上之治未病之法，不战而屈人之兵，是上法。扶正祛邪，邪已入，病已战，只能提高抵抗力，驱而逐之，邪去正安，是用的最多的要法。扶正安邪，邪已深入，正气已虚惫，不能急攻，更不能大攻，只能缓缓图之，先安住邪，慢慢生长抵抗力，以留人治病，此为法外之法。此三者扶正方法虽不敢说很全面，但如能很好掌握和使用，其在临床上所起作用，不可等闲视之。

（一）扶正御邪

凡人有正气虚损，邪即可乘虚而入，正如《素问》所说："邪之所凑，其气必虚。"上工治未病，说明中国医学很早就重视预防医学。免疫接种实起源于中国，宋朝真宗时，已发明种人痘术，预防天花。后经土耳其来华使者获知，传入英国改为牛痘法，现代种种免疫接种法，均系据此原理发展而来。也许有人要问，为何中国医学未循此前进，反而在外国结果累累。其实中国人不是无此能力，而是与中国医学主体思维有关。因为，中医主要不是从物质层次而是从生命层次去认识生命、维护生命。用痘痂去接种，使其获得免疫力，属物质层次。当然，也不能说中医学完全离开物质层次，这样说不全面，只是主要从生命层次去研究，也就是从生命系统整体去研察。最能体现这种整体思维者，为气学概念。

气学概念源于整体思维，因为也是整体论的理论基础，亦即中医最重要的基本理论之一。哲学是研究万物始元的，西方认为始元为原由论，其认识论，必然从化学层次，用分析方法还原为物质。中国则认为气为万物始元，气无处不在，无时不在，大而无外，小而无内，是不可分割的整体。《难经·八难》有云："气者，人之根本也。"《管子·枢言》也说："有气则生，无气则死，生者以其气。"此皆言气在生命层次的重要作用。气为人之根本，生者以其气，这充分说明，从气研究生命层次自组织演化调节作用，可以完全体现中医整体论优势和特色。

人是大自然的产物，正如老子所说："有生于无。"地球上进化到有生命约 30 亿年，到演化成人类为 300 万年。人类能生存和种族延续到现代，是因为在进化中获得自组织、自适应、自选择、自调节功能，故而能达到和保持自稳态。如上述功能遭到损害，自稳态破坏，疾病则由此而生。此时，治疗如能恢复自调节能力达到自稳态，则健康恢复。上述情况，完全符合中医理论和治疗特色。

例如，阴阳学说即为自组织、自调节、自稳态理论。"阴阳者，天地之道也，万物之纲纪，变化之父母，生杀之本始"（《素问·阴阳应象大论》）讲的是自然界总规律，当然也包括自组织演化调节规律。又如，"阴平阳秘，精神乃治。阴阳离决，精气乃绝"（《素问·生气通天论》），前者为稳态，后者为稳态破坏，导致严重后果。其治疗对策，在于"谨察阴阳所在而调之，以平为期"（《素问·至真要大论》）。治疗时须审察阴阳失调病况，从而调节其失衡之处，使之达到平衡，即恢复自稳态。

20 世纪 70 年代，西方兴起复杂性科学研究高潮，产生自组织理论。其代表性人物普里高津为耗散结构理论的创立者，其曾明确指出："中国传统的学术思想着重于研究整体和自发性，研究协调与协和，现代新科学的发展……都是符合中国的哲学思想。"它所言现代新科学即是系统科学，并说这些科学更符合中国哲学思想，此种评价当然也适用于中医学。这种论断是出自西方学者，并非我们牵强附会，因此，其评价应是充分公允可信。

从《黄帝内经》时代开始，中医就强调防重于治，如云："不治已病治未病，不治已乱治未乱……夫病已成而后药之，乱已成而后治之，譬犹渴而穿井，斗而铸锥，不亦晚乎！"（《素问·四气调神论》）这是治未病的经典名言。中医防病却病方法有很多，然其根本指导思想是遵承"正气存内，邪不可干"

（《素问遗篇·刺法论》），扶正御邪即秉此旨而来。

以容易感冒者言，临床所见，大多为气虚。自己有切身体会，家母生我时患病，无乳哺养，家住僻远乡间，即使有钱也无奶粉可购，只能以炒米粉加糖哺食，当然营养不够，后天失调，致孱弱多病，很容易感冒，稍受风寒即患，且缠绵多日才愈。学医后知是气虚，已外之阳不能固表，常自汗出，不任风寒，服玉屏风散效果不显。有一日，与同时教研究生课的赵淑慎老师在一起备课，她时常咳嗽，不好意思表示歉意，并向我说她很容易感冒，每周需注射一次核酪注射液，很是不便，稍一疏忽，即又感冒，问中医有无办法，我也推荐其服玉屏风散，服后效果仍不理想。当时我正在进行中药与免疫调节的研究，用玉屏风散按说是方证皆符，不能取得预期效果，其故安在？于是对处方组成认真进行分析。玉屏风散出自《世医得效方》，组成为黄芪、白术、防风三味。原方云既可用治气虚表弱，自汗不止，易感风寒，又可用于气虚感受风邪，自汗不解，经不起表药发散者。主治有二：前者是气虚易感风寒，用之在于防；后者是气虚感受风邪，用之在于治。仔细寻思，处方防治两用者常常有之，为何此方用于防，其效不佳？反复研拆，认为关键在防风这一味药。方中用防风的理由，原方解为：黄芪得防风，则固表而不留邪，防风得黄芪，则走表祛邪而不伤气。方中对气虚感受风邪用防风，表虚又已感风邪，理当既固其表，又需解表祛邪，方证两相对应，丝丝入扣，确能达到祛邪而不伤正气，此处防风得黄芪，可允称绝妙佳配。但是，只是气虚不能固表，易感风寒而已，并未感受风寒，则用防风解表祛邪，是无的放矢。明乎此，用于表虚防感风寒，是方证不符，所谓黄芪得防风，固表而不留邪之理，实与理不合。已感邪才有祛邪，是正理，未感邪，邪既未有，何来留邪？因卫外之气正虚，用黄芪益气固表，可理解为关门防贼，此时关之尤恐不固，如再用防风解表开泄，则岂非开门揖盗！所以气虚无邪用防风且伤及无辜，既受其气，反掣黄芪之肘，不是相须，而是相损。黄芪是"关"，防风是"开"，开合之理不明，用之于防，其效不佳当缘于此。

中医组方之妙，主要在配伍，故许多大家善用对药。玉屏风用于气虚感邪，仍不失为名方。既然防风不宜于防，去之无疑。仔细思量，白术虽能健脾益气，但与黄芪药性皆偏于温，加之同属气分药，无营血之味相配，可有增温燥之嫌，再三斟酌，决定去白术选用大枣相配。大枣既能健脾益气以助黄芪益气固表，又能养血安营以滋气化之源。一以卫气为主，一以营血为主，

学术特色

如此相配，彰显阴阳互根，又得营卫和谐。于是验之临床，对于表虚不固，易感风寒者，疗效甚佳，远胜于玉屏风散。首先是自己开始试服，服后，感冒渐减少，继而已不易感冒，于是向赵淑慎老师推荐，她服后亦收到同样效果，于是极力建议进一步研究，研制成新药，便于临床运用。

研制新药时，我正在研究中药的免疫作用，将其纳入课题内开展药效学研究，发现本方能全面提升人体免疫功能，包括细胞免疫与体液免疫，更令人意外的是，能诱导人体产生干扰素。这也许是能取得满意效果的原因之一。研究取得成功，研制成新药，获三类新药证及省科技进步奖。新药名固表防感冲剂，于湖南省中医药研究院药厂生产，被收入国家基本药物目录，但未申请知识产权保护，被外省厂家移植，易名为芪枣冲剂。

固表防感冲剂不仅广泛运用于气虚易感风寒者，对一些慢性病的防治亦有良好作用，如用于防治老年慢性支气管炎。20世纪70~80年代在全国范围内开展老年慢性支气管炎的研究，我单位亦积极参加，取得的战果是发现落新妇有止咳化痰功效，进而提取其活性成分，制成佛手佩质新药，止咳确有效，但问题是容易复发，只要稍受风寒即咳嗽不止，如此反反复复，缠绵难已。如何防止支气管炎复发，才是关键所在。察此类患者多为气虚而表不固，故不任风寒，稍感即发，发一次病，病即加重一次，最后致慢性阻塞性肺疾病形成，就更无能为力。既然明确根治老年慢性支气管炎防止复发是关键，而气虚又是其复发关键所在，所以关键的关键，是益气固表，用固表防感冲剂方证皆宜。在临床应用以后，卫气日足，卫外固表增强，自汗亦止，不畏风寒，老年慢性支气管炎发作日少，防止复发终于取得预期效果。此类患者，服用固表冲剂，日服三次，初服者需疗程一个月左右，季节变换时，可酌情加服一周左右，如无现成制剂，用芪枣自行煎服亦可，但黄芪一日量不能少于30~50g。

此方药味少，为常用之品，切勿以平常而忽视之，需知大道至简，此方看来简单，实则其理深，其用宏。我自己试过，其益气固表之功，虽参芪之类，绝不可代也。其预防感冒之功，屡试屡效。感冒一般视为小病，其实不然，感冒所致并发症且不说，其有慢性病者，常导致病情加重，引起严重后果。如老人、婴幼儿，抵抗力常不足，一般感冒称不上大病，对老人而言，绝不是小病，往往因感冒致不起者甚多。婴幼儿抚养不易，常谓为稚阳之体，稚者，幼小，所指为阳气尚不充足，很易感邪。脾阳不足，常致食滞。加之日不能言，需细心照料。但如哺养得法，也不是很难的事。我常建议婴儿满六个月以后，服黄芪神曲汤，则很少有感冒或饮食所伤者，用过后无不称其功效。由此悟之，气虚有多种，如表虚不固，多由卫气虚，卫外之气充，则扶正御邪力强。外邪不得入侵，入即安和，以此治未病，当无往而不利也。

（二）扶正祛邪

扶正祛邪，可以有两种情况：一是正虚有邪，正气虚甚，已不任攻，只能扶持正气，助其自己生长抵抗力，使其阴阳自和而愈；二是同是正虚有邪，然正虽虚而未甚，尚可攻邪，此时，可扶正与祛邪并进，即所谓标本兼施，常能获满意效果。

揆之临床，以既扶正又祛邪两法俱用者常见。病到只能扶持正气，说明其虚已极，只有在久病或病危时需用。久病者只能缓缓图之。病危时如亡阴、亡阳，决生死于顷刻间，需大剂急进，力挽狂澜。先救人为主，以留人治病。

正虚有多种，大体可分为四类：阳虚、阴虚、气虚、血虚。还可细分，如脏腑皆有虚证。各种虚证可因时兼见，如气血两虚、阴阳两虚等等。补法有多种，除气虚补气、血虚补血、阳虚扶阳、阴虚滋阴等常法外还有或气血、阴阳双补，或虚有多少之分，则补法亦主次有别。又因气血阴阳之间，有互根互用之理。如血虚，因有形之血不能速生，气为血之帅，可补气以生血，如当归补血汤，当归是补血药，并以之为方名。此方由黄芪、当归两味组成，但剂量大为不同。原方剂量为：炙黄芪一两，当归二钱。血虚用当归应是主药，剂量还应大于黄芪，可是黄芪用量偏偏大于当归，而且是大于五倍之多，血虚主要不去补血，而以补气为主，看起来有悖常理，实则为尽快把血补起来，直接去补血是求速不达，只能大力扶助生血功能，只能如上述先补无形之气（可速生）以生有形之血。验之临床，补气为主，疗效确实优于以补血为主。此等补法皆据其互相作用、互相依赖关系而定。当然，一般情况下，气虚补气，血虚补血是常法，血虚补气在两种情况下可用或必用：一是加补气药可提高补血疗效；二是在急需补血时，大力补气以达速能生血目的，如病情危急，用独参汤，能救存亡于顷刻。不用输血等法，救存亡于顷刻，此为中医学大智慧。阴虚阳虚，理亦相同，亦可阴中求阳，阳中求阴以治。

扶正是治法中一大法，不能多述，这里，举一临床验案，以兹说明。

十余年前，我曾诊过一患者，粟某，30余岁，患肺结核数年，其病甚重，肺已有空洞形成，经使用异烟肼、利福平等抗结核药后，肺结核病未能控制，反而出现药物性肝炎，抗结核药已不能继续使用，药物性肝炎又必须调治，西医又无有效药物，无奈之下，求治于中医。请我看时，患者形削骨立，低热，时咯血，少气懒言，肤黄而晦暗，纳呆不欲食，大便溏泄，舌淡津少，苔白，脉细弱而数，邪势未得抑制，但其气阴已两虚，尤以脾虚为主。此时，攻邪已是断然不可，只能健脾益气以缓缓图之。方用香砂六君子加减。

北黄芪 15g	西党参 15g	炒白术 10g	云茯苓 10g
西砂仁（后下）10g	广陈皮 7g	炒麦芽 3g	鸡内金 10g
山楂炭 10g			

服一周后，纳渐开，精神转佳，效不更方。续服半个月后，纳开，食如常人，精神转佳，溏泄亦止，仍以上方为主，酌加北五味子、川贝、百合、百部、重楼等进退之，服三月，形体丰腴，神完气足，低烧、黄疸全退，咯血亦止。查肝功正常，胸片惟余钙化影，嘱服紫河车粉善后，竟痊愈。

上案表明，中医治法完全不同于西医的对抗疗法，而是扶助自身正气，以达祛邪目的，与现代所提出从生命层次寻求自组织演化调节相同。病本肺，在肝，今不治肺，亦不治肝，反而治脾，其理安在？从五行学说好解释，肺属金，脾属土，土生金，是相生关系，也是母子关系，补土生金，用健脾土以生养肺金，今取得疗效，为理所必然。从哲学层次看，是整体论的卓越处，它的方法论，不是从局部看病情，而是从整体看。所谓从整体看，是辨证论治，证本质是什么，是人体生命层次对致病因素的整体反应状态。本案对病因整体反应状态是脾气虚，即为脾气虚证，用健脾益气法，脾气虚证自然消除，病当然也随之而愈。从系统整体论来说，整体大于局部，整体决定局部，因而整体（脾气虚）调理好了，病也就好了，达到不治（治肺、治肝）而治的目的，这就是整体论的优势所化，前面所言扶正可以祛邪，其理即本于此。

（三）扶正安邪

扶正安邪，明确提出此种治法，并写文论述者甚少见。实际上，遇此类病，用此类治法者却每每有之。然而报道者却不多。所以如此，恐与既不能防邪去病，又未能祛邪愈病，说得不好听一点，安邪，是没有办法的办法，安邪者，安抚也。只能做到缓解症状，延长寿命，甚至与药陪伴终生，患者觉无奈，医生觉无功，这也许就是不受重视的原因所在。

上述想法，应或是常有，但不见得都能同意，只是无赫赫之功可言，多食略而少言罢了。

照我看法，上面这种认识，很是不妥，值得商榷。因为，人是生也有涯，知也无涯，要学的东西很多，都要穷尽，是非不为也，是无能为也？只能尽力为之，也算是尽心了。

病者所患在病多，医者所患在道少，这两句话就道出了客观实际情况。大家都知道，疑难病有很多。所谓疑，是对此病尚认识不清，诊断不明。明则无疑，不明才生疑。有资料报道，尽管科学技术进步，各种先进设备研制不少，可是，误诊率并没有下降。我有次到一家大医院会诊，一高热患者，已发热20余日，经各种检查，都未能确诊，翻阅检查报告，诊断都是疑问号。用药则为抗菌、抗病毒，所有最有效药物，都先后用过，还加用了激素，热仍是不退，还出现菌群失调，查出了霉菌。患者是位省老领导，应是有条件，但是做不到明确诊断。虽是按中医辨证论治，热退病愈。西医问是何病，按辨证可以说清，是何病我也说不清，又问是何药抗菌或抗病毒也说不清。这说的是已治愈者，诊断不明，疗效不佳，也时或有之。

上面所说为疑难病之疑，既然是疑，当然难也包括在内。不过，还有一种情况，疾病诊断已明，只是现在尚无理想治疗方法，这类病也不少。兹以晚期肿瘤为例，大多有此种情况，即失去手术机会，化疗也已无多大好处，只是徒增痛苦，甚至是速其死亡。医院一般会告知无能为力，劝其出院。20世纪80年代初，当时还没有成立省肿瘤医院，各大医院多由所属科室接诊肿瘤患者。晚期癌症患者来求治者甚多，甚至把研究所称为肿瘤研究所。当时，都是说西医已无法治疗，只能活个二、三个月，试着找中医看有无办法。说实在话，癌症到晚期，中医也难于为力。那时，我正在当主任，患者家属苦苦要求，他们也知道难，说只要能缓解症状，减轻痛苦，延长寿命也是好的。于是对晚期癌症患者，进行探索研究。开始不久，有一晚期纵膈肿瘤患者，名叫陆业祥，男，50余岁，参加过解放战争、抗美援朝战争，是一个地区领导，由某大三甲医院确诊为纵膈肿瘤，手术时发现肿块很大，已有转移，无法手术，告知家属，如调养得好，能活两个月。患者转到我处治疗。患者已知病情，还好，心志尚可，他说是从枪林弹雨中过来的，九死一生，已经过了生死关，你们只管大胆治。我的治疗方案，第一步是先救人，病者来时，胃纳不开，时溏泄，精神困顿，苔白脉细弱，辨为脾虚证，益气健脾为治，以参苓白术散加减。

北黄芪 15g	西党参 15g	炒白术 10g	云茯苓 30g
怀山药 15g	八月札 15g	薏苡仁 30g	山楂炭 10g
西砂仁（后下）10g	炒麦芽 30g	鸡内金 10g	

服完七剂，食已知味，纳增，大便转正常，守方不变，食纳大开，进食较未病时还多，精神大好，此时体重增加，问是否减食量，有无忌口。嘱不要减少，也不用忌口，他就放开吃，隔两天吃一只鸡。一个月复查时，肿块无明显变化，即未缩小，也未增大。于是，在原方基础上加三棱、莪术等药，守方至三个月时，肿块已有缩小，大家不相信，拍胸片与原医院对照，确定肿块是有缩小，效不更方，至六个月时已缩小一半。至全消时已是一年零两个月。我随访追踪五年，并未再复发。这真是"养正则积自消"，说明人体有自组织调解恢复健康能力。如能及时正确予以扶持正气，增强自然疗能力，可以收到意外效果。我行医六十余年，这样好的情况，也仅此一例。至于缓解症状，延长生存时间，大多数是可以有这种效果的。

例如，香港商人，谢某，男，年50余，在长沙开办药厂。约于2009年发现前列腺癌，即行手术，未去势，尔后进行化疗，彼太太患糖尿病、乙肝，太太娘家开中药铺，相信中医，谢某常陪她来我处就诊，太太一天天见好，常劝他一同服中药，他婉谢，或许因他是学化学的，信化疗，不太相信中药。头两年还好，后来复查时，发现癌细胞已转移至肺，即住院做化疗，未能控制发展，继而转移至骨，痛不可忍，用吗啡类药，久之效果亦不佳，转移至头颈部，脑转移时，出现高位截瘫，生活完全不能自理，痛苦异常，无奈之下，要求来我处试治。来时，只说疼痛难忍，用止痛药，缓解不好，剂量增大，大便秘结难解，想用中药看能否缓解疼痛。此时人已枯瘦如柴，面色晦暗，不思饮食，舌瘦，色紫暗，舌下显露青筋，脉细涩。胃气已衰，久病且入络，只能以救胃气为主，挽其生机，再加通络止痛之品，以尽力为之。

生黄芪 30g	西党参 15g	生晒参 10g	於白术 30g
怀山药 30g	八月札 15g	鸡矢藤 30g	安痛藤 15g
三七片 15g	醋延胡索 20g	北山楂 15g	西砂仁（后下）10g

7剂。

一周后来续诊，稍思饮食，能进小碗饭，痛亦稍缓，仍必须加止痛药。因其胃气稍复，稍增治疗信心。有一份胃气，便有一分生气。仍以益气健脾开胃为主，加大止痛药力量。

北黄芪 30g	西党参 15g	生晒参 10g	生白术 30g
怀山药 30g	八月札 30g	三七片 20g	西砂仁（后下）10g

三诊时，痛缓，纳增，惟肾与阴茎之间生一肿物，大如核桃，不愿活检，只想用中药解决。虽不明诊断，寻思总由正气虚衰，致毒邪施虐所致，于上方加解毒散结之品。

生黄芪 30g	西党参 15g	生白术 15g	云茯苓 30g
薏苡仁 50g	白豆蔻 10g	白花蛇舌草 30g	贯众 15g
六神曲 12g	北山楂 15g	莪术 15g	

7 剂。

四诊：肿物已消一小半，只是痛如故。以上方为基础，加活血止痛药。

生黄芪 30g	西党参 15g	生白术 15g	云茯苓 30g
薏苡仁 50g	白豆蔻 10g	白花蛇舌草 30g	贯众 15g
六神曲 12g	北山楂 15g	三七片 20g	醋延胡索 20g
制乳香 10g	制没药 10g		

14 剂。

五诊：肿物全消，痛缓解，纳稍减，去解毒类药，仍以顾护胃气为主。

北黄芪 30g	西党参 15g	生白术 30g	怀山药 30g
西砂仁（后下）10g	八月札 15g	鸡矢藤 30g	三七片 20g
醋延胡索 20g	薏苡仁 30g	六神曲 14g	北山楂 15g
安痛藤 30g			

六诊：胃纳已开，饮食已如常人。疼痛缓解，可不用加西药止痛。方已见效，无需大改，只酌情加减即可。如此一年，食纳较病前尤佳，形体丰腴如常，疼痛已解，神情爽朗，二便如常，在搀扶下可下床活动。减少止痛药，仍以健脾益胃为主治之，至第三年，除下床活动仍需搀扶外，已无明显不适，自己认为已无大碍，未再如前坚持服药，只是间断服用一些防复发，如此至第五个年头，早些时闻患感冒去世。

上例说明，没有特别针对肿瘤去治，主要是扶持正气，从增强自身抵抗力着眼，只能活两、三个月的绝症，竟也活到五个年头，也可算带瘤生存了五年，此种治法我称之为扶正安邪。虽然很少有这样提法，于事实，于理应无不妥。

扶正安邪这种治法，在临床实践时，也不是很容易，需尽力尽心去为。要用整体论思维，精确辨证，及时妥善处理。虽无现成公式，但有一条总则，那就是处处时时顾护正气，特别是顾护胃气，不要有丝毫疏忽。有过一个案例，就是由于这种疏忽，留下遗憾。患者曹某，是某大学教授，年近六十时，体检发现患肺癌，已是晚期，不能手术，也不能行化疗，举家惶惶，其太太为另一大学教授。有同教研室老师到家看望，彼亦患过癌症，找我看过病，劝慰之后，以自己经历推荐来我处诊治，于是抱着希望而来。当时患者情况确实不好，人很憔悴，面色萎黄，不思饮食，咳嗽不止，胸痛难忍（已有骨转移），便溏，苔白腻，脉细而数，此脾虚夹湿，用香砂六君子加蔻仁、薏苡仁以健脾祛湿，再加醋延胡索、三七等品以缓痛。一周后来复诊，神情颇畅，告知咳减，痛缓至可忍受，且食纳已开。自己有信心积极接受治疗。如此三年，从未间断，一直食纳很好，人渐丰腴。因家住在医学院，有人建议他减肥，未询问我，便以素食为主，自行减肥，过了一段时间，体重是降了点，但出现了一种情况，接连感冒了两次。我有点诧异，因为在处方中有扶护卫气的药物以防感冒，根据经验，患者情况一直很好，不应有此种状况，分析原因时，他才讲了减肥情形，人确也清瘦了些。问题就出在这里，劝他快停止减肥。可惜为时已晚，虽作亡羊补牢，但总不会恢复到前病情稳定状态，仍不时有感冒。我外出开会回来，得知他感冒并发肺部感染去世，为之唏嘘不已。患者家属后还专程来感谢我，说患者本来只能存活几个月，最终活了三年，且无甚痛苦，超出原来期许，至于终至不治，与家里照料不当也有关，总之对医生还是很感谢。从此病例，得到启示。一方面，肿瘤是消耗性疾病，体重增加是佳兆，切不可减肥，减肥即是减正气，免疫力下降，变症随至，终至不起；其二是肿瘤病能使其稳定，很不容易，需小心维护，要像看秧田水那样细心，防止不利因素侵扰，要竭力维护这种自稳状态。临床上这种情形每每多见，常使医生除深感惋惜外，总是多有几分遗憾。观察癌症患者是否好坏，除去一般观察指征外，我总结有三点值得特别注意：其一是胃气（脾胃之气），有胃气则生，即纳化两佳，即生机尚旺，是佳兆，否则，生机难续，预后甚差；二是体重，如体重增加，是正气胜过邪气，正是扶正安邪功效。如发现体重减轻，则需特别注意，因为这往往是正气已不能安邪，多是凶兆；其三是脉象，只要脉息静而不躁（不数），还不需惊慌，病尚有可为，如脉数而弱，则需警惕，如经努力治疗，脉仍是数而无力，亦是正不胜邪表现，常使病情发展恶化。这三点是我多年临床经验所得，可供临床参考。

扶正安邪法，有许多病可以使用。此处所指邪，并不完全指外感邪气，凡致病原因，或对致病因整体反应状态，亦即审证求因之因均属之。扶正法有多种，补气、养血、扶阳、滋阴皆是。有时单用，有时兼用，视病情而定。只要是以扶正为主，病时有间杂，证亦有间杂，常针对间杂病情佐加一些药物，仍属扶正安邪范围。如白花蛇舌草，常用于癌症，药效研究它能提高非特异性免疫力。其实不少清热解毒药物多属此类情况，但有一点必须掌握，凡有损伤胃者，皆需禁之。

扶正安邪法，不要视为一般保守疗法，只要适合病情，别无他法，就是最佳治疗方案，需积极为之。这种治法，对患者只会有益，不会有害。所谓扶持正气，就是要使患者各种功能都能处于最好状态，这是其能安邪之原因所在。所以常有患者说，服此类药后，其全身状态比治疗前要好，甚至还有人说比病前还要好。比病前还要好，这并非奇谈，因为此类患者发病前已有某种不足，只是潜而未显而已。

现代慢性病甚多，即如肿瘤亦已纳入慢性病范围。现提倡加强慢性疾病管理，这绝不是消极措施，只是不能急，要缓缓图之，要相信扶正安邪法，定能造福人类。

五、补脾不如补肾，补肾不如补脾辩

补脾与补肾之重要性，自《黄帝内经》以来，历代医家多有论述。始则并无孰重孰轻之分，至严用和于《济生方》中明确提出："古人云：补肾不如补脾，余谓补脾不如补肾。肾气若壮，丹田火经上蒸脾土，脾土温和，中焦自治，膈开能食矣。"从此开主肾、主脾争辩之先河，对后世医家颇具影响。

主肾、主脾，持论各有所本，而成一家之言，则必有所长。但各有偏重，则立论或有失于持平之处。如严用和倡"补脾不如补肾"说："大抵不进饮食，以脾胃之药治之多不效者，亦有谓焉。人之有生，不善摄养，房劳过度，真阳虚衰，坎火（命门）不温，不能上蒸脾土，冲和失布，中州（脾胃）不运，致饮食不进，胸膈痞塞，或不食而胀满，或已食而不消，大腑溏泄，此皆真火衰虚，不能蒸蕴脾土而然。"许叔微亦持此说，于《普济本事方》中明言："有人全不进食，服补脾药皆不验，予授此方（二神丸，由补骨脂、肉豆蔻、大枣、生姜组成），服之欣然进食，此病不可全作脾虚。盖因肾气怯弱，真元衰劣，自是不能消化饮食。"严、许两家所论病证，皆以肾虚为主，兼有脾虚而已。仅补其脾，方不对证，当然无效。其以补肾为主，佐以健脾而能取效，为理所固然。但据此而谓"补脾不如补肾"，离不开肾虚的特有前提，而所得结论，是以偏概全，未免有失公允。清代何梦瑶对此说提出不同意见，在《医碥·杂证》中指出："知各脏之病，皆有关乎脾，则知脾气调和，即各脏俱调和矣。故补脾不如补肾，不过举要之词，固不若补肾不如补脾之论，为得其全也。老人小儿尤以脾胃为主。"何氏所述，立意更广，不限于脾胃之病，认为"各脏之病皆关于脾"，由此提出"补肾不如补脾"则更为全面。

而何氏所说，实宗东垣。脾胃学说至东垣而集其大成，且多有创见。其中有一个极为重要的论点是"胃虚则五脏六腑俱病"。他在《脾胃论》中引《素问·通评虚实论》所说："头痛耳鸣，九窍不利，肠胃之所生也。"进而阐述"胃虚则五脏、六腑、十二经、十五络、四肢皆不得营运之气，百病生焉"。又说："胃者，十二经之源，水谷之海也，平则万化安，病则万化危。五脏之气，上通九窍。五脏禀受气于六腑，六腑受气于胃……胃既受病，不能滋养，故六腑之气已绝……五脏无所禀受而气后绝矣。"所以治疗上主"调脾胃以安脏"。而温肾学派代表医家张景岳亦持此说："能调五脏，即所以治脾胃也，能治脾胃，而使食进胃强，即所以安脏也。"

李东垣论述脾胃，皆上承经旨，脾胃学说源出《黄帝内经》。如《素问·五脏别论》云："胃者，水谷之海，六腑之大源也。五味入口，藏于胃，以养五脏气。"又如《素问·平人气象论》谓："人以水谷为本，故人绝水谷则死，脉无胃气亦死。"其后，张仲景提出"四季脾旺则不受邪"之说，华佗有言："胃者，人之根本也。胃气壮，五脏六腑皆壮。"可见其相承脉络。清代吴澄在《不居集·后序》中赞誉："东垣之学，沉潜于《灵》《素》《难经》《伤寒》《金匮》而从悟入者也，培补脾胃，乃千古不易之定法。"明代王纶则说得更为透彻："故东垣先生著脾胃、内外伤等论，谆谆然皆以固脾胃为本……故曰补肾不若补脾，正此谓也"（《明医杂著·卷六》）。李士材云："故善为医者，必责根本，而本有先天后天之辨。先天之本在肾……后天之本在脾。"李氏虽分先天与后天，但仍以脾为主，提出："脾何以为后天之本？盖婴儿既生，一日不再食则饥，七日不食则肠胃涸绝而死。经曰：安谷则冒，绝谷则亡，犹兵家之饷道也。饷道一绝，万众立散，胃气一败，百药难施。一有此身，必资谷气，谷入于胃，洒陈于六腑而气至，如调于五脏而血生，而人资之以为生者也。故曰：后天之本在脾。"余颇赞同其说，认为先天之本并非不重要，人本先天之肾气而生，并随其由盛至衰的变化而历经生、长、壮、老、死的过程，因而肾气之重要，固不待言，但顾护肾气，全赖脾之纳运，旺其生化之源。先天全靠后天培养，才得以生生不息。故吴澄说："有生而后，先天强弱已定，无从补助，所恃者，后无脾胃而已。"补肾不若补脾，实本乎此理。

脾胃之学大矣，东垣著《脾胃论》专书，尚未能穷其说，余更不能说已得其全，揆之临床，略举数端以明其概要。其一，"治病先顾脾胃"（《古今医统大全》）。脾胃虽未现虚象，但用药仍需注意不伤脾胃。因脾胃安，则化源足、药能入，而病易去。如需用碍脾胃之品，则必加理脾之药以安之。其二，用药滋腻、难以消化吸收者，必累脾胃，参、术可不用，但需加助化之品，则不致伤及脾胃，且可提高药效。其三，虚证治之以补，本为常法，但有"虚"证而虚不受补，颇为棘手时，加健脾助化之品则无此碍，且可收事半功倍之效。其四，五脏俱虚，常恐顾此失彼，如面面俱到，则药杂而效微，主以健脾，脾安则诸脏亦安。应本以"稽古补虚诸法，千蹊万径，而其关键总以脾胃为之主脑"（《程杏轩医案·补虚》）。其五，病重而虚极，已不任攻伐，仅补其虚，亦可邪去正安。如余曾治一肺结核患者，服抗结核药致药物性肝炎，症见纳差、便溏、形削骨立，查其病日趋恶化，抗结核药已不能再用，只能舍病从证。证属脾虚，治以补土生金法，用四君子汤加五味子、砂仁、焦三仙，纳开泻止，形体日丰，调治三月，形神俱旺，复查时其结核已愈。这正如张洁古所言："养正而积自除。"又曾治一例晚期肺癌患者，已广泛转移，且有大量胸水，不能手术，行化疗，则纳差、乏力、白细胞下降，不能耐受。医院告之仅能活一个月左右。余试以补养脾胃之法，纳大开，一月后，胸水基本吸收，形体渐丰，精神转旺，一如常人，仍守原法入中药抗癌之品，迄今已三年有余，无明显不适，形神俱佳，病情稳定。此例从无治中获治，调治脾胃，功不可没，脾胃学说之重要，于兹可见。

六、辨证与辨病

诸多学者提出要辨证与辨病结合的问题，这当然无可厚非，但提出问题的根据是什么，在临床实践中又有何意义，则应当加以探讨。

首先，应该知道，中医学是注重辨证与辨病结合的，张仲景的医著即可证明。有人认为《伤寒论》是辨证论治之书，《金匮要略》为专病专方之书，其实这种看法亦不全面。《伤寒论》的六经辨证人所熟知，但书以"伤寒"冠名，"伤寒"即是病名，岂能说其不辨病，而且其中尚有伤寒、中风、温病之分，更见其辨病之细。《金匮要略》论杂病，病种繁多，但分病论述时何尝无辨证之法，如痉病有刚、柔之分，历节有寒、热之别。《伤寒论》论外感循六经辨治，《金匮要略》论杂病遵脏腑辨证，为后世病证结合树立了楷模。如后来发展的卫气营血、三焦、八纲等辨证体系，无不是在病的基础上的辨证，亦即无不是病证结合的。

既然病证结合自古以来并无异议，为何现在仍提出此问题？反思之，问题出在对疾病认识的方法上。认识疾病必须要找出病因，古代医家限于历史条件，对病因的认识不可能借用现代仪器设备，而往往需要"审证求因"，换言之，即从辨证中寻找病因。当然现在已认识到，这不一定是真正的病因，而是病原侵入人体后，正气起而相争的应激反应的综合表现。所以有人称辨证诊治为辨机诊治。

由于以上原因，辨证论治学说得到极大的发展，并建立了完整的理法方药体系，故而在病因（病原）不一定明确的情况下，仍能有效地应用于临床。既然证是邪正相争所表现的综合状态，则不同的病可以出现相同的证，即可以异病同治；而相同的病也可能有不同的证，亦能同病异治。既有规律可循，又是因机而治。所以，辨证论治在中医学占有重要的地位，也是其独特的优势所在，因为西医学在病因不明时往往难于治疗。

但也由于上述原因，有人认为中医善于辨证，而西医则长于辨病。现在提出所谓的病证结合，并非中医不辨病，而是应取西医之所长而补不足，其实质是提倡中西结合的问题。余认为，中西医学相互学习，取长补短，他山之石既可攻玉，而他人之错，亦可以改正或弃之不用，这是理所当然的。西方医学也是自近代以来，借助现代的科学技术取得了迅速发展。中医学从来不是一个封闭的体系，历来就是充分吸收和运用我国科学技术的成果而发展起来的。现在所说学习西医，无疑说是与西医一样，学习和运用现代科学技术来发展自己，海纳百川，才能成其大焉。

当然，学习西医，绝非弃己所长，仿效他人，亦决不能迷失自己。辨证论治既是我之所长，则不管中医学如何发展，辨证论治的精神必须坚持。因为我们所坚持的不仅是中医的特色，更是其优势，应当扬其所长，继续发扬光大。坚持古为今用、西为中用，就不会异化，不会迷失，而将中医学推向一个崭新的发展阶段。

现在所提倡的病证结合，其实就是在辨证论治的基础上，寻找治病的有效药物。于此，前人亦并非不重视。其实前人的专方、主药，均为专病、专症的有效方药，如止痛、止血、止咳等，无不皆然，即如现在急性热病用清热解毒药，截断阻止其传变，亦应属此类。只是在科学技术高度发展的今天，有更好的条件在新的起点上去寻找特效药物，如青蒿素治疟疾、砒霜治白血病等。此外，抗癌药物亦有不少是从中药研究中得来，且不一定是专用化学提纯的方法，如用雷公藤、青风藤治类风湿性关节炎，五味子、垂盆草降转氨酶，茵陈、栀子退黄，雄黄治带状疱疹，三仙丹治梅毒等。可见，为治病寻找新的特效药物，是"治病救人"的重要手段。但是还需要强调的是，对中医药的研究不能抛弃辨证论治的指导原则，否则，就会走上废医存药的老路，这是决不可取的。只有在辨证论治的基础上去寻找有效新药，并将其加入辨证处方中，才能突出中医的特色，坚持中医的优势。如此，才能算是遵循中医自身发展的规律，既有继承，又有所创新，从而推动中医学的不断发展。

七、治人与治病

医者治病，不外针对病因（原）和扶持正气疗病两大法则。前者为"医病"，后者为"治人"。病情危重时，更是需要"留人以治病"，或者"治病以救人"。

我谈过辨证与辨病的问题，仍有言未尽意之感。粗略分析之，总认为辨证论治是治人，辨病施治是治病。细思之，虽有一定道理，但也并非尽然。辨病而治是治病，易于理解，但若将辨证论治完全归于治人，则有失偏颇。因为"证"是对正邪相争之下，机体所表现出的应激状态的概括。正与邪这一对矛盾的相互斗争，二者缺一不可，否则无构成"证"的前提。因此，论治时顾及正邪双方的调治，是理所当然的。

但是，确有学者主张扶正是解决矛盾的主要方面，如祝味菊先生极力推崇"本体疗法",他认为:"一切病邪侵入人体,即为人体抗力所支配,病原仅为刺激诱因,病变的顺逆、预后之吉凶,体力实左右之。"因此,在治疗上力主"通过匡扶体力,同样可收正胜邪却、化逆为顺之功"。他认为伤寒六经病分别"代表了五种抵抗程序,即太阳为开始抵抗,少阳为抵抗不济,阳明为抵抗太过,太阴、少阴为抵抗不足,厥阴为最后的抵抗"。但他也认识到匡扶抗力,并非全持补法。他虽然喜用附子,但临床上亦用寒凉方药,如言:"气亢者折之以寒,气盛者和之以凉,气怯者壮之以温,气衰者扶之以热。"用温热方药匡扶正气以增强抗力,是"治人",当无疑义。但用寒凉药释之为调整抗力,总显牵强。寒凉之剂多具清热解毒作用。"解毒"就是清除毒邪,亦即针对病原的治疗,其属于"治病",应当是不争的事实。但他将"治人"的学说发挥到极致,确有其所长,有颇多值得学习之处。

临证之时,常见两种情况:一是正虚邪入,一是因邪而虚。虚则补之,即扶正以祛邪;实则泻之,邪去则正安。"治人""治病"两无疑义。但当虚实夹杂时,邪乘虚而入者,则宜补泻兼顾。因邪而虚者,新起病时,故当以祛邪为先,久则治兼扶正,权衡轻重,分清主次,方可论治。

临床治病、治人尚有两种情况必须加以区别。《素问·标本病传论》云:"间者并行,甚者独行。"张景岳释之为:"间者言病之浅,甚者言病之重。病浅者可以兼治,故曰并行。病重者难容杂病,故曰独行。"病不甚危重,可缓缓图之者,补虚祛邪,治病、治人可以兼而行之,以上所述,多属此种情况。若病重而危殆者,需速治、急治,无暇旁顾,则需大力独行,以挽狂澜。如外感热病,如前之"非典",现之人禽流感,传变最速,需大剂、重剂以祛邪解毒,即如张子和所说"速攻之可也,速去之可也"。甚者夺之,以截断扭转,阻其传变,祛邪务尽,正如徐灵胎所说:"况病去,则虚者亦生;病留,则实者亦死",言邪去则正安。亦有《临证指南医案·卷九》:"去病身安,自为不补之补",亦为治病以救人之举。如遇亡阴亡阳虚极之证,必须大力救阴回阳以扶危救脱。如大失血后,或误用汗下,伤亡阴液,阴虚不能摄阳以致阳气暴脱,用独参汤(30~60g)大补元气。又如气虚阳脱,四肢厥冷者,则必予四逆汤以回阳救逆。又如邪毒盘结已深,骤攻之已无济于事,甚则可速致死亡,用留人治病之法,或可获生机。如我任临床研究室主任时,曾收治一肺癌患者陈某,住院后发现已广泛转移,不能手术,行化疗亦不能收效,宣告不治出院。家人求我收治,攻之既已无益,即以扶正为主,用益气健脾稍加解毒散结之药，以试图之。一个月后复查，肿瘤未增长；三月后略有缩小，且形神转佳，遂在原方基础上加重臭牡丹、全蝎用量；一年后复查，肿块全消，人亦健旺如常人；随访五年，病情无变化，此即为"养正则积自除"之法。

八、治病必求于本

"治病必求于本"之语，源出《素问·阴阳应象大论》："阴阳者，天地之道也，万物之纲纪，变化之父母，生杀之本始，神明之府也，治病必求于本。"指示天地间万物生成、变化的规律，实由阴阳二气运动使然，人亦莫能外之，各种生理、病理变化均以阴阳为总纲，故治病亦必求诸本。

从经文看，其所谓治本，指调治阴阳为本，是以生理、病理皆本于阴阳为前提的。从生理上看，"生之本，本于阴阳"（《素问·六节藏象论》）。人本阴阳之气以生，二者相互依存，无阴则阳无以生，无阳则阴无以化。阴阳二气必须平衡协调，方能相生相化，故云"阴平阳秘，精神乃治"。从病理看，"阴胜则阳病，阳胜则阴病；阳胜则热，阴胜则寒"（《素问·阴阳应象大论》）。阴阳失去平衡，病亦由之而生，故治疗宜"谨察阴阳所在而调之，以平为期"（《素问·至真要大论》），即着力于恢复阴阳平衡。此等大法，《黄帝内经》于处方用药皆一以贯之，如《素问·至真要大论》所言："调气之方，必别阴阳。"药物之性味、功能亦分别阴阳属性之不同，如"辛甘发散为阳，酸苦涌泄为阴，咸味涌泄为阴，淡味渗泄为阳"，并归结方药功能为"调其气使其平也"。凡此种种，皆体现了《黄帝内经》"本于阴阳"的学术思想。

后世医家在阴阳为本的认识上各有发挥，可谓见仁见智。元代朱丹溪在《丹溪心法》中指出："将以施其疗疾之法，当以穷其受病之源。盖疾之原，不离于阴阳之二邪也。穷此而疗之，厥疾弗瘳者鲜矣。"朱氏还将风、热、火之因归于"阳邪之所容"，其病"本于阴"。此为辨阴阳二邪为病的本源。张景岳亦持此说："本，致病之源也。……皆不外阴阳二气，必有所本。故或本于阴，或本于阳，病变虽多，其本则一。知病所从生，知乱所由起，而直取之，是为得一之道。譬之伐木而引其柢，则千枝万叶，莫得弗从矣。倘但知见病治病，而不求其致病之因，则流散无穷……"除此之外，张景岳尚有求证之"六变"之说："万事皆有本，而治本之法，尤惟求本为首务。所谓本者，惟一而无两也。盖或因外感者，本于表也；或因内伤者，本于里也……

学术特色

邪有余者，本于实也，正不足者，本于虚也……万病之本，只此表、里、寒、热、虚、实六者而已。知此六者，则表有表证，里有里证，寒热虚实，无不皆然。"此处虽言"六变"，其实皆可以阴阳统之，如此即为"八纲"之辨证，其意在辨证诊治，亦为治病求本之列。当然，审证可以求因，与求病原之说，亦可相通。

明代李中梓则另有发挥，分求先天之本与后天之本。他在《医宗必读》中指出："治病必求于本，本之为言根也，源也。世未有无源之流，无根之木。澄其源而流自清，灌其根而枝乃茂，自然之经也。故善为医者，必责根本，而本有先天、后天之辨。先天之本在肾，肾应北方之水，水为天一之源；后天之本在脾，脾为中宫之土，土为万物之母。"此说影响甚大，乃至后世有主肾、主脾之争，对脾胃学说、肾命学说的发展极具意义。表面看来，以先天、后天为本似有别于本于阴阳之说，因只言肾主水、脾主土，皆属于阴，但肾为水火之宅，中医言脾又常包括胃在内，胃为阳土，实亦具阴阳为本之理。

有"本"就有"标"，标是相对本而言，故临床亦有治本、治标之分。《素问·标本病传论》专篇论述了标本辨证。如言："知标本者，万举万当。不知标本，是谓妄行。"强调标本辨治极其重要。张景岳诠释："标，末也。本，原也。犹树木之有根枝也。分言之则根枝异形，合言之则标出于本。"又说："病之先受者为本，病之后变者为标。生于本者，言受病之原根。生于标者，言目前之多变也。"经文所述，大多以辨先病为治本。如："先病而后逆者治其本，先逆而后病者治其本；先寒而后生病者治其本，先病而后生寒者治其本。"如此等等皆然，所谓先病，即"本者，原也"之意，亦即为本原，与治病必求之"本"相一致。但亦有例外，如"先热而后生中满者治其标"及"小大不利治其标"。为何病"中满""小大不利"独言治标，实开"缓则治本，急则治标"之先河。因为，中满为病，其邪在胃，胃满则药食之气不能行，不能药则无可治其病，不能食则生化无源，虽言为治标，其实亦治本。"小大不利"，小大系指小大便，二便不通，病势危急，虽为标病，必须先治。"急则治其标"事急从权，不可拘泥。临床上此种情况，甚为多见。如哮喘急则治肺，先止其喘；缓则治肾，即治其本，乃能痊愈。又如吐血不止，必先止其血，然后治其所以吐血之病。

上述诸说，似乎与"本于阴阳"无关，然《素问·标本病传论》说得十分清楚："夫阴阳逆从，标本之为道也，小而大，言一而知百病之害。"标本之道，实与阴阳逆从有关。"言一"者即张景岳所谓"得一"之道。故《素问·六元正纪大论》谓："知其要者，一言而终，不知其要者，流散无穷。"可见，本于阴阳之道，《黄帝内经》皆一以贯之，无复赘言。

九、外感热病以祛邪毒为先

伤寒、温病皆属热病，皆为感受邪毒所致，均可传变。其传变者，病由浅而深，由轻而重。若病程久延则多变，变证接踵而至，凶而且危，救治亦十分困难。

故善治病者，务求给邪以出路，阻其传变，以冀速愈。欲达此目的，临床上必须解决两个问题：一是识其传变规律，二是阻断传变之途。

对于热病的传变规律，先贤已有明确的认识，如伤寒的六经传变、温病的卫气营血传变、三焦传变。但其传变规律亦非绝对，不同于叶天士所说"若论卫气营血与伤寒同"，认识更加深刻、更加全面而已。对于传变规律的认知，是中医学对疾病认识的一大贡献。但医者的任务绝不能止于此，更重要的在于阻断这种传变进程。或许有人说，既然是规律，就有其必然性，如何能阻断？我认为，上述的传变规律是未能得到正确治疗下的演变过程，如能得到正确的治疗，就能有效截断其发展。

而如何阻止传变，要做到早、速、当三点。早者为早治，指患者早就诊，医师早治疗。如《素问·八正神明论》所说"上工救其萌芽"。譬如善用兵者，常趁敌人立足未稳，一举歼之。速者为速治，如张子和所说："邪气加诸身，速攻之可也，速去之可也。"急性热病来势急、传变快，不能稍有延误，需迅速控制病情发展。当者指辨证要准，用药要当。病有轻重，用药亦有轻重，如《素问·至真要大论》所云："微者调之，其次平之，盛者夺之。"其病轻者易治，少有传变，调治即可；其病重者，宜用重剂"夺之"。做到上述三点，多能阻止病情传变。

以上所言为阻止传变的一般原则，在临床上如何实施，我很赞同姜春华先生对温病治疗所提出的截断扭转法。邪在卫分时，即可加入清热解毒药，即在辛凉解毒剂中加入苦寒之药，如黄芩、黄连亦所不忌。但根据我的经验，在风温早期，无汗，尤其有恶风时，黄芩、黄连宜缓用，可加蒲公英、大青叶、野菊花、鱼腥草等清热解毒之药，有利于清透，使邪从外解。因邪从外解也是治疗温病的重要原则。例如，即使邪已入营分，叶天士仍要求"透营转气"，姜春华先生所言"扭转"应为此意。

温病可截断扭转，伤寒亦可阻其传变。我认为，治疗伤寒应把住邪在太阳这一关。否则，邪气将入里化热，如白虎汤证、承气汤证即是未能阻其传变，邪气入里的变证。我的经验，根据病情，于辛温解表方中加入金银花、连翘等清热解毒药中的轻清之品，非但无碍于邪从汗解，反而能提高疗效，阻其传变。姜氏在卫分即重用清热解毒药，提出"先证而治"。我则主张先机而治。所谓"机"是指病机，为料敌之先机、动向，是兵家所言"见于未形，察于未成"。张景岳解释病机是"病变所由也"，即病变的原因。伤寒、温病之所以传变，其实在未传变之时即已存在传变的病机，而此病机关键即为毒邪。热由毒生，解其毒则热自清。伤寒、温病虽有寒温之别，但毒邪则同。吴又可言："欲为万全之策者，不过知邪之所在，早拔去病根为要耳。"解毒即是拔去病根，病根既除，则无由传变。清热解毒之药是治病原的有效药物，加入辨证方药中确能提高疗效，故仍属辨证与辨病相结合的方法之一，是应该加以肯定且倡导的方法。

十、孙思邈之温病观探讨

孙思邈是我国隋唐时期的著名医学家，他处于伤寒学说盛行而温病学说发展缓慢的时代，当时仲景《伤寒论》已经很有影响。该书将温病置于伤寒体系内进行论述，且详于伤寒，略于温病，前者有论有方，后者有论无方，致使医家不察，误用伤寒方统治温病，其效不一。孙思邈虽认为仲景"特有神功，寻思旨趣，莫测其致"，但不拘于一家之见，仍然"博采群经"，"幽求今古"，在其所著《备急千金要方》《千金翼方》两书中，详细地展示了其温病理论，对温病学说的形成发展起了良好的促进作用。现特就孙氏温病观探讨于此，不当之处，尚祈求同道指正。

（一）提出伤寒、温病"方说宜辨"

孙思邈虽然遵循《伤寒论》体例，也于《伤寒论》中研究温病，但是孙氏"考之众经，其实殊矣，所宜不同，方说宜辨"，已经认识到温病与伤寒是有区别的。

（1）病因不同："冬时严寒，万类深藏，君子周密，则不伤于寒。触冒之者，则名伤寒耳。其伤于四时之气，皆能为病，以伤寒为病者，以其最盛杀厉之气也。中而即病者，名曰伤寒，不即病，寒毒藏于肌肤，至春变为温病，至夏变暑病。暑病者，热极重于温也……凡时行者，春时应暖而反大寒；夏时应热而反大凉；秋时应凉而反大热；冬时应寒而反大温。此非其时而有其气，是以一岁之中，长幼之病多相似者，此则时行之气也。"明确指出伤寒病因为冬伤于寒，温病病因既可因冬伤于寒，伏而变温，又可因感受四时不正之气。

（2）传变有别："伤寒之病，逐日深浅以施方治"，"得病内热者，不必按药次也"。表明孙氏已认识到伤寒有六经传变的规律，可以根据这种规律辨证用药，而温病没有这一传变规律，其治疗也不必按照这种规律进行辨证。

（3）用药有异："尝见太医疗伤寒，惟大青、知母等诸冷物投之，极与仲景本意相反，汤药虽行，百无一效。"而温病治疗，"除热解毒，无过苦酢之物"，正宜苦寒药物。孙思邈认为温病、伤寒"方说宜辨"的观点，在温病学说发展缓慢的当时是相当难能可贵的，对后世将温病从伤寒中分化出来，产生了很大的影响。

（二）总结发斑病机、诊法与预后

孙思邈认为："若热毒在外，未入于胃而先下之者，其热乘虚入胃，则烂胃也……其热微者，赤斑出，此候五死一生；剧者黑斑出，此候十死一生。"这里至少提示了斑与阳明胃有关，斑色的赤、黑与热毒的微、剧有关，赤斑、黑斑的预后有区别。这种热毒入胃发斑之说，即后世所谓"斑属阳明"理论之渊源，至今仍有指导辨证的意义。

（三）温病阴阳毒的治疗要结合五脏

温病阴阳毒是孙思邈在《备急千金要方》中首次提出来的。孙氏认为，五脏皆有阴阳毒，故其治疗亦需结合五脏。这种理论对后世有一定影响，宋代庞安时可为代表。庞氏在《伤寒总病论》中将五脏阴阳毒与季节联系起来，名之为青筋牵、赤脉攒、黄肉随、白气狸、黑骨温，所用方基本上系《备急千金要方》所载，但原书无方名，而庞氏名之以石膏竹叶汤、石膏地黄汤、玄参寒水石汤、石膏杏仁汤、石膏葱白汤、苦参石膏汤。现各录一段加以对照，就可明白其渊源关系。孙思邈说："治脾腑脏温病阴阳毒，头重颈直，皮肉痹，结核隐起方：大青、羚羊角、升麻、射干、芒硝各三两，栀子四两，寒水石五两，玄参八两。"而庞安时总结为四季月终各十八日发黄肉随证，源自太阴、阳明，病毒在脾，常见头重项直、皮肉痹、结核起于颈下，有热毒于分肉之中，宜玄参寒水石汤：羚羊角屑、大青各一两，升麻、射干、芒硝各一两半，玄参四两，寒水石二两半，栀子仁二两。两方用药完全一致，所述症状也大致相同，可见孙氏的影响之大。《备急千金要方》所载治疗温病阴阳毒的六个方剂多用清热凉血解毒之品。全部处方均有栀子，五个处方有石膏、芒硝，四个处方有玄参、大青叶，并且石膏用量很大，有时一剂用药竟达八两之多，后世余师愚用大剂量石膏治疫，或受此启发。

（四）首倡以"苦酢之物"治疗温病

温病的治疗，当时多应用《伤寒论》方。孙思邈在自己长期的临床实践中，通过"精微"的观察，首次提出："凡除热解毒，无过苦酢之物。故多用苦参、青葙、艾、栀子、葶苈、苦酒、乌梅之属，是其要也。夫热盛非苦酢之物不解也……今诸疗多用辛甘，姜、桂、人参之属，此皆价贵难得，常有比行求之，转以失时。而苦参、青葙、葶苈、艾之属，所在尽有，除热解毒最良，胜于向之贵价药也。"文中提示温病的治疗宜用苦寒药物以除热解毒，用苦寒药治疗温病，其临床疗效胜于辛温药物，温药因"失时"而不宜用于温病。孙氏在没有形成温病学体系的当时，能够认识到以温治温的弊端，首次倡导了以"苦酢之物"治疗温病的理论，这一功绩是不可磨灭的。

（五）首立辛凉解表、滋阴解表、清心开窍之方

当时，许多医家治疗温病表证，也多借用麻黄汤、桂枝汤等辛温解表剂，或在辛温发散药中加入苦寒之品以兼制其温性。孙思邈在采用这种方法的同时，也自拟了一些适宜于温病表证的方剂，例如芍药四物解肌汤，由芍药、黄芩、升麻、葛根组成，为辛凉解表之剂。其方虽已被后世之银翘散、桑菊饮所取代，但对后世的影响是极大的，如《阎氏小儿方论》治疗麻疹初起的升麻葛根汤，就是本方去黄芩，加甘草而成。治疗风温的葳蕤汤，用葳蕤、白薇、石膏养阴清热，佐以麻黄、独活辛温发汗，组成滋阴解表之方。现在仍用于阴虚感冒的加减葳蕤汤，即是从此方化裁而来。这里特别要指出的是孙氏所拟清心开窍名方紫雪，用黄金、羚羊角、犀角、朱砂、麝香以清心开

窍醒神，寒水石、石膏、玄参以清热解毒，并配以沉香、丁香、青木香、升麻等以调畅气机，用于温病急救，屡用屡效。

综上可知，孙思邈提出了卓有创见的温病理论。他根据温病与伤寒在病因、传变、用药三方面的差异，提出二者"方说宜辨"；根据临床中用苦寒药治疗温病优于辛温药的事实，倡导"热盛非苦酢之物不解"，并自立了辛凉解表的芍药四物解肌汤、滋阴解表的葳蕤汤、清心开窍的紫雪等方剂。他还对发斑的病机、诊断与预后，温病阴阳毒的辨证治疗提出了自己独特的见解，从而促进了温病与伤寒的分化，促进了温病学的发展。

（刘祖贻）

第三节　杏林探赜

一、中医学是中华文化的瑰宝

现在，中医学作为具有原创性的独立医学科学体系，得到了越来越多的认同和肯定。不管是从历史的，还是从现实的角度，无数不容置疑的事实证明，给予这种评价是完全正确的。

（一）中医学与中华文化的关系

中医学深深植根于中华文化，是中华文化重要的组成部分。我们的民族创造了辉煌灿烂的中华文化，也培育了独具特色和优势的中医学。

中国是世界上最早进入封建社会的国家，创造了当时社会最高水平的生产力，从而推动了中华文化，包括科学技术的高度发展。战国至秦汉时期，科学技术的发展已取得了重要成就；秦汉时期至南北朝时期，已形成具有中国独特风格的实用科学体系；唐宋时期科学技术发展达到了高峰，可以说从6世纪到16世纪，中国在科学技术上都居于世界领先地位。代表当时中国科学技术先进水平的是农、医、天、算四大学科体系和指南针、印刷术、火药、造纸术四项伟大的技术发明。四大发明不仅反映中国古代科学技术发展的先进水平，对中国科学文化的发展也产生了极其深远的影响，而且在世界文明发展史上占着极其重要的地位，为欧洲资产阶段革命提供了强大的工具，加速了自然科学在欧洲的复兴。

在中医学的发展过程中，有一系列重大学术成就，推动了人类医学的发展。约成书于战国之际的《黄帝内经》，奠定了中医学的理论基础，即使在现代仍然影响着中医学的发展，这在世界医学史上是仅有的；《伤寒论》是2000年前人类最早的传染病学；《神农本草经》是最早的药物学；《洗冤录》是最早的法医学；痘衣法预防天花，则是人类最早的免疫学；明代李时珍的《本草纲目》，集医学之大成，并包括了大量生物学和化学等方面的知识，对世界科学产生重大影响，达尔文引用其中材料论证自然选择。明清之际发展起来的温病学说，一直到现在对急性传染病的防治仍然发挥着极其重要的作用，如对乙型脑炎、流行性出血热、非典型肺炎的治疗显示出明显的优势。由中华文化蕴涵的自然观、方法论而形成的思想和理论体系，深深地影响着中医学的发展，使之成为独具特色和优势的医学体系，有其独特的生理观、病理观、药理观、疾病防治观。其总体特征是从整体联系、功能状态、运动变化等方面掌握生命规律与疾病的演变，从临床上体现个体化的辨证论治、求衡性的防治原则、人性化的治疗方法。因而在养生保健、治疗慢性病及功能性疾病、神经精神病、急慢性传染病，特别是在功能性疾病、自身免疫性疾病，以及心、脑、肝、肾等各种常见病、多发病的防治方面有着确切的疗效和不可替代的优势。

（二）中西文化背景不同，造就独特的中医学体系

以希腊为代表的西方文化，与中国为代表的东方文化，经过比较研究是有区别的。

其一，认识论的差异。学者汪毅认为："中国哲学是注重实践的，西方哲学是注重求知的……西方哲学着重传授人们一套求知的方法，一套逻辑上完整的知识体系；中国哲学仍在企图提供一种行动的指南"（《中国哲学史问题讨论专辑》），并提出以孔子为代表，认为只有实践才能达到哲学上"仁"的最高境界。对于真理的认识，强调通过实践，这无疑是正确的，通过实践发现真理，也通过实践检验真理，这符合认识论的原则。因此，中国古代科学技术成就光辉灿烂，形成了自己的独特体系和发展模式。就古代世界各民族的科学发展相比较来说，在科学定律、原理发现等方面，中国或许不如希腊，但在实用科学方面却在相当长的时间内处于领先地位。而且各国都不如中国古代实用科学那样发展异常持久，内容异常丰富，这也完全符合中医学的发展情况。中医是在中华民族长期与疾病斗争的实践中，从感性认识上升为理性认识，逐渐形成的学术体系。这是其他国家的传统医学或者是消亡，或者是衰落，而中医学能一枝独秀、历史不衰的原因所在。

其二，历史背景不同。欧洲进入封建社会后，宗教在各种社会意识形式中占统治地位，哲学成为宗教的奴婢，这在社会形态上固然是进步，但在自然观上却是倒退。中国封建社会则不同，没有出现神学的统治，而是在伦理道德的意识形态中，进行的唯物主义与唯心主义的斗争，并且中国还坚持了唯物主义的优良传统。中国哲学史学者还认为，将中国古代的唯物主义简单地说为朴素唯物主义是不全面的。哲学家张岱年指出："先秦的唯物主义是朴素的唯物主义，这没有问题……汉晋以后的唯物主义，尤其是宋代与明清的唯物主义，不应该简单地算作朴素唯物主义。"他认为："宋代与明清的唯物主义并不是简单的，并不是自发的，而是以对于唯心主义的分析批判为出发点的"（《中国哲学史问题专辑》）。这一点对于中医学的评价有很重要的意义，中医学的哲学思想是唯物主义，这是无异议的，但贬之者常说它是朴素的、自发的唯物主义，也是不全面的。有唯物主义指导，沿着正确方向不断发展，这是中医历经几千年不衰而至今仍有强大生命力的重要原因所在。

其三，思维方法的区别。著名哲学家任继愈说："中国哲学上的具体事例表明唯物主义和辩证思想经常密切地联系在一起"（《中国哲学史问题专辑》）。在古代，欧洲有自发的唯物主义、朴素辩证法的自然观，这与中国相同。但在中世纪欧洲，由于教会的统治，主要为唯心主义、宗教神学。甚至到15世纪至18世纪，西方国家先进入资本主义，但前期产生的却仍是形而上学的、机械唯物主义的自然观。中国哲学的发展都未出现此种情况，这也是中国实用科学技术，包括中医学，长期居于世界领先水平的重要原因之一。

（三）中西医在方法论上的差异

中医和西医虽然都是研究人体构造、生理和病理，以及对疾病防治的理论和技术，但由于方法不同，形成了两种差异很大的学术体系。

欧洲的自然科学史表明：随着资本主义的产生，科学才从宗教神学的囚禁中逐步解放出来。他们的科学包括医学，是用分析的方法和还原论的方法，把自然界的事物和过程孤立起来，撇开总的联系去进行研究。因此，把它们看作是静止的而不是运动的，是永恒不变的而不是本质上不断变化的，看成是死的而不是活的东西，造成了最近几个世纪所特有的局限性，即形而上学的思维方式。这种方法在西方医学发展初期，对于按部分来研究人体的结构和功能，疾病的症状、原因、治疗方法，是起过重大作用的。随着医学的发展，当它从局部到整体联系起来时，形而上学的作用就走向它的反面，成为了阻碍医学向前发展的思维方法。

中医学则与西医学的方法论是完全不同的，她不是采取把人体解剖成各部分进行分析研究的方法，而是从相互联系、相互作用、运动变化的整体观方面进行研究。从下面阴阳五行学说的讨论中，可以看出其中贯穿了阴阳对立统一、发展变化、互相联系、相互制约等整体观点，体现了唯物辩证方法。

阴阳学说秉承了《周易》"一阴一阳谓之道"关于自然规律的学说。《黄帝内经》纲领性地提出了"阴阳者，天地之道也，万物之纲纪，变化之父母，生杀之本始，神明之府也"的自然观，阐明了阴阳对立统一是世界事物的普遍规律、运动变化的根源、精神世界的本始。事物运动变化的原因是由于事物内部的阴阳相互作用，升降出入。《素问·六微旨大论》说："是以升降出入，无器不有。故器者生化之宇，器散则分之，生化息矣"，又说："故无不出入，无不升降，化有大小，期有远近，四者之有，而贵常守"，"故高下相召，升降相因，而变作矣"。这里说明了物质和运动不可分割，也认识到物质和空间、时间的统一。阴阳对立、升降出入的矛盾乃是事物变化的原因。而且，阴阳相互联系，相互制约，阴阳互根。阴中有阳，阳中有阴，互相渗透，互相转化。"孤阳则不生，独阴则不长"，即阳无阴则无以生，阴无阳则无以化之理。如出现"阴阳离决，精神乃绝"，生命运动也就终结，表明了非常鲜明的阴阳对立统一的关系。

《黄帝内经》也初步提示量变到质变的关系。《素问·六微旨大论》中说："夫物之生，从于化；物之极，由乎变。变化之相薄，成败之所由也"，"成败倚伏，生乎动，动而不已，则变作矣"。这不仅说明了事物的运动是成败之由，而是把"化"和"变"加以区别，包含了量变（化）、质变（化）规律性的认识。

《黄帝内经》尚有"阴阳胜复"的思想。《素问·至真要大论》中说："胜至则复……复已而胜，不复则害。"又《素问·阴阳大论》云："故重阴必阳，重阳必阴。"阴阳胜复之说，表明阴阳双方的斗争发展到一定限度，就推动事物向相反的方向转化，包含了"否定之否定"辩证法思想因素。

五行学说亦为中医学的重要组成部分。关于世界本原的认识，古希腊学者泰勒斯说是水，阿那克西米说是空气，赫那克利特说是火，中国则为金、木、水、火、土的五行学说，都是从自然界本身说明自然界本质的唯物观点。但是中医的五行学说与欧洲不同：不仅认为世界的本原是物质，而且认识到万千物质运动的过程中，必然具有同类的动态共性（类似于控制论中同构理论）。五行学说从比类取象等方法出发，在分析事物或过程的性质特征后，加以综合、归纳、分类，并且将同类事物的性质特点通过比拟、类比的方法而建立起来有机联系。这种方法可以将千差万别、杂乱无序的自然现象，与生理和病理现象加以归类，找出其相似的特性并联系起来。这种形象思维相结合的方法，可以在物质的多样性与统一性的唯物主义原理中找到根据。中医在古代历史条件下，不仅能创造出如此丰富的医学思想，有效地指导临床实践，而且还常常天才地预见到某些现在才认识，甚至尚未认识的但在实践中证明有效的医学思想。

五行学说中重要的是生、克、乘、侮的思想，包含着丰富的辩证法。相生关系中每一"行"都有"生我"和"我生"两方面，在《难经》中称之为"母"与"子"的关系。相克关系中每一"行"都有"我克"和"克我"的关系，《黄帝内经》称为"所胜"和"所不胜"的关系。"生"表示事物的发生和成长，"克"表示事物对立而相互制约。生和克反映了事物间相互联系、相互制约、相互转化的关系。相生相克，相反相成，生动地提示事物间的辩证关系，也类似如防其太过，或助其不足的现代所谓反馈调节的控制论科学方法，使机体能维持相对协调和平衡。《素问·至真要大论》所说："胜至则复……复已而胜，不复则害"，正是此理。相生相克是五行中的正常关系，乘侮则是五行间出现异常的关系。所谓"乘"是乘虚侵袭之意，如肝木太过乘脾土之虚而使脾病。所谓"侮"是恃强凌弱。如正常关系应是金克木，因肝木太过，反而侮金而致肺金为病。此本为我克，反而克我。乘侮是事物间由于太过或不及而失去正常协调关系，而出现的病理现象。《黄帝内经·六微旨大论》云："亢则害，承乃制，制则生化。"所以张景岳说："盖造化之机，不可无生，亦不可无制，无生则发育无由，无制则亢而为害。"说明生中有制，制中有生，相反相成才能维持相对平衡的正常生理现象。

由阴阳五行的生克、制化学说建立起来的藏象理论要求相对平衡和稳定的观点是十分明确的。"阴平阳秘，精神乃治"，若阴阳失去相对平衡，五行间生、克、制、化关系出现异常，便发生疾病。因而，"谨察阴阳所在而调之，以平为期"乃是防病治病的总则。

当然，从方法论来说，类比推理的逻辑判断，其结论是或然的而不是必然的。应该知道，任何一门科学的学说，开始往往都是假说，必须经过实践检验，去伪存真，才能达到真理性的认识。中医学是植根于临床的，是在长期、反复、大量的与疾病作斗争中建立起来的医学体系。也就是说由临床实践而不是仅凭推理而建立起来的医学体系，完全符合由实践检验真理的认识论的基本原则。

中医学作为我国独创的医学科学体系，从认识论或者是实践方面都有着充分的根据可以加以证明。当然，中医学不是尽善尽美的，还需要不断发展，任何科学都不能说已穷极真理，人类对于真理的认识，都是相对的。西方医学由于还原论方法的局限性似乎走到了"山穷水尽疑无路"的境地，因而必须从形而上学的思维复归于辩证。中医也必须在坚持唯物辩证法的优良传统上充分吸收和运用现代科学方法，特别是符合中医的非线性、复杂性的科学方法来研究中医，发展中医，以实现中医现代化。

综上所述，中医学植根于中华文化，与中华文化休戚相关，中华文化兴则中医兴，中华文化衰则中医衰。其兴衰与国运有关。解放以后特别是改革开放40多年来，国运昌盛，中国的崛起，伴随着的是伟大中华文化的复兴，中医学也迎来了蓬勃发展的春天。

二、论中医与自然哲学

为什么写自然哲学与中医关系问题，确因有感而发。在某次省里举办的迎春座谈会上，有位西医专家首先发言，从现代医学模式谈起，转而涉及中医，认为中医仍处在自然哲学阶段，因而还是前科学。听其发言，很觉不妥，当时没有回辩，因觉三言两语也说不清楚，故而萌发了要写篇文章的想法。

真正到写时，发现西医持此观点者不在少数，就是少数中医，认为中医是自然哲学没有什么多大问题，只是不太喜欢"前科学"这句话。殊不知，这不是喜不喜欢的事，所谓前科学，其实讲的还不是科学，这顶帽子不能这么糊里糊涂戴上。

如果不明不白戴上这顶帽子，那会让中医抬不起头，永世进不了科学殿堂。这种情况也不是今始有之。其实，自西学东渐，百余年来就有了。而且，不只是中医如此，因为中医学是中国传统文化的代表，中国传统科学的代表，只要是属于中国文化范畴者，都脱离不了干系。这不是小事，不可等闲视之，所以有分辨清楚的必要。

为何出现上述问题，原由就只有一个，西学取得强势地位以后，用西方标准来评判中国文化，已是常事，但这是不公平的，不能容许其继续下去。所以本文，从自然哲学的由来，在东西方不同演变情况及其原因所在，一一辨析，得出结论，澄清事实，走出误区，还我庐山面目。

（一）自然哲学的由来

自然哲学一词，源出西方。有两个译读：一是拉丁文 philosophia natia 的意译；二为德文 natia nauralis 的意译。

拉丁文的意读，是源于古希腊，如亚里士多德的第二哲学，是指物理学。其物理学几乎涉及整个自然科学领域，主要探讨自然界万事万物及其运动变化的一般原理及其规律，故又称"自然哲学"。以往在西方各国，"自然哲学"这一词，即指现代的自然科学，亦即古希腊所称的物理学。以后的研究者对此有一概括性的解释："哲学家以抽象的思辨原则建立起来关于自然界的哲学学说。在古代，自然哲学的特点是自发地、朴素地、辩证地把自然界当作有联系的和活生生的整体来解释，它实际上同自然科学融合在一起。"（《简明社会科学词典》）这实际上是由于历史条件的限制所产生的浑融的整体观，随着认识的发展，浑融整体观必然出现后来所要讨论的分化，所以它与本文所讨论的问题密切相关。

德国在17~19世纪初叶发展起来又一种自然哲学，在文艺复兴时期广为流传。他们企图建立凌驾于自然科学之上，包括并代替自然科学的哲学。其旨在对当时实验科学尚不能解释有关问题时，企图"用臆想的、幻想的联系来代替尚未知道的现实联系，用臆想来补充缺少的事实。"（《马克思恩格斯选集》），这些观点集中表现在谢林和黑格尔的哲学体系中。

谢林、黑格尔，都是德国人，且先后同学。谢林，他把关于物质、自然的哲学叫做"自然哲学"，从自然近溯到精神，使自然归结为精神，这是唯心主义理论。黑格尔虽然也是客观唯心主义者，但他的哲学体系包含有丰富的辩证法思想。如有名的对立统一、质量互变、否定之否定等规律皆由其提出，此等合理内核皆为马克思、恩格斯吸收于辩证唯物主义体系中。

从上述可知，自然哲学在西方有前后两种情况。前者，源于古希腊，是生产力不发达，认识水平有限，由此背景产生的浑融整体观；后者，产生于文艺复兴时期，是亦即自然科学正从自然哲学分化出来，逆时而动，又大为提倡的自然哲学。所以，恩格斯明确地指出："任何自然哲学'复活'的企图不仅是多余的，而且是一种退步。"（《马克思恩格斯选集》）随着辩证唯物主义的发展，自然哲学也随之终结。

以上是西方"自然哲学"的来龙去脉。中国并无自然哲学这一用语，更无后来使之"复活"的任何情况。只是，从认识发展来看，中国在古代有过类似的浑融整体观，这是不奇怪的。但是，必须明确，类似不是等同，根据中国认识史的发展历程，确实明显有所不同。因此，将类似视为等同，则是很不合适的。

既然中国本无自然哲学这一说，它又如何跟中国沾上了边？这就是西学东渐，取得强势地位以后，用西方的认识史来解读中国的认识史，解读中国与自然哲学演变史亦然，更确切地说，是用西方标准，作为普通标准，来解读与西方有别的中国哲学与中国自然科学，类似不是等同，必然会产生牵强附会之处。因此，中国也就和西方的自然哲学不明不白地沾上了边，当然中医也就脱离不了干系。前面所说的西医专家发言，即是其例。

（二）自然哲学的分化

随着认识的发展，浑融整体观的分化是必然的。前面分析过，东西方虽都有过类似的浑融的整体观，但是有差异，其分化也定然有差异。有差异就要有区别，既然是东西方分化有异，其分化标准当然也有别。不能用一个标准去评判不同对象，这是常识性问题。

为了准确评判东西方自然哲学分化问题，有一个前提必须解决，那就是前面所提及的评判标准。评判标准不是凭主观可以制定的。因为，认识史不是按谁确定的标准来发展的，而是按自身发展规律而发展的。应该知道，现在，事实上人们评判自然哲学分化问题，只是也只能是按自然哲学自身演变史实来加以研判，而不是按什么既定标准来研判。

现在已经知道，西方的分化，自然科学从自然哲学分化出来的标准是，自然科学与哲学完全分开而自成体系。这个标准，是从其分化后自然科学在表述上已无哲学用语来确定的。

上述断析，可从下列具体分化史实得到证实。

（1）西方的分化：西方科学源头在希腊，当然也包括自然哲学在内。初始，哲学与自然科学浑融在一起，也无人称其为自然哲学。前述的亚里士多德的自然哲学（物理学）以及由号称西方哲学之父的泰勒斯，以及德谟克利特等人的科学研究，也是将自然科学与哲学融为一体，因而亦称之为自然哲学学派。自然哲学之名，也由此而来。至于为何以拉丁文来表述，应是由在中世纪时，西欧各国曾以拉丁语作为宗教、文化、科研等方面的共同书面语言而来。

西方之分化，有两大特点：一是分化时间，先慢后快；二是分化形态，为实体还原。

先说分化时间，这与社会发展密切相关。文明进步必然随着社会进步前行。综观世界史来看，均在进入封建社会以后，文明才取得迅速进展。

西方是在罗马帝国崩溃以后（5世纪），才进入封建社会。加之又极为不幸的是，在中世纪又陷入神权统治，且长达千年之久，其阻碍科学进步是不言可知的。直到从神权解放出来，文艺复兴以后，科学才得到迅速发展，自然科学也随之从自然哲学分化出来，成为各自独立的科学体系。这就是由慢而快的分化过程。这是西方分化的第一个特点。

第二个特点，其分化形态，是实体求原。此种分化形态，实肇始于古希腊公元前5世纪至4世纪时，留基伯和德谟克利特所创原子论。德谟克利特是留基伯的学生和朋友，其影响很大，称为"经验的自然科学家和希腊人中第一个百科全书式的学者"（《马克思恩格斯全集》）。原子论认为所创万物皆由原子构成，对西方科学影响极为深远。要找到构成万物的始基，必然要把整体分解，割离现象，以找到最小的物质始基，这即是开创西方自然科学分析还原论的先机。但真正按原子论认识路线取得成就，是约在2000年以后的文艺复兴时期。

结束长达千年之久的神权统治，实开启于1543年哥白尼发表《天体运行论》，从根本上动摇了宗教神学的理论支柱。随后，伽利略证实和发展了哥白尼的天文学说。更重要的是，他创造了近代科学方法，将实验与数学结合起来，把自然科学研究方法发展到了极致。爱因斯坦给予很高评价：伽利略的发现以及他所应用的科学推理方法是人类思想史上最伟大的成就之一，而且标志着物理学的真正开端。

伽利略所创立的科学实验方法，实即分析还原论方法，从16世纪到19世纪，推动自然科学以前所未有的速度向前发展。其中"站在巨人肩膀上"的牛顿创立的经典力学，是经典物理学发展的里程碑。在17世纪时数学和力学已经从自然哲学中分化出来。因而，伽利略的实验方法，不仅加快了自然科学的发展，客观上也加快了其从自然哲学的分化。

牛顿创立的经典力学，是自然科学从自然哲学完成分化的标志。但在观念上，自然哲学与自然科学仍视为密切统一之中。如牛顿的主要物理学著作即被命名为《自然哲学的数学原理》。甚至在文艺复兴时期，谢林、恩格尔等人仍想极力"复活"自然哲学。而此种情况均发生于完成分化以后。因此，视其是否完成分化，不要纠缠于表面字眼，要究其实际，即以是否完成独立科学体系为准。

上述完成分化的自然科学形态，其认识路线，是从整体解构出来，用控制边界的实验方法，分割现象，找到物质本体，即为其具体科学形态。

此种实体还原的科学形态，还有一个重要特征，即在表述上与哲学完全分家，从此自然科学与哲学撇清关系。西方就是以此为评判它们是否分化的标准。从表面看来，自然科学确实与哲学脱去了关系，作为西方的评判标准是可以的。准确地说，作为还原论科学的分化评判标准还算可以，如作为整体论思维科学分化的评判标准则绝对是大谬不然。

严格地说，西方的分化，只是从形式上与哲学撇清了关系，实际上没有一种自然科学是不受哲学支配的，只是自觉和不自觉而已。还原论的自然科学，其深层次思维是受机械唯物论支配所使然。所以，从根本上说还是必须完成独立的科学体系，才能算是真正完成分化，据此，东西方有共通之处，如一定要以哲学表达评判，那必是南辕北辙，判然两途。

（2）中国的分化：中国既无自然哲学一词，其分化当然与西方有异。确实，完全用西方标准去套解，当然是不可以的。中国与西方有类似的情况和理念，类似不是等同，照搬是不可以的，借鉴是可以的。

综观世界认识发展史来看，限于时代条件，各国均有过浑融整体观的情况，中国也不能例外。东西方虽都有过浑融整体观，但其具体情况各有不同。

比如，中国无泰勒斯、德谟克利特等人称之为自然哲学学派，但既然有浑融的整体观，尽管与西方有不通，有分化也是必然的。现在问题的关键是，中医是整体论思维，不能用还原论科学的标准来评判，只能用合于整体思维的标准来评判。那就是前面论述过的，自然科学从自然哲学分化出来的标准是，应是以完成独立科学体系为准。

以上述评判中医学，中医学的分化也有其特点，一是分化时间较西方早。二是分化后的科学形态，不是还原论形态，而是整体论形态。既然是从整体观分化，为何还是整体论形态，有何区别？其区别在于与西方不同的是，西方是从浑融的整体观分解出来，还原到物质。中医学则是从浑融整体观分化，发展到成熟的整体观，即自然整体论。

为什么中国医学的分化比西方早，这与社会进步有关。社会政治、经济的进步，必然是文明进步的具体体现。综观世界史，各国进入封建社会是参差不齐的。前面说过的欧洲是公元5世纪才进入封建社会，而中国是世界上最先进入的国家，中国于西周时已进入到封建社会，约比西方早千年之久。中医学从浑融整体观的分化，应是在西周时已经完成独立医学体系的建立。

兹举《周礼》记载为证。

医师，掌医之政令，聚毒方以共医事。凡邦之有疾病者，疕疡者，造焉，则使医分而治之。岁终则稽其医事，以制其食。十全为上，十失一次之，十失二次之，十失三次之，十失四为下。

食医，掌和王之六食、六饮、六膳、百羞、百酱、八珍之齐。

疾医，掌养万民之疾病。四时皆有疠疾：春时有瘠首疾，夏时有痒疥疾，秋时有疟寒疾，冬时有嗽上气疾。以五味五谷五药以养其病。以五气五声五色视其死生。两之以九窍之变，参之以九藏之动，凡民之有疾病者，分而治之。死终则各书其所以而入于医师。

疡医，掌肿疡、溃疡、金疡、折病之祝药、劀杀之齐。凡药，以酸养骨，以辛养筋，以咸养脉，以苦养气，以甘养肉，以滑养窍。凡有疡者，受其药焉。

上所述"医师"，是全国医事总管，相当于今之"卫生部长"。"疾医"负责内科疾病治疗，"疡医"负责外科疾病治疗，他们负责全国患者治疗，可称之为全国总医师。只有"食医"是帝王专职营养师。另有记载，每一类总医师之下，分别配备有上士、中士、下士、府、史、徒等，人数不等，但职责分明，并且岁终均有考核制度。因制度比较完备，为以后政府医事结构基础。
（《中国医学文化史》）

《周礼》为儒家经典之一，其内容主要为搜集周王室官制及所属国家制度。其史料记载，应是信而有征者。

从上述记载分析，西周时，已设全国医事主管，医学已分内、外、营养三科。内、外科分设有全国总医师，下配设六级医务人员负责全国疾病治疗，可见医事管理、医疗服务已有全面的组织人事系统，学科分设也合理。特别值得提出的是，有严格的医事考核制度，有最早的医案以用于岁终稽考医绩。根据过失情况，分为五级，"以制其食"，即据其医绩以定其薪酬。还有，如死亡报告制度，"死终则书其所以而入于医师"，意思是规定死亡病例，要说明死亡原因，并上报告给全国医事主管。这些考核制度，即使从现在来看，也是极为严格而且合理的。这在当时，应是世界上最先进的稽考制度。

据此，有充分事实证明，在西周时，中医学正成为完全独立的医学体系。也有充分理由说明中医学已完成从浑融整体中的分化。

中医学分化后的科学形态，也大不同于西方医学。了解中医者都知道，中医学有很强的哲学性，中医学与哲学紧密地结合在一起，这是中医学科学形态的最大特点，这与西方科学的分化以脱去哲学为特征者，大不相同。

举例来说，如阴阳五行学说，从哲学看，它们是中国哲学主要范畴，从医学看，它们又是中医学的基本理论。此类范畴具有两重性。知者，认为这是中国哲学和医学的特点。不知者，会大加诟病，认为仍处于自然哲学阶段。后者之所以无知，仍是对自然哲学与自然科学分化的判定标准缺乏全面认识所使然。

问题的焦点，仍然在于确立正确的评判标准，即以完成独立科学体系为分化标准。因为正确的评判标准，应以本质性条件来确定，而不能以非本质性条件决定评判标准。我认为，决定评判标准以本质性条件，应是以完成独立科学体系为准。至于是否撇清哲学，则是非本质性条件，也就是说不是必有的条件，只是对于两方以抽象思维来说，可具有的表面特征。虽然，两方的分化，前面说过，它只是从字面看，没有了哲学，但在骨子里支配它的仍然是还原论的哲学。究其实际，也只是在牛顿等人建立独立的经典物理学后，才算是完全分化出来。所以从本质上说，东西方评价标准，都应是以完成独立科学体系为标准。至于在具体科学形态上，是否脱去哲学、抽象思维的范畴，表面上是撇清了哲学，而整体论思维的范畴，不是脱去哲学，而是自然科学与哲学呈紧密结合形态。这只能说，仅是东西方分化的科学形态不同，绝不是有质的不同，故不能以有无哲学表述作评判标准。以抽象思维所形成的科学形态，去否定以整体思维所构建的科学形态，则绝对不可，因为它们之间的差别，不是本质上的差别，只是非本质的差别而已。

兹举阴阳学说为例，以说明整体论所具有的科学形态特征。阴阳学说不是也不可能在控制边界的实验中，从实验室去求证，以还原实体而来。科学始于观察，任何科学实践皆然。只是，还原论是将整体分开，作微观的观察，整体论是从整体层面作宏观的观察。其观察视野不同，一是从合的视野来观察，一是从分的视野来观察。微观可在实验室中进行观察，而宏观的整体是不能在实验室做观察的。阴阳学说是将天、地、人作为一体来观察。仰观于天，俯察于地，近取诸身，远取诸于物。即观察日、月、地三者交错运动的关系。日出为昼，日落月升为夜。日照近是春夏为阳，日照远是秋冬为阴。由此三者运动关系，而呈现出昼夜、四时的阴阳变化关系。其间，所显示明晦、寒热更替，其实就是阴阳基本属性。从而还可引申出动静、进退、升降、出入、内外、刚柔、水火、雌雄……对立而又相依之种种概念。凡此均系从宏观实践观察而来，绝非从实验室观察得来。观察所得事实，是否可以成为科学？达尔文曾经说过："科学就是整理事实，从中发现规律，作出结论。"他的进化论研究，就是以此种方法而完成的。

从日、月、地三者相互运动的关系中，得出昼夜、四时阴阳变化的规律性的认识。有视其为循环论者，是不对的。有云："子在川上曰，逝者如斯夫。"水流不息，不舍昼夜，所以，有哲人说过，人不可能站在同一条河流里。这种对运动关系所得出的规律性认识，具有普遍性、必然性、可重复性，完全符合哲学范畴的要求。同时，它确实又是中医学的基本理论。论述中医基本理论的《黄帝内经》把哲学和医学的两重性，说得很明确。如说："阴阳者，天地之道也，万物之纲纪，变化之父母，生杀之本始，神明之府也，治病必求于本"（《素问·阴阳应象大论》）。

这段话说"阴阳是天地之道"。"道"是哲学范畴，这是不待言的。最后一句"治病必求于本"，这就归结到了医道，即天地之道，亦是医之道，将阴阳的哲理与医理的两重性统一起来进行表述，这里所看到的统一性，不是浑融整体观的残痕，而是充满哲学智慧的表述。

确实，阴阳学说所含辩证法思想，是极其丰富和深邃的，它本身所闪耀的光辉，是无法掩灭的。很多人熟悉西方哲学，而且也很喜欢用西方哲学来解读中国的哲学。然而，令人遗憾的是，他们并没有对中国哲学进行深入的研究，而轻率地用西方哲学来任意解读，得出一些似是而非的结论。如果真正认真研读过《黄帝内经》《道德经》，若不是坚执偏见，是不会按虚无主义看待中国哲学的。

大家熟悉的黑格尔，他虽然是客观唯心主义者，但对辩证法的贡献是不可磨灭的。前面说过他著名的辩证法的对立统一、质量互变、否定之否定规律有助于以后辩证唯物主义的发展。这都是19世纪时才有的事，至现在也不过百多年。

然而在2000多年前的《黄帝内经》，就有不少与西方辩证法相同或相类的论述。前面论及的种种既相对立而又互相依存的概念，无不具有此种思想。另略举数端，以兹说明。如"阳生阴长，阳杀阴藏"（《素问·阴阳应象大论》）说的是阴阳互根的关系。此种阳根于阴、阴根于阳的思想，张景岳阐述得非常明白："无阴则阳无以生，无阳则阴无以化。"经文中论述此种互根关系的有不少，如"阴者，藏精而起亟也；阳者，卫外而为固也。"意思是阴精为阳气提供化源，阳气又为阴精外卫，防其耗散，又助其滋生。诸如"阴在内，阳之守也；阳在外，阴之使也。"皆同此意。

至于论述阴阳互变者，如："四时之变，寒暑之胜，重阴必阳，重阳必阴……故寒甚则热，热甚则寒……此阴阳之变也"（《灵枢·论疾诊尺篇》）。

这里论及了阴阳在一定条件下可以互变的情况。所谓一定条件，即是"重""甚"，即物极必反之理。"夫物之生从于化，物之极由乎变"（《素问·六微旨大论》），"极"是物变的节点。无论是"极"，或者是"重""甚"皆表示有"量"的意思。是否类似质量互变？我说的是类似，如有差别，亦不远矣。

关于否定之否定问题，是从认识发展看问题，知今是而昨非的认识，应是常有的。于经文中未找到相合的论述，不作牵强附会的解说，也不需要这样去做。因为，这里论述的只是与西方辩证法有相同或相似的思想。完全等同不是事实，比如，阴阳学说中有"阴中有阳""阳中有阴""阴中有阴，阳中有阳""阴中之阴阳""阳中之阴阳"等论说，都有辩证法思想，但在两方辩证法中，不一定都能找到相同的解说。其实，大家都知道东西方文化是有差异的，最大的差异，就在于是以抽象为主的思维，还是以整体论为主的思维。

比如，西方的辩证思想法，崇尚斗争，如赫拉克利特说："战争是普遍的，斗争就是正义，一切事物都是由斗争产生的。""战争是一切之父，一切之王，它使一些人成为神，另一些成为人；它使人成为奴隶，另一些成为自由人。"

中国则不然，主张"化干戈为玉帛，不战而屈人之兵。""兵者，不祥之器也"等等。很明显中国人崇尚的不是战争，而是和平。这种思想在《黄帝内经》中有鲜明的体现。如："凡阴阳之要，阳密乃固，两者不和，若春无秋，若冬无夏，因而和之，是谓圣度"（《素问·生气通天论》）。

这里，很明显的是崇尚"和"的思想，只有和而能安，体现"和实生物"的思想，所以要求："阴平阳秘，精神乃治，阴阳离决，精神乃绝"（《素问·生气通天论》）。

故而，在治疗上也是："谨察阴阳所在而调之，以平为期。"

以上论述，很清楚地看出，要求阴阳平衡，只有平衡才能安和，若平衡破坏，如阴阳离决必致殆灭。

平衡是由"和"而来，"和"不是没有对立面，"和"是在作用与反作用的相互关系中、相反相成中取得的。于医学模式，它不是对抗性医学，而是生态医学，是自组织演化调节，即"阴阳自和"的医学。这正是世界卫生组织倡导的现代医学模式。

因此，不需要把古人现代化，更不需要去攀附西方，只是借鉴，认识到有与之相同或类似之处，还更能认识到有很多不同于西方之处，而这些正可能是整体论的特点和优势所在。

明白了上所论述，可以明确中国（中医）的科学形态，是从古代浑融整体观走向成熟的整体论形态。整体论的医学形态具有哲学与医学紧密结合的两重性。这种两重性是整体论科学形态的必然表现，这是其特点，而不是缺点。我们不可能只承认还原论的科学形态，不承认整体论的科学形态。这里只是例举了阴阳学说，中医的基本理论都具有这种特点，比如说五行，它不仅体现了辩证法的思维，更是系统论思维，甚至有不少学者认为是中国的系统论。西方发展起来的系统论科学，也不过是在 20 世纪才兴起，而中国两千多年前就已存在了。哲学家李厚泽说："在中国特定条件下，系统论观念如同辩证法观念一样，它们发展地很充分。"因而他又惊叹地说："中医及其理论历数千年而不衰，经历了漫长历史实践检验，这恐怕也算是世界文明史上奇迹之一。"(《中国古代思想史论》)有如此高水平的辩证法和系统论的观念，中医及其理论已不是什么自发的、朴素的自然哲学。可以肯定地说，它已是从浑融整体观分化出来，走向成熟的整体论，完成独立的中医科学体系。

（三）不同分化原由

通过前面的辨析，得出了一个论断：自然科学从自然哲学中分化出来，从分化的时间、分化后的科学形态来看，东西方有很大的不同。分化的时间中国早于西方，这很容易说清楚，与社会进程有关，中国是世界上最早进入封建社会的国家，封建社会比奴隶社会，无论是政治经济还是文化科学均要先进得多，故中国能早于西方完成分化，是时代条件所决定的。其实，言东西方分化不同，最主要的还是分化之后具体科学形态不同。正是由于这种不同，才使得中医学虽早已完成分化，仍难以摘掉自然哲学的帽子。所以，不仅要知晓不同分化的情况，更要找出不同分化的原因，只有知其然，又知其所以然，才能使问题得到根本解决。

一般来说，出现不同的分化情况，是东西方文化差异所使然。但文化为什么有差异，还得到哲学层面去找答案。最深层次的原因是世界观的不同，哲学就是关于世界观的学说。世界观是人们对于整个自然界、社会和思维观点的体系。为了能间接地说明问题，把它归结到人与世界的关系问题上去讨论。因为，人与世界的关系问题，也是世界观中一个很重要的问题。人与世界关系问题，即天人之际的关系问题。从实际情况看，东西方文化的差异，从天人之际的关系切入，更容易说清问题所在。强调天人之际的关系，并不是和物质与精神、存在与意识这些问题无关，而是这些问题也必然在天人关系上得到体现。

天人之际的关系，是中国哲学史上一重大命题。天人之际关系，有三种提法：天人合一，天人相参，天人相应。"相参"与"相应"，是"合一"在不同方面的表述，这种观点在《黄帝内经》中有不少表述，如《素问·咳论》就明确提出："人与天地相参。""天人合一"学说肇始于先秦，两汉时董仲舒倡导天人合一的重要任务，其说："为天所有者，人亦有之，人所有者，天亦有之"，"以类和之，天人一也"（《春秋繁露·阴阳义》）。

天人合一的思想，重在一个"合"字，"合"即整体论的思想。把天地人看成是一个统一的整体，是相互作用、相互影响的整体。比如说人，《黄帝内经》认为：“人以天地之气生，以四时之法成。”说明人不是上帝创造的，而是大自然的产物。在形神（物质与精神系）上，是形神合一，在物质与功能关系上，是体用合一。形神合一，形神不是分开的，既重视形（物质），也不忽视神（精神），如：“心者，君主之官也，神明出焉。”（《素问·灵兰秘典论》）神明出于心，心（形）当然重要，下面接着说：“故主明则下安……主不明则十二官危”（《素问·灵兰秘典论》）。“主”是指“神”，说明神对形又有决定性的影响。体用合一的表述，也是同一思想。体和用，是分而不分的关系，如藏象，是源于解剖又超解剖的。实际上是理论模型，有的说是功能模型，但功能也不能没有物质基础。从根本上来说，无论是形神合一或体用合一，它们都不是一加一，也不是机械地凑合，而是相互作用的有机整体。整体论研究的不是运动着的物质，也不是物质的运动，而是两者运动之间的关系，即相互作用、相互影响之间的关系，这里关系才是本体，关系决定一切。有机的整体即建立在此种关系上，所以关系也就是整体的本体、整体的生命力所在，亦即“合”的真谛所在。以上是中国整体世界观的论述。

认识论和方法论是由世界观所决定的。中国的认识论和方法论，是遵循“法天则地”（《素问·宝命全形论》）的原则，亦即伯阳先生所说的“道法自然”（《老子》）。“道法自然”的“自然”，是自然而然，不加切割，不加彩饰，即自然的本始状态。它有两个属性：一是自然性，二是整体性。合起来这样的整体叫自然整体。自然是整体的自然，整体是自然的整体，这才是真切的客观实在。

这样的整体论，在哲学，是自然整体论哲学，于医学，是自然整体论医学。这样的哲学与医学，就必然包含有两重性的特点。因为它不是分割现象的整体论，如中医的阴阳学说，是观察天地人三者相互交错运动关系，即三者之间规律性的本质性的联系，是哲学性范畴。阴阳学说的感性具体运动关系，又是中医学基本理论范畴。这样有机的自然整体论，是成熟的整体论，不是古朴的浑融整体观，因而它不是什么自然哲学。完成独立体系的中医学也不是什么自然哲学。从根本上说，这种两重性是天人合一学的必然体现。

西方在天人之际的关系上，不是如中国天人合一的关系，而是天人相分的观点。

首先，从人来说，不是大自然的产物，而是神创论，人是上帝创造的。从一开始，天人之际的关系是相分的。人因为犯了罪，逐下人世间，生下来就有

"原罪"，这就是耶稣钉在十字架上的原因。只有经过肉体的摧残，精神的折磨，备尝"原罪的苦果"，在极度痛苦中才能得到超生。这些不要认为是神话而忽视它的影响，因为西方是真实地在信奉它，并且充分反应在主流文化上。如纪年，是从耶稣诞生第二日算起，圣诞节（耶稣的诞日）是西方最重大的节日，相当于中国的春节，圣诞节是神的节日，而春节属于大自然的节日。更重要的证明是，欧洲在中世纪仍长期陷入宗教神权统治。中国不是没有神话，主要反映在民间传说、野史小说里，主流的儒家文化是没有此种情形的。

其次，上帝或神的问题，西方的哲学家和自然科学家中存在此种思想。如：古希腊的哲学家亚里士多德，首先在物体运动上提出"第一推动者"。至17世纪末著名的物理学家牛顿也提出："一切行星都是在某种外力的作用下，由静而开始运动的。行星现有的运动不能单单出于某一个自然原因，而是由一个全智的主宰的推动。"这是关于神的第一次推动的假说。恩格斯说："第一次推动，是代表上帝的另一种说法。"（《马克思恩格斯选集》）

以上说明，西方的天人关系不是合一的，而是分开的，而且认为有上帝和独立神的存在，说明灵与肉（形与神）是分开的，不是形神合一，与中国的整体论相异。

在认识论与方法论上，与世界观一样，必然也不是整体观，奉行的是还原论。还原论的观点肇始于古希腊的留基伯、德谟克利特所创的"原子论"。主张原子是构成万物的始基，开实体求原的先河。要认识事物，必须把现象分割，找到本质——物质。至文艺复兴时期，开创实验求证的方法，即认为控制研究对象的条件，在实验室中，用分析还原法进行研究，求得证实的才是科学。这是将事物整体分开，而且越分越细。现在已不只是存在原子水平，而是分子、粒子水平。越分越细的结果，是离整体越来越远。于医学，如一个眼科、口腔科，方寸之地要分好几个科，一个心血管科也要分 5~6 个科。于局部区分得精细，就能做到精确。但见小不见大，现在也认识到了其局限性，所以，现在出现了整合科学。

综上所述，从东西方的自然科学到自然哲学的分化情况，其分化出来的自然科学很不相同的具体形态，找出了其不同分化的原由：中国是天人合一的整体论的世界观，用道法自然的方法论，分化得来的是自然整体论科学（医学）；西方奉行的天人相分，实体求证，所得为分析还原论的科学（医学）。

自然整体论的哲学和自然整体论的医学，绝对不是自然哲学。中国整体论的思维，是非常先进的理念。西方线性的还原论，在取得巨大发展以后，已遭受了前所未有的危机，此即天人交恶的结果。人与自然环境的冲突，产生了严重的生态危机。于医学方面，世界卫生组织已大力倡导，改变生物医学模式，由对抗性医疗模式上升为生态医学模式。西方正兴起后现代主义思潮，现代兴起的系统论、复杂性科学的发展，正在超越还原论向整体论思维横移，而且逐步向东方的思维走向契合。著名耗散结构理论的创始人，也是复杂科学发展的倡导者普利高津近年提出："中国传统的学术思想是着重于研究整体性和自然性，研究协调和协和。现代新科学的发展……都更符合中国的哲学思想……中国思想对于西方科学家来说始终是个启迪的源泉。"这一评价当然也运用于中医学。这说明中国的整体论思维代表世界先进思维的方向。当外国已看得清楚的时候，而我国有一些人仍不明白，把中国的整体论视为自然哲学来非难。这种无知，徒然是贻笑大方而已。

（四）结语

前面将自然哲学问题，从由来、分化、原由等三方面进行了论析，可以得出如下结论。

（1）自然哲学一词，源自古希腊，中国无此概念，只是浑融的整体观上有类似情况和理念。类似不是等同，可以借鉴研究，不能不加区别，任意套解。

（2）在自然哲学上，东西方只是有类似情况，自然科学从自然哲学分化的评判标准，自然也是不完全相同的。中国是以完成独立科学（中医学）体系为分化标准，西方是以自然科学撇清哲学为分化标准。

（3）东西方的分化，在分化的时间上和分化后科学的具体形态上有很大不同。分化时间，中国早于西方很多，中国在进入封建社会以后的西周，已建立完全独立的中医学体系，西方在文艺复兴时期才完成分化。分化后的科学形态，中医是自然整体论医学，从自然本始状态层面，不分割现象，从整体内外各部分的联系中，即相互作用的运动关系中寻求本体。这样整体论的范畴有两重性特点，如阴阳学说，从天地人三者相互运动的规律性的关系来说，无愧于哲学的范畴。从其包括的感性的具体运动关系来说又属于中医学的基本理论。这是自然整体论的必然体现。西方分化后的科学形态，是还原论的科学形态，是把整体分开，割去现象，在实验中把边界控制在细胞、分子水平上，以求实体还原，并且从表面上与哲学撇清了关系。

（4）不同分化的原因，是东西方文化不同所使然。从根本上说，是世界观不同，认识论、方法论也不同所取得的必然结果。而世界观与认识论、方法论的不同，具体体现在天人之际的关系上。中国主张天人合一、道法自然，从"合"的认识路线认识事物；西方主张天人相分，从"分"的路线去认识事物。于医学来说，中医从"合"的方面认识事物，其科学形态必然具有两重性，是自然整体医学形态，因而也必然既是哲学范畴，又是中医基本理论。

（5）世界上的事物其复杂性是无限的，而人们的认识是有限的，只能于有限中去求无限。于具体科学研究来说，有的从"合"的层次进行研究，有的从"分"的层次来研究，其科学形态有不同，但其科学性应无所不同。既然还原论的医学形态是科学，那自然整体论的医学也理所当然是科学，不是浑融整体观的自然哲学，这是无可怀疑的事实。

所以，我们要有高度的文化自信、理论自信，高举自然整体论的旗帜，以恢宏的气度，巍然屹立于世界医学之林。

三、坚持中医学术主体性思维，走向新的发展阶段

（一）中西医学思维的差异

中医学术主体性思维是什么？我想李约瑟博士有一段话可以得到一些启发："中国人以他们特殊天才发展起来了中国的医学，这种发展所循的道路和欧洲的迥然不同。其差别之大，可能超过了任何其他领域"（《中国科学传统的贫困与成就》）。他提出中国人的特殊天才发展了中国医学，这就明确地肯定了中医学的伟大成就，而且清楚地看出其发展道路与西方医学全然不同。发展道路不同，其学术理论体系也就是学术主体性思维不同。

这种差异的根本原因实质上是中西方文化的差异，是世界观、认识论、方法论上的差异。在世界观上主要表现是，中国主张天人合一，而西方主张天人相争。争也就是分，一个是"合"，一个是"分"，于是，从认识论、方法论上演绎出许许多多的差异来，中西医学的差异也是由此而生。

（二）中医基本理论是中医主体性思维的基石

有人说西方提出"原子论"，因而是"一元论"，而中国倡立阴阳，应是"二

元论"，这是不对的。

中国主"一元论"，可以老子所说为证："道生一，一生二，二生三，三生万物。万物负阴而抱阳，冲气以为和"（《老子》）。他所提"道生一"的观点，学者都释之为气，"一生二"即为阴阳二气。这对"一元论"的表述明白无误。至于所言"三生万物"，其中有很深的意蕴，甚至与现代的混沌学有关，如"混沌学中发现了与'3'有关的许多简单系统，这些简单系统可以产生混沌的复杂行为，如日、月、地三体的相对运动"（《现代科学技术进展概论》）。约克与李天岩在《周期不意味着混沌》的奇妙论文中证明了此种情况。茹厄勒·塔肯斯也证明："只要系统出现3个互不相关的频率来组合，系统必然形成无穷多个频率的耦合，走向混沌。"书中提出总结性意见，混沌学关于简单包含复杂的思想与道家三生万物的主张是不谋而合的，并指出，这进一步说明这三种元系列是对辩证法的补充和发展。

老子另外一句话也是很重要的——"道法自然。"所谓"自然"，即自然而然，就是客观世界的本来面貌。人是自然的产物。"人以天地之气生，以四时之法成"，与自然界相通相应，有着统一的本质和规律。由此而产生了中医的一些重要观点。如天人合一，包含天人相参、形神合一、体用合一等等。

其一，天人相参。中医学认为，人属于自然界一部分，有着统一的本原和属性。人的生命活动规律必然与自然界的规律相统一。如《黄帝内经》说："人以天地之气生，四时之法成"（《素问·宝命全形论》）。就说的是人的生理活动受到自然界季节变化的影响。有一段话阐述得更为清楚："春生夏长，秋收冬藏，是气之常也，人亦应之。"人的生理活动随着四季更替而发生生长收藏相应的变化。《素问·宝命全形论》又说："人能应四时者，天地为之父母。"说明能顺应自然的规律，那么就可以像儿女得到父母的养护。掌握了自然的规律，就能为我所用，这与荀子的"制天命而用之"为同一含义。

此处所讲天人相应，一方面是自然界对人的影响，这容易理解。至于人对自然界的影响，则可能容易使人产生怀疑。因为短时间可能察觉不到这种影响。与中国的"天人相应"相反，西方主张天人相争，强调人类应当征服自然，并大规模地推进工业化，而未注重对自然的保护，导致生态破坏，对自然界万物包括人类的生存造成了种种威胁。这是人不能与自然界和谐相处的结果。

其二，形神合一，这是一元论的又一重要体现。张景岳释《黄帝内经》

说："形者神之质，神者形之用。无神则形不可活，无形则神无以生。"阐述了形神合一的生命观。中国医学不承认物质世界之外另有独立的精神世界存在，强调"形与神俱"（《素问·上古天真论》），鲜明地提出了"道无鬼神，独来独往"的观点（《素问·宝命全形论》）。中华文化的主流思想为儒学，其代表人物孔子亦"不语怪力乱神"。

因为有着唯物的辩证法的传统，所以中华文明能抵御宗教入侵，故而没有出现如欧洲中世纪神权的统治。这是中华文明与中医学没有中断的重要原因。著名学者李泽厚说："中医及其理论历数千年而不衰，这恐怕也应算是世界文明史的奇迹之一。"他解说其原因是："在中国特定的条件下，系统论观念如同辩证法观念一样，它们发展得特别充分。"另一学者刘长林在论述《黄帝内经》的理论时也说其"有深邃的理论思维和很高的哲学水平"。中医学有如此正确的理论武器，它能长盛不衰是理所当然的。

西方则与中国相反。由于二元论的影响，天人相争，形与肉分离，承认上帝与神的存在。因而在中世纪长达千余年，西方陷入宗教的神权统治，致使文明发展中断，西医学亦发展缓慢。在文艺复兴以后，虽然西医学有了很大的发展，但因摆脱不了形而上学的影响，其局限性日益突出。

其三，体用合一。这是中医学术思想的又一重大特点。举一个例子，中医学有"气"的概念，既指生理功能（用），同时又具有物质的属性，具体还可分为五脏六腑之气、荣卫之气、阳气、阴气、正气等，且都具有体用的双重涵义。

归结起来，中西学之分，似乎很复杂，不是三言两语能说得清楚的。但东方人的智慧，有执简驭繁之法，所谓"知其要者，一言而终；不知其要者，流散无穷"。说了很多还是说不清的人，其实就是自己没有想清楚，以其昏昏，怎能使人昭昭。

中西之分，前面已经说了，就是分和合的问题。为了便于理解，这里讲一个故事，或许能有所启发。引禅入佛，于是在中国开创了禅宗。有一次，禅师问入门弟子：在父母生你之前你是什么？你可用两手拍出声音，那么一只手的声音是什么？原来两手拍出的声音不是两手声音的相加，而是两种运动方式相互作用的结果，也是从无到有的过程。这个故事启示了什么？一只手或两只手不会产生声音，只有两手相接触，也就是合，还要是拍，即运动。这种运动是相互作用，才产生变化拍出声音。这个故事在一定程度上提示中医理论形成的重要特征，要从事物整体的相互联系、相互作用所产生的无限运动与无限的变化中，观察自然过程、生命过程。在其无限的相互作用中产生了无限的变化，形成了不同的类别，如天人合一、形神合一、体用合一等，具体到中医学的一些重要基本理论如阴阳学说、五行常说、藏象、经络等等。

阴阳代表自然过程中两类相反相与的运动方式。阴阳相互作用是最基本的作用方式，也是自然与生命过程总的规律。《黄帝内经》说："阴阳者，天地之道也，万物之纲纪，变化之父母，生杀之本始。"阴阳之间有着既对立又统一的辩证关系。很明显，阴阳所代表的发生，如寒与热、虚与实、动与静，是相互对立而又相互依存的，而且在一定条件下可以相互转化。阴阳概念的抽象程度，比之其他医学概念要高得多，它具有纲领性作用。

五行学说：五行之"行"，是行动，故又称之为"五运"。它是代表自然和生命过程中相互作用的五类运动方式。五行不是五种物质，它是由物质抽象归纳出来的一种属性和功能组成的模型。五行学说是反映自然与生命过程中各种方面相互作用及其变化的理论。五行的关系主要表现为五行之生克制化、五行异气之胜复乘侮。由于生克、乘侮的相互作用，体现了作用与反作用。反作用于作用者，产生自我调节，使系统保持相对平衡。这与现代兴起来的普通系统论相符合。

六经学说：三阴三阳代表自然过程和生命过程中相互作用的六类运动方式，属三元系列。《伤寒论》中三阴三阳分类属于此类。开、合、枢的相互关系是三元系列特有的现象。如太阳为升、阳明为合、少阳为枢；太阴为升、少阴为合、厥阴为枢。

"藏象"代表着隐态和显态的两类生命运动方式。藏于内为隐，现于外为显，均是生命动态过程的描述，而非指有形的实体结构形式。古人实际上也有过解剖学的研究。《灵枢》对消化道的长度、容量、重量进行的记载，基本与现在的解剖学内容相同。中医学不是对实体毫无研究，只是根据"道法自然"，从对于生命过程的运动、相互关系的作用等的观察研究中，形成了功能模型理论。它也是结构，但是是功能结构，也不能说完全没有时空结构。既然功能是全部结构的基础，功能过程一停止，功能结构也就消失。其时间、空间、结构也不复存在。

系统论创始人贝塔朗菲说："归根到底，结构和功能完全是一回事，在物理世界中物质分解为能量的活动，而在生物世界，结构就是过程体现。"黑格尔也说过："形态作为活着的东西，实质上就是过程。"过程，讲的变动不居，动能也就是生命运动变化的表现。藏象的实体模型，在中西医学上有一个很大的误解，在清代的西医及翻译医学时，没有用音译或意译，而是将中医的内涵或与外延完全不同的概念套用了过去。到后来，反过来说中医的概念不科学，将不少中医也弄糊涂了，辛苦地寻找物质的基础，设法解释中医的科学性。想证明它，却也歪曲了它。因而用还原论对中医进行实体性研究的，均未能取得突破性成果。

（三）中医病因病机学、临床学是中医主体性思维的实践载体

中医对病因的认识有其独特的方法，即为"审证求因"法。它同前述的方法论一样，也是从疾病的现象上寻找病因。譬如说"六淫"在中医的病因学中占有重要地位。初始时医师凭借自己的经验，观察到季节和地理环境对疾病的影响，启发其从自然界中寻找致病因素。如天寒时，由受寒而发热致病，则认为其病因为"寒"，概以《黄帝内经》："人之伤于寒也，则为病热。"经长期的观察，医师们将异常的气候因素归纳为风、寒、热、湿、燥、火六气，并称为"六淫"。这是最初六淫作为一定物质实体所有的含义。这种认识比较简单，亦有很大的局限性。因为实际上异常气候在多数情况下，只是发病条件，而非真正病因。限于客观条件，中医学开创了一条特殊的认知途径，即根据机体的病症表现推认中医学的病因，即阴阳失衡。

对于这种认识疾病的方法，藏象学说已涉及。即《灵枢·外揣篇》所说："夫日月之明，不失其影；水镜之察，不失其形；鼓响之应，不后其声……故远者，司外揣内，近者，司内揣外。"其"影"和"响"与原物体有相应关系。通过形影相映、桴鼓相应的关系，虽不能直接观察其致病因素，但可观察病因的"影"和"响"，即人体对病邪侵袭的反应，从而推知病因。这一认识过程，即是"审证求因"的过程。

审证也可以称为辨证。证的实质是人体对致病因素所呈现的整体病理反应。这里所言求因，已并非原来所伤的六淫。因为六淫的概念，与最初直观的六种气候因素相比，已发生了质的变化，虽并不能说完全脱离了气候因素的意义，但从主要方面看来，已成为标示着可能产生六类证候的病因符号，尽管其并非现代意义上所寻求的病因，这是辨证求因。

由此可见，中医学主要从致病因素与人体之间的关系上去寻找原因，除

了那些直接可观的原因外，更重要的是着眼于病因对人体的作用和影响，从人体对致病因素的整体反应上，亦即从病因所伤害机体的功能上来认识病因。如同藏象概念一样，虽没有完全脱离解剖学的基础，但主要是由表及里所推知人体结构的功能模型。六淫邪气虽不能说与自然界的不正常的气候无关，但从本质上说，寻求六淫致病的实质，是依据证候特点对六种病因的综合归纳，以机体整体反应为基准，与外界病因相关的综合功能模型。这是中医病因学中的因果关系的特点。

西医则不然。正如爱因斯坦所说，西医是通过一系列的实验以求得致病因素与疾病的因果关系。为了认识事物的细节，必须把它们从自然的联系中抽取出来，从它们的特性、特殊原因和结果等方面来分别研究。在欧洲开展此类研究，始于文艺复兴时代（15世纪下半叶）。此种方法就是元素分析方法，利用精巧的解剖技术以及运用发达的物理的、化学的技术成果，对人体的研究从系统、器官、组织、细胞深入到分子、原子、量子水平，取得了不可忽视的成绩。但是这些研究都偏重于局部。当人们对机体的各个局部分别研究时，总不免干扰和破坏了正常的生命活动，从而也破坏了整体与局部的联系，必然妨碍了对人体整体生命运动规律的研究。这种研究方法，把自然界的事物和过程孤立起来，撇开总的联系不谈，不把机体看作本质上变化着的事物，而视为静止不变的物体，不是看作活的事物，而是看作死的物体。以上情况，是受形而上学的思维方式影响所形成的。

治疗上，中医强调"和"，而西医重在"抗"。中医治疗之法，是一种特别的因果关系，不是着眼于祛除病因，而似乎着眼于病因所致的"果"（结果）。

西医则与中医相反。它很重视病因的作用。其治疗方法首先是采用各种手段，找出病因，然后针对病因，采取对抗性的治疗。这种线性思维方法，在面对复杂的生命现象和病理现象时，表现出令人遗憾的局限性。今年我去西医院会诊几例，均因高热反复，久久不退。我看其检查，是细菌还是病毒，标明的均是问号。我用中药治疗了一些感染性疾病，大都痊愈。其中一例仅服药3剂，热退而出院。

对于感染性疾病，在青霉素、磺胺类药物问世后，疗效大幅提高，这是西医学取得的骄人成绩。但由于耐药性的产生，疗效日差。

中药多非直接抑菌杀菌，而是以提高患者自身抵抗力为主。因而还没有看到明显的产生耐药菌的问题。这也是治人与治病的主导思想不同，而产生的治疗、疗效的差异。

中医学经过几千年的发展，至今仍然显示了强大的生命力。但应该知道，任何一门科学真理的认识是一个无限的发展过程，特别是现代科学迅猛发展，中医学面临严峻的挑战与大好的发展机遇。我们要很好地找准与中医学契合高的现代科学的方法、途径，融入和走向现代化，以迎接将取得新的发展的明天。

四、哲学对实现中医现代化的指导意义

如何实现中医现代化，当然要充分运用现代自然科学技术，但也要用辩证唯物主义哲学（以下简称现代哲学）来研究中医。这不仅因为任何自然科学的发展都要受哲学的支配，而且还因为中医学与哲学有着不同寻常的联盟关系。这就是说我们要用现代自然科学技术来发展中医，就必须以哲学来指导这一发展。充分地发挥哲学的指导作用，无疑将大大加快这一历史进程。

（一）从实践论的观点看中医理论

中医理论来自于实践，并经过实践检验，深入地对其进行研究，是中医现代化根本性的课题。

中医的临床实践是否能离开中医的理论指导？本来理论对实践的指导作用是无可怀疑的，但中医的理论是否能指导临床实践却发生了争论，这实质上是牵涉到对中医理论的认识和评价问题。由于这些，使我们不能不想起过去出现过的"废医存药"的歧路，即使是现在也不能说这个问题已不复存在。这个问题的实质，就是只承认中医的经验，承认中药的作用，而不承认中医的理论。大家有这样一种忧虑：中医的研究每每有这种情况，研究一个病时，先找一味药，或拟一个协定处方，于是门诊用它，病房也用它；病之初用它，病之中间和最后也是用它，不管病情有无变化均是如此。这样局限于一方一药，脱离中医的整体观念，脱离辨证论治的研究方法，则势必丢掉中医的理论，有意或无意地终必走向"废医存药"的歧路，从而丢掉了中医的根本所在。

中医的理论是否能指导实践，首先可从中医理论的形成过程加以探讨。最初从实践中积累了丰富的治疗经验，其中包括认识和掌握了不少有效的中药；在此基础上，通过对这些资料进行分析、概括而上升到理论。应该肯定，只有在由零乱的、分散的经验上升到理论以后，才能说真正地建立起了系统

的中医学体系。这两个阶段是由低级向高级阶段发展过程中的一种飞跃。我们常说的"对症治疗"和"辨证论治"，实际上就反映了这一发展过程中的两个不同质的阶段。由"症"到"证"，有质的不同。"症"是症状，是疾病的外在表现；"证"是从证候群中抽象出来的对疾病本质的认识。感觉只能解决现象问题，只有理论才能解决本质问题。如果中医没有理论，就不可能对疾病有本质的认识，因而也就不可能有正确的治疗。由对症治疗发展到按理法方药的辨证论治，关键在于中医理论的产生。

（二）古哲学与医学联盟的历史作用

应该明确，中医学同其他自然科学一样，一经进入理论领域，就不能没有哲学思想的指导。中医学在对临床实践所提供的材料进行理论概括的时候，更是充分地运用了古代哲学作指导。中国古代哲学和医学在发展的过程中一开始就建立了巩固的联盟。如阴阳五行学说，具有朴素的唯物主义和自发的辩证法思想，在中医学的发展过程中不仅指导它的理论概括，而且本身就是中医理论体系的重要组成部分。中国古代哲学与医学联盟的鲜明性是这样的突出，难怪乎有人说中医是"哲学医"。

我们知道《黄帝内经》完全接受了阴阳五行学说的唯物主义原则，它的意义在于中医学进入理论概括的时候，由于有正确的指导原则，所以能坚持唯物主义方向，而且还有丰富的辩证法思想。这一点对于建立中医理论体系，推动我国医学的发展无疑具有深远的影响。而且古代哲学通过医学领域特殊规律的研究，特别是对生理现象、疾病现象作出的唯物主义的回答，大大巩固和扩大了唯物主义阵地，对于促进古代哲学的发展作出了重大的贡献。

（三）现代中医学的发展仍然不能离开哲学的指导

中医学要充分地吸收现代自然科学技术来发展自己，在研究工作由宏观领域进入微观领域，由整体水平向细胞水平、分子水平深入发展的时候，必须要有辩证唯物主义作指导，对所提供的新材料、新成就进行理论概括。否则，将有可能使我们遇到意想不到的困难。如用化学的方法分离中药的有效成分，本来是很有意义的，但如按纯化学的观点，以中药为资源，广为筛选，盲目性大，费力多而收效少。以麻黄为例，研究近百年，有上万篇文献，所得的麻黄素，从西药来说是增加了一味新药，但究竟对中医的发展有多大的影响，恐不免仍有茫然之感。一味麻黄，在辨证论治的指导下，可适用于多种情况，岂是单一的麻黄素所能解决？说明不研究复方不行，而且只研究一种配伍的复方还不行，必须研究多种配伍的复方，进而还要研究组方的法、立法的理。也就是说不仅要研究药，还要研究方、法、理。药→方→法→理，这是由药研究中医的路子，着手处是药，着眼点是方、法、理。如从中医的角度研究中药，则应是理→法→方→药。如此广阔的范围、丰富的内容，没有辩证唯物主义作指导是不行的。因为中医的特点是整体观念，是从总的联系上把握疾病现象。现在深入到这个总联系的各个方面、各个环节，特别是把其中某一方面、某一环节从总联系中抽出来加以研究的时候，就有可能出现孤立的、片面的、静止的、形而上学的观点，从而把认识的某一特征、方面、部分，片面地夸大。西方医学的发展，就曾经出现过而且现在也还未完全克服这样的弊病：注意局部细胞的改变，偏于形态学的观察，往往强调外因而忽视机体的整体性。这是必须注意的问题。

现代自然科学技术进入中医领域的时候，中医学将有一个很快的发展。在这一过程中，必定要产生新的概念和理论。而新概念的确定往往是有斗争的，如从伤寒到温病学说的发展，就经历了这样的斗争。只有在通过广泛的临床实践之后，认识到温病学说在《伤寒论》的基础上确实有了重大的发展，才逐渐被接受。由此更应该想到，过去的中医学概念大多建立在直观的基础上，尚且有这样的斗争。而现在，在实验科学的基础上所产生的概念，其内容与表达形式，也就有着新的特点。因此如何认识和接受这些新的概念，对中医学的发展将是很重要的。目前对中医理论的看法和态度，有的已引起了一定的混乱，如：①有人已不满意中医原有的概念和理论，但又未能提供新的概念和理论以概括当前的发展。在此情况下而奢谈废弃传统的概念和理论，则将使中医无所适从，结果只能废医存药。②有人虽然也提不出新的概念和理论，但却大谈其"理外之理""法外之法"。如治温病可以不分卫气营血，只需寻找几味有效药物通治之。需知按照辩证唯物主义的观点，理外并无理，法外也无法。即使指的不是常理，是特殊的理，但总还是有"理"，也是在理中，不在理外。持此说者，实际上也是只要药，不要理罢了。③有人认为中医的理论不是全部不要，而是要废弃一部分，保留一部分。但在未能分清什么是精华、什么是糟粕的情况下，忙于谈什么"存废"问题，也是徒然造成混乱而已。

上述这些，已足以提醒我们，现在的中医学正有可能出现理论"危机"。应该看到，中医学的唯物主义和辩证法还是结合得比较紧的，因此现在通过现代自然科学技术进行研究，不是否定中医的理论，相反地是证实或者阐明中医理论。对中医理论能提供一些客观依据，找到它的物质基础，有助于揭示其本质。如现在用环核苷酸研究阴阳，用控制论的同构论解释五行，用黑箱理论阐述藏象学说等就是这方面的尝试。

即使是研究工作发展到了产生新概念和理论时，仍然必须处理好继承与发扬的关系。如果说在发展的过程中，对旧的概念和理论有所否定的话，也不是绝对的否定，不是简单的抛弃，而是保持肯定内容的否定。科学就是在"既被克服，又被保存"的矛盾中前进的。中医的发展将产生哪些新概念和理论，现在尚难臆测。但是对于中医传统的概念和理论中应该肯定的东西，必须继承下来，包含在新的概念和理论中。如阴阳五行学说的朴素唯物主义和辩证法的因素必须继承下来，其受形而上学和机械论所影响的部分则应该加以克服。这就是中医理论发展的辩证法，也是对待中医理论唯一正确的态度。那种绝对的否定，或者绝对的肯定的形而上学的观点是非常错误的，正是这样的观点造成了中医理论上的混乱。恩格斯曾明确地指出："只有辩证法能够帮助自然科学战胜理论的困难"（《自然辩证法》）。所以最根本的办法，在于自觉地以辩证唯物主义作指导，以克服中医理论上的混乱，使其不仅不会抛弃中医学朴素的辩证法和唯物主义的理论原则，相反地还将突破朴素的、自发的局限，而发展到辩证唯物主义的高度，从而大大地缩短实现中医现代化的历史进程，把中医学推向一个划时代发展的新阶段。

五、坚持中医自身发展规律

我主要就中医的发展进行两点论述：第一是坚持中医自身发展的规律，第二是中医现代化的思考。而这两点我将围绕中医哲学这一范畴进行论述。首先，我认为在飞速发展的新时代，坚持中医自身的发展规律与中医现代化这两点是至关重要的。它关乎到中医的生存和发展；同时也是中医药的继承与发扬不可回避的问题。

（一）坚持中医自身发展的规律

（1）目前中国社会存在的两种主流医学的现状：具体谈到对这两个问题

的看法，我认为在目前中国坚持社会主义发展道路的大背景，坚持与时俱进与保持优良传统的大发展下，中国医药卫生界存在有其他各国所不同的特殊情况，即是两种医学同时作为主流医学存在于我国现今的社会发展中。第一种是在我国有着一脉相承、既往传来的传统祖国医学——中医学，它自上古时代即存在，并且通用至今；另外一种就是源自欧美，以精准的科学仪器为辅助，以精细的物质征象为特征的西方医学。但是我认为，这两种医学是客观的存在并且有着交集的，它们都是用来治病救人的科学，所以我们大可以在两种医学的相互共存与发展中，相互学习，互取所长，从而为自身的发展增加活力。

（2）发展和研究中医自身首要需解决的是对自身价值的认识问题：对于两种医学来说，如何发展自身才是至关重要的问题，因此需要把精力都放在如何发展和研究自身之上。中医自身要发展，同时也要符合现代化社会的要求，首先要解决的问题就是对于中医学自身价值的认识，这种认识是中医人对于中医存在价值的认识。同时也需要让广大的人民群众正确地认识中医存在的作用，要充分地了解我们自己的中医文化，了解它的先进，了解它的长处，才能在这种了解上建立起自信。只有充分的自信，才能更加深刻地认识清楚，认识到中医存在的价值，并且坚守住中医的发展中所必需维护的优良传统，才能够使我们的中医得到更好的发展。

（3）习近平主席及刘延东副总理对中医的看法提醒我们认识自身的重要性：关于对中医的认识问题，习近平主席以及刘延东副总理对于中医的看法和观点很具有代表性，并且"旁观者清"，他们以国家领导人的身份，从国家的角度提出中医药本身具有的重要性及优势性。比如刘延东同志对中医有过这样的评价：其一中医具有独特的卫生资源；其二中医是具有原创思维的科学资源等等。习近平同志也多次表示对中医的理解与支持，在一次会议上高屋建瓴地说了这样一句话："中医药是打开中华文明宝库的钥匙。"这是对中医文化的极高评价，同时习近平主席的话也给了我们一种点醒，就是发展中医不能仅仅在微观实践的角度来看，还要有一个相当的高度，中医不仅仅能够用来治病救人，它更加已经成为了一种文化，成为了一种象征。是的，我们要做的事情，不仅仅是要用中医来治病救人，还要把它做成一种国粹，就像京剧一样，要做到真正让它为外人所承认，有一个很清晰的标准来评价它。

人最难的，莫过于真正地认识自己，而认识自己的方法就是不断地发展，不断地超越自我，只有当自己站在一个新的高度时，才能更好地认识曾经的那个自己。所以这就告诉我们，要发展，首先就要完整地认识自身。

（4）从历史文化发展的角度论述中医的伟大及我们继承发展的责任义务：中医植根于中华文化与临床实践，客观地说，中医学的现状就是面临现代化科学技术的冲击。我们中医人承载着更大的责任和义务发展中医，"海纳百川，师人所长"。我认为："中医与中华文化的关系是密不可分的，一脉相承。"四大古国的文明唯一没有中断的是中华文明，当然在中医发展到近现代有过一段曲折的历史，但是不能影响传统医学继续发展的大局，中医中药还是为广大的人们群众所熟知、所相信，因为中华文化是从来没有断层的，所以跟它紧密相连的中医学也不会消失。

（5）中医自身发展的前提：坚持中医自身发展前提就是要学习和充分了解中国哲学，以哲学的理论来充分地认识和了解中医，同时也吸收先进的科学技术来壮大中医自身，从而带动中华文化的发展。对于中医的发展，不能一味地盲从，比如李大钊先生之言，尽管其为大言，但是也需其信所信。由于晚清政府时期中华文明所遭受的痛苦经历导致中医文化遭遇巨大的波折，对此我也感到十分的痛惜。

（二）中医现代化的思考

（1）中西医结合在哲学上及思维上结合的可能：中华文化是有着光辉灿烂的历史的，我们需要发扬她，让她屹立在世界之林。而一种文化程度的高低从来都是与它的哲学理念息息相关的，西医如此，中医学亦是如此。

从哲学上来说，中医学与西医学都是植根于临床实践，科学来源于实践，因此从这一点上来说，中西医无明显差别，主要差别是东西方文化的差异，特别是哲学思维的差别。

实践在发展中检验真理，西方医学是在一定条件和一定目的下得到一定的结论，是有控制下的实验；而中医是经过几千年甚至是几万年，在与疾病斗争中的临床实践中积累而来的。中医与西医各有所长所短，运用的分析方法，中医是通过表面现象，取象比类，从现象到本质，从整体宏观上看问题。因此只要是在哲学思想的支配下，不管分析的方法是宏观的还是微观，都是科学的。

中医学如何继续发展，如何无限接近真理，需要我们自己的不断坚持，但是同时要求我们不能固步自封，中医学要继续前进，首先做好继承工作，我们前人做出了很多工作，包括我至今都在学，我们一定要跟前人多学习。

（2）现代化的问题与中西医结合具体实施的问题：关于现代化的问题和中西医结合的具体实行上的问题，我觉得可以从两个层次进行开展：一是中学西，纯中医也要学习西医，我们中医需要不断充实自己，发展自己；二是西方医学也可以学习中医。西医学习中医可以从《黄帝内经》开始，并且《黄帝内经》是百科全书，是那个时代的各方面最高水平知识的总结，西医学中医更加应当从此处着手。

更有意义的是，中西医结合可以不仅仅只是技术上的结合，更是文化层次上的结合。中华文化的强大的生命力之一在于同化，就像我们中华56个民族不完全都有血缘关系，但是经过长期的磨合都被中华同化并且融合了。中医学和西医两者虽然代表两种不同的文化，但是都是见病治病、同归其源、殊途同归而已。因此两者肯定是可以相互借鉴与学习的。我也一直提倡这种相互之间的学习与借鉴，并且付诸实践，在20世纪70、80年代，我最早提出了兴办中西医结合班的设想，当时在湖南兴起了一股中学西的热潮，至今，湖南的中西医结合之路也是比较兴盛的。

中西医结合完美切合的问题：中医与西医都是治病救人的医学，互相学习是可以的，而且可以多借鉴其他各个学科的先进事物。中西医两者的结合可以看作微观与宏观的结合，西医希望找到物质来证明现象（由内及外），分析方法是微观的方法；中医则由现象推及本质（由外及内），中医站在宏观的角度、总体的角度来对事件进行解释。两者如果结合，则需要建立在相互了解、相互印证的基础上，找到一个良好的切入点，然后再契合，两者相排斥是不对的，只有找到了两者的有效结合点才能更好地结合，中医与西医结合是辨证与辨病的互相印证。在这个结合的问题上，至今我们还没有找到非常契合的切入点，是因为在证本质的研究上遇到困难，所以不能完美地结合。如沈自尹院士做的肾本质的研究，经过研究后发现某一类的类固醇指标对肾阳虚有特异性的指示作用，但是随着研究的深入，发现脾阳虚，甚至胃阴虚都有这种指标的特异性，导致研究陷入困难，所以这一类的研究在目前是有阻碍的，得到的结果并没有使中西医能够完全地结合。但是这种工作的贡献是完全值得肯定的。

实际上，在微观辨证的指标上，中医也只是看作现象，不能看作本质，比如上面所说到的那一类的类固醇指标，中医实际也只是把它当作一种现象来看待。但是在西医学方面，现代的医学方法讲究线性关系，注重于其所表现的关系，并不注重其因果，关注于其所表现的指标、作用、功能，而不能完全地说明一类疾病或者现象的本质。所以这一点与中医还是有一定的差别，如何消除这种差别就是我们把中西医完美相结合的切入点。

（3）中医的发展需要借鉴更多学科的先进事物，但也不能放下国学基础：生物医学与大数据这样一些热门的现代科学发展方向，这些都与中医学的发展有相同的地方，中医学要真正实现现代化还有很长的路要走，多借鉴一些各个学科的先进事物有它的必要性。但同时，要记住，学习中医，了解中医，国学功底是必须具备的东西，因为"文理通，哲理通，医理通"。

（二）结语

总之，任何科学都在哲学的支配下来进行，中医经几千年到现在还能证明它的疗效，那么就具有它很高明的地方，指导它的哲学就有很高明的地方（无论是它的理论思维还是哲学水平），几千年以来中医存在的强大生命力就证明了这一点。再强调说一句，学中医，首先要研究《黄帝内经》。我认为这本书不仅仅是一部医书，同时更是一部哲学经典，一部百科全书，吃透这本书，就能够学好中国的国学文化，也希望我们能够群策群力，发扬中医文化。

由于时间原因，选题目的、思路、来源都比较仓促，中间很多细节没有来得及讲地很透彻，只谈了一些初步的看法，有不到之处，敬请见谅。

六、坚守中医学术的原创思维及现代发展取向

今天我只讲两个字，一个是"守"，一个是"开"。我讲"守"就是要守住中医的阵地，守住中医的特色和优势，那就必须守住中医学术的原创思维。只有守好了自己的阵地，才有可能开拓前进。其次是讲"开"，讲守不是闭门自守，中医学必须是开放包容的体系，必须与时代同行，充分吸收现代科学技术成果，有海纳百川的情怀、有容乃大的远见卓识。有守才能开，有开才能有发展，这是科学发展的必然规律，当然中医学的发展也不能例外。下面分别加以探讨。

（一）中医学术的原创思维问题

这个问题覆盖面比较宽，只能简略地谈，比如现在有一些学者提出，中医的思维是"象思维"，因而中医是唯象医学，我认为这种认识，有一定的道理，但不一定很全面。

因为认识客观事物，不管任何科学依据一开始都离不开象，思维的发展一般经过直观的形象思维，达到逻辑性抽象思维……不仅中医如此，西医又何曾离开了象，先不说看得见的表象，且论用剖而视之的方法，看体内器官、组织、细胞等等的生理病理的状态（象）。另外，借助现代自然科学技术的手段开设了不少影像学的检查，诸如 X 光、B 超、显微镜下观察、CT、核磁共振等都是为了可直观"象"。当然，中医也离不了"象"的观察，四诊中望、闻、问、切，望为第一，望的就是象，其重要性可想而知，但还有闻、问等就不只是象了（定是象），是不是中医仅仅是唯象，这值得商榷。

既然西医和中医都离不了象，那为什么不说西医是唯象医学，而中医就是唯象医学？往深一点想，原来中西医的着眼点有些不同，西医的着眼点是现象后面的物质基础，而中医着眼点是在物质基础上的功能现象，也包括人与自然、机体之间的相互关系、相互作用的表现。简而言之，一个是现象后面的物质基础，一个是物质的功能现象。

另外，有不少学者认为中医的哲学，包括中医学，在思维活动中的抽象不彻底，总是带着点"象"，其实也不完全如此。如先秦以来的"道"，宋时的"理"学，这完全是不着象的。中医学也体现了这一点，如"象"有时也称之为"候"，气候、物候、病候等。《黄帝内经》有句话："候之所始，道之所生。"就从候抽象上升到了道的层次。但是中医学是医学，不是哲学，不可能没有象，如色即是空，这就入了空门。

要说明中医的思维离不开中华文化，东西方科学文化的差异，可从爱因斯坦几句话来分析，他说："西方科学的发展是基于两个伟大的成就，希腊哲学家形式逻辑体系的发明（在欧几米德几何中），以及通过系统的实验找出因果关系的可能性的发现（在文艺复兴时期），在我看来，中国的贤哲没有走上这两步，是不用惊奇的，令人惊奇的倒是这些发现在中国全都做出来了"（《爱因斯坦文集》）。他说得很清楚，西方的科学发展就是靠着两个"法宝"，一是形式逻辑，一个是实验求证，西方医学也是靠他们起家。爱因斯坦说中国没有这两大法宝，奇怪的是中国都做出来了。其实中国也有两大法宝：一是辩证逻辑，二是靠实践验证。有人说中医学没有逻辑思维，只是在形象思维中徘徊。这不符合事实，谁都不能否认，中医学有丰厚的辩证法，最近就有哲学家发表文章宣称："中医学闪耀着辩证法的光芒。"辩证逻辑是研究辩证思维的辩证法。

西方注重物质层次，中国注重功能（生态）层次，物质层次有界限分明的特征，因而必然坚持形式逻辑，永远是"非此即彼"的认识。它的三大定律，所谓同一律、排中律、矛盾律，固守的就是同一性，因而在方法上采用还原论与分析方法。

中国注重功能与相互关系作用，所以必须坚持整体论和整体方法。如结构一解体，功能也随之消失。所以不能用还原分析方法，如结构解体，相互关系离散，功能亦随之消失。下面着重讲中医思维的原创性问题。

中医的整体论，具体表现在天人合一、形神合一、体用合一。所言合一，即为事物的同一性，它与形式逻辑的同一性大为不同。其所谓同一性，是无矛盾性。中医整体论的同一性又称为统一性，它包含矛盾双方对立统一，如阴阳学说实际上就是对立统一学说，也就是辩证法，研究辩证思维的逻辑。同形式逻辑一样，也可有三大定律：对立统一定律、相互转化定律、相互作用定律。辩证逻辑的定律，既是矛盾又是同一，也就是对立统一，它不是形式逻辑的"非此即彼"的认识，辩证逻辑可以"亦此亦彼"，如阴阳学说，有"阴阳互根"，可相互转化，按恩格斯所言：辩证逻辑比形式逻辑高一个层次。据我的体会，形式逻辑是一种线性思维，是讲究因果关系的链状思维、实证基础上的准确表达，这就决定了西医学研究中将现象还原出本质与推理的思维方式。辩证逻辑，它是非线性的网状思维，适用于中医这样的复杂科学，它要从人与环境因素，从它们互相关联的功能与作用中，用抽象思维的方法建立起理论（功能）模型，从体内外环境的功能关系中，综合诸因素加以考虑，强调人体保持内外环境的平衡与和谐。中医是强调自我调节，调动正气潜能的功能医学。

从事物间功能的相互作用与运动变化中去认识它们的本质与规律，苏东坡有一首《琴诗》可以得到一些启发："若言弦上有琴声，放在匣内何不鸣？若言声在指头上，何不于君指上听？"物与物相互之间的作用，才能看到其功能作用，这首哲理诗，就是揭示上述所言的认识。从上面的表现，如把弦和琴分开（还原分析法），此种功能表现即不存在，而且，从这首哲理诗里，还有另一辩证思维，琴的功能表现是音乐，但音乐必须是由不同的音符组成才能有和谐动听的歌声。中华文化、中医思维也完全体现这种论述。

先秦哲理有所谓和同之辨。"同"是简单的同一，"和"是诸多事物之间的和谐。《国语·郑语》记有西周末年史伯的几句话："夫和实生物，同则不继。以他平他谓之和，故能丰长而物归之；若以同裨同，尽乃弃矣。"他说得明白，不同事物之间相互的平衡，叫做"和"，这样才能新生事物。如把相同的事物简单地相加在一起，就不可能产生新的事物，这样的理论思维也就是中医的思维。如阴阳学说"无阳则阴无以生，无阴则阳无以化"就是阴阳相互作用而能相生的依存关系。又如"凡阴阳之要，阳密乃固。两者不和，若春无秋，若冬无夏，因而和之，是谓圣度"《素问·生气通天论》。阴阳之间必须和谐，和即平衡。史伯说的"以他平他谓之和"，与"谨察阴阳所在而调之，以平为期"都可以看平与和，平衡与和谐为同一意义。以上的论述，是中医理论的精髓所化，也就是中医原创的主体性思维。这种原创性思维也就是一大法宝，创立了伟大的中华文化。中华文化形成了独特的无与伦比的中医学体系。

略举例以说明，如"天人合一"是指人与自然的统一和谐问题，中医治病有因时制宜的原则，清代著名的文人袁枚，他是由儒而通医者，以自己治病为例写了几句诗："前秋抱腹疾，香连一服佳；今秋腹疾同，香连反成灾。"方知内不同，不可一例赅。同是一个人，病同、季节同、药同，只是去秋与今秋的不同，而效果不同，去秋是没有热痢，用香连丸一服佳，今秋可能是寒温，当然，服之，反成灾了。还有一个鲜明的例子，1958年石家庄流行性乙型脑炎流行用白虎汤甚效，次年北京也流行性乙型脑炎流行用白虎汤无效，此时因夏多阴雨，分析为暑热夹湿，于白虎汤中加一味苍术即效。这充分说明治病要因时制宜的重要性。

又如因人制宜，前些年有一患者稍通医，初患感冒，总认为自己体虚，在解表药的基础上加了不少的补药，以致表不能解。拖延一月之久，来省城治疗，患者为我战友之弟，邀我同去看视。患者还在说自己体虚去误导医生，医生正疑其所说，征求我的意见，我认为病虽久热不退，但仍有恶寒、无汗，也未见明显虚证。有一份恶寒即存一分表证，建议还是要解表，患者拖延，医生也犹豫，故热仍不能退。又转至另一三甲医院，同一原因，治疗效果不佳，失望回家。延至次年，其弟来电询治，小女刘芳建议小柴胡汤，我同意。服数剂竟汗出热退。此病初为邪犯太阳，用表药加补药，互相牵制致表解不透，邪在少阳半表半里之间，外不能出，内不得入。少阳为枢，小柴胡汤为转枢之剂，和解之剂，用药对证，经两年之病，竟由一很平常之方应手而愈。有些久热不退之病，用小柴胡汤往往有效，有一次我去湘雅附二会诊，该病室一医生，其先生住院月余低热不退，也找不出病因，诊断中一直写的发热待查。借会诊的机会，请我诊治，我也是用的小柴胡汤加减，也是用轻剂应手而愈。那位医生嗟奇不已。

上述患者外感并无虚证，补其所不应补。即使有点虚，也未循"急则治其标"的原则，因此坏事。临床上也确有正气已大虚仅用解表药而无力祛邪外出，确需扶正以祛邪者，李东垣的补中益气汤，可以治虚人外感，所谓甘温除大热者是也。如前年，我在某三甲医院老干科会诊，患者发热住院20余日，用广谱抗菌药无效，结果菌群失调，霉菌又生，感到棘手，察患者倦怠无力，微有汗出，苔薄黄而干，脉细弱而数，此为年高正气本虚，犯风热之邪，久治不愈，致气阴两伤。我于银翘散中加用黄芪、地黄、麦冬、玉竹各10g，仅三剂，竟热退身凉。有医生问我用何药祛除霉菌，其实中医不是对抗性治疗，而是扶助或调动本身潜能（自然疗能）以祛除病邪而已。

有人常说，中医学思辨性强，太灵活，不好掌握，学中医是有些难，因中医是非线性思维，属复杂性科学。常言："运用之妙，惟存乎一心。"其妙处在于一心，"一心"似乎简单，"妙"则不好揣摩。妙其实不玄妙，只要清楚了"一心"之义，妙解即在其中。"妙"是什么，说穿了就是中医的辩证思维。心之官在思，一心就是辩证思维之思，需明白此理。临床上，纷繁复杂的病况，执"一心"可以应万变，收到执简驭繁之妙。我虽然临床60余年，亦经常看到一些不曾见过甚至没有听说过的病。

（二）现代中医学发展的取向

前面讲的是守住中医的原创思维，才能按其自身的规律发展。在科学技术快速发展的今天，守住自己的阵地，才不迷失自我，也才能够开拓前进。任何科学技术都是要向前发展的，中医学当然也同样要与时代同行。中医学从来不是封闭的体系，她也注重开放包容。在这里也探讨一下中医学如何开放发展的问题。

中医如何走向世界，实现现代化的问题，我想这个方向是肯定的。走向世界与实现现代化，两者既有联系又有区别。走向世界，实际上正在进行，过去是"西学东渐"，随着西方的传教士把西医带进了中国，其势力日益坐大，中医受排斥，同自己的国家一样日益衰落。现代国家昌盛，国际地位也大为提高，形势也大为改变，我们把孔子学院，有些就是医学院，开到了西方，而且越来越多，这不也出现了"东学西进"么！常说与国际接轨，中医是原创思维所创立的独特医学体系，西方没有，何处接轨？我们只能把轨铺到外国去，需知西方的传教士进入中国来，开始也并不容易，通过虔诚的努力做到了，我们也应该有更大的勇气并付出更多的努力去开拓。其实，外国也看到了风向变化，美国学者阿尔温·托勒夫就这样说过："文化的产品或者文化的生产，过去一直是西方往东方流动，那么，现在它可能由东方流向西方。"我说不是可能，而是事实，东风正强劲，传播的势头正旺。

中医现代化是必然的，为了实现现代化，这几十年也做出不少的工作，但收效不明显。比较多的研究者认为中医药现代化就是要中医"科学化"，要以还原分析的方法，将中医的概念、理论作客观化、定量化转移，采取实验、实证分析的方法，开展中医学"实质的研究""物质基础的研究"，使中医成为一门物质基础明确、实验指标客观、数据精确、标准规范的学科。但是以上述的方法去研究中医的现代化出现了一些悖论，那样科学化的结果是使中医学变成了"非"中医学。庄子讲过一个寓言，意思是古时，地上有三个头颅，分别是儵（又有名倏）、忽、混沌，混沌最淳朴善良，只是太"原始"，面无七窍。于是为了帮助他每天为他凿一窍，七日而七窍备，但是"混沌"却因此而死掉了。中医学如全按还原论的分析方法去"还原"，其结果是不言可知的。

悖论产生的根源是什么？其根源在于中医药现代方法论的迷失。一般说现代化指的是"科学化"，这里讲的科学化是西方文艺复兴以来，以牛顿经典力学为代表的近代西方的自然科学，也就是爱因斯坦所说的西方科学的战果建立在形式逻辑、实验实证两个成就的基础上，从物质实体上去认识客观事物，而中医学的理论不是关于可靠"物质实体"的理论，而是关系分析学。它是在辩证逻辑、反复实践的基础所产生的科学，用的是相互作用关系论（功能结构）而不同于"物质实体论"。其实"科学化"与科学性是两个不同的概念，西医的科学性体现在物质还原分析的认识上，而中医的科学性体现在相互作用的关系，也就是有机的整体观的认识上。用还原分析方法所进行的"科学化",与用有机整体论所进行的科学化应是大不同的。所以还用还原分析法对中医研究实现现代化就可能如庄子所说的为"混沌"凿七窍而出现可怕后果。外国人就提醒我们,英国历史学家拉尔夫.C.克罗伊齐埃,在所写的一本书中说过:"……这意味着他们渴望把现代化科学结合到传统医学中去……其中充满着危险,印度传统医学或中医学一旦开始现代化或者'科学化',现代医学将会把传统医学完全吸收掉,只剩下少数特效药物或者特殊疗法,民族传统的特色将荡然无存。"这真是当局者迷,旁观者清,难道还不值得我们深思么?

中医现代化遇到了很大的困难,人们会不会想中医的有机整体思维的合理性出路在哪里?但我们一定要自信。追溯人类认识的发展史,在文艺复兴之前,亚洲(主要是中国)是世界科技文化的中心,而当时认识世界事物的方法,这可以看作人类认识方法发展的第一次高峰。西方文艺复兴以后,对客观事物的现象用分析还原的方法去认识,科学技术得以长足发展,使世界科学技术的中心从亚洲转移到欧洲,这是认识方法的第二个发展高峰。至20世纪后期,情况发生变化,因线性思维的局限性,不能用分析还原的方法解决复杂的非线性问题,西方又开始寻求整体的方法,出现了系统论、控制论、协同论、混沌论等,这是世界认识方法发展的第三次高峰。虽然认识方法发展的第一高峰与第三次高峰层次不一样,但主体思路是相吻合的。有学者说,21世纪是综合的时代,21世纪的科学属于亚洲,以生命科学为先导,明显带有中医药特征。即钱学森所说的"系统观"特性。正如普利高津所说:"中国传统的学术思想是着重于研究整体和自发性,研究协调和协和,现代科学的发展……都更符合中国哲学的思想。"

当我们中医孜孜以求现代化研究时,西方已出现后现代主义思潮,后现代主义对现代化的不足和危害指示得很充分。美国后现代中心主任大卫·雷·格里芬等人提出"后现代科学"与"后现代医学"的理论,认为还原论的科学论传统是造成诸多问题的祸魁,强调后现代科学要重视人与自然的经验和意识,构建有机的整体生能科学,进而提出"心身相关"的后现代医学观,这与中医天人合一、形神合一、心身合一、体用合一的理论不谋而合。

世界医学也随着整个医学的模式发生了大的改变。近年来,世界卫生组织积极倡导:健康不仅在于没有疾病,而且在于肉体、精神和社会各方面的正常状态。明确地指出人的健康不单纯是医疗的问题，而是与人类精神和社会环境相关的系统工程问题，这符合了中医学"天人合一"的学术思想。世界卫生组织关于《迎接21世纪的挑战》报告中认为：21世纪的医学不应该继续以疾病为主要研究领域，应当以人类的健康为医学的重要研究方向。从生物医学前进上升为人类医学；从疾病医学前进上升为健康医学；从对抗医学前进上升为生态医学；从化学层次寻找物质基础的医学观，前进上升从生命层次寻找自治演化调节的医学观。这些观点与中医的观点高度契合，中医学是穷天人之际，循生生之道以达到人体内外环境统一与和谐，中医学的模式是"谨察阴阳所在而调之"，达到"以平为期"的目的，阴阳调和，病必自愈。中医学拥有一种稳态医学观，中医的治疗着眼于调动机体的潜能，辅助或者促进加强自稳调节能力，疾病的痊愈要靠人的自稳调节能力，药物之所以能有治疗作用，因它有这种激活自我调节的潜能。清代的李冠仙就有这样的认识："气虚者宜参，服参则人之气易生，而人参非即气也；阴虚者宜地，服地则人之阴易生，而熟地非阴也。善调理者，能助人之生生之气。"这与世界卫生组织提出的要求如出一辙。中医药代表世界医学的发展方向，所以我们要有高度的自信，要沿着中医的原创思维、自身发展的规律去发展。中学为体，西学为用，善于吸收，勇于开拓，现代科学（医学）的思维向东方转移，东西科学的发展将出现"大而无外"的壁垒，有可能融合发展。中医学必将步入现代科学之林，只要我们努力，这是完全可以实现的。最后，用我所作的一首诗以互勉："大风起兮云飞扬，安得中坚守岐黄；海容百川成大业，原创思维闪荣光。"

七、现代中医学术发展有关问题的思考

谈到中医学术发展的问题，我认为首先要解决的是关于对中医自身价值的认识问题。旁人对中医价值不了解，有人质疑是不足为怪的。然而现在的问题是，不少中医人在现代科学技术迅猛发展、西方医学强势发展的面前，迷失了自己，这才是最要紧的。世界上最难的事，莫过难于认识自己，往往是明于人而不明于己的为多。"不识庐山真面目，只缘身在此山中"。至于为什么是这样，也不是三言两语说得清楚的。我想从世界文明史、科技史发展的大背景，从大处着眼，或许容易看得清楚一些。

（一）从两大奇迹解说中医的价值

我们知道，世界文明史、科技发展史上有两大奇迹。其一是世界历史上曾有四大文明古国，迄今仍屹立不曾中断者，只有中华文明；其二，在科技高度发展的今天，各国传统医学已相继淘汰或者衰落，惟有中医学依然长盛不衰。至于为什么，当然，中医能青春永驻，有其非常深刻的内在原因，这里不能详加分析。因为有这样明明白白的事实存在，就无可质疑。下面拟从中医与中华文化、中医与西医、中医与哲学、中医与现代科学等方面研讨与中医学发展的有关的问题。

学好中华文化是学好中医的基础。

既然中华文明与中医学同为世界文明史、科技发展史上两大奇迹，如此花开并蒂，绝非偶然、巧合，肯定存在着内存的、本质的必然联系。

这种非同寻常的关系具体表现在，中医学是在中华文化这块土壤上生长起来的。因为她的母体就是中华文化，有着如此深厚的血缘关系，所以她有着与生俱来的长寿基因，这就是非常合理的事了。而且中医学本身即为中华文化重要的组成部分，也是中华文化的体现者、具体的实践者。两者历尽沧桑，休戚与共，其一荣俱荣、一损俱损的关系更是明了。

这里对四个文明古国的事说几句，因为有些年轻人不一定清楚。四大文明古国分别是巴比伦王朝（伊拉克）、埃及、印度、中国。巴比伦即是现在的伊拉克，连年战乱，满目疮痍，连博物馆都已毁坏无存。埃及国力式微不说，就是法老的后裔也已很难找到。印度没有完整的历史记载，只知道最突出的是佛教文化，但在 13 世纪，在本土已经消亡，现在的佛教，是后面传入的，为了外地来朝拜者，特别是中华文明区的朝拜者，他们才开始恢复，但他们佛教的信徒已经很少，连重要景点，都要引用玄奘所写的《大唐西域记》中的记载来证明。唯有中华文明没有湮没和中断。余秋雨在《千年一叹》的书中说过："发现古代文明的死亡是正常的，活着才奇怪。"因为奇怪，才是奇迹。世界各国的传统医学相继淘汰，而中医，同她的母亲——中华文明一样，仍然是长盛不衰，这也是一荣俱荣的很好证明。

（二）近百年对传统文化的批判，对中医学发展的影响

当然，也应该看到，中华文明虽没有中断，但也饱经风霜。特别是近百

年来，由于晚清政府腐败，列强入侵，沦为半殖民地。当时志士仁人为了救亡图存，寻找落后挨打的原因，没有认识到国力衰败，其根本原因是政府腐败，反而错误地迁罪于中华文化，"打倒孔家店"。传统文化遭到猛烈的批判，北洋军阀、汪伪、民国政府甚而提出取缔中医。虽未能得逞，但其负面影响深远，现在尚有质疑之声。可见其余风所及，不可小觑。

由于上述的原因，影响到中华文化、中医的发展，因而现今提出要振兴中国传统文化（包括传统医学）。但必须明确，我们提出复兴或者振兴中华文化与西方的文艺复兴是大不相同的。在晚清以来百余年的时间里，中华文明只是延缓了发展而不是中断。在此以前我们的文化、经济、军事、政治均处于领先。而西方在中世纪罗马帝国以后就进入了轩昂的神权统治，长达千年之久。罗马帝国灭亡的时候，我国正处在鼎盛之极的唐朝，风光无限。虽是世界文化的中心，有人口 100 万、70 多个外国使团、3 万余留学生。这在中世纪来说，是非常了不起的。现在东方睡狮打了一个盹后早已苏醒，傲然屹立于世界之林，真是雄风犹胜昔，万国皆共仰。

以上看来是题外话，但可不是无的放矢。虽然我们现在强大了，但因穷久了，人穷志短，还没有恢复自信，总觉得腰杆挺不起来，自己的东西还是不如外国的好，所以我要大声疾呼，就是要我们找回文化自信，认识自己的价值所在，要昂首阔步向前迈进。

（三）旁观者清，事实胜于雄辩

以上的话，请不要看作自卖自夸。著名文化学者余秋雨先生在一次讲演中说起："听一个外国人讲，中国文化现在真正在国际上叫得响的，只有两个东西……一个是中医中药，一个是中国美食。"这个说法不一定全面，但至少说明中医药对世界是有着强有力的影响。事实上也确是如此。近百年来，多是我们去外国留学，现在来我国留学者也日渐增多，而来留学的以学中文、中医为最多。过去常说"西学东渐"，现在却也出现了"东学西进"。具体表现就是把孔子学院设立到了很多国家。而孔子学院也多是以学中医为主，中医迈开了走向世界的强有力的步伐。平常我们喜欢讲与世界接轨，去国外办孔子学院不是去与国际接轨，而是去铺轨。因为中国医学是基于我们的原创思维，独有的卫生资源，外国没有，则无轨可接，所以我们要去铺轨。这样就会加强外国人认识与接受中医药，将来对世界的影响愈大，对世界的贡献也愈大。当然这也要经过艰苦的努力。需知道，当年所谓"西学东渐"时，那时的传教士、教会医院，到中国来时，他们的困难要多得多，主要靠传教士的虔诚，一步一步走进来。我相信我们的孔子学院一定有好局面，中医之花会开遍全世界。

（四）中医药是伟大的宝库

"中医药是伟大的宝库"是毛主席对中医的评价，也是有真知灼见的评价。著名英国学者李约瑟博士毕生课题研究中国科学史。他在《中国科学技术史》一书中写道："中国古代和中古代的医生和技士们的本领，比大多数汉学家愿意承认的要强得多。人类历史上一些很基本的技术，正是从这块土地上生长起来的。只要深入挖掘，还可能找到更有价值的东西。"智者所见略同。哲人之言，不是随便说的，一言真有大鼎之重。

不要小看中国的四大发明，这些都是李约瑟据说的人类历史上最基本的技术，人类就是靠它们走向文明时代，那时的意义，不比现在任何伟大的发明要差。即使是现在，先进的技术如计算机，亦有说是由德国的莱布尼茨受《易经》的八卦启发创立二进制，才使计算机的发明得以实现。最近发生的震撼人心的事情，屠呦呦是第一个在中国本土进行科研并首次获得诺贝尔科学奖的中国科学家，也是中国医学界迄今获得的世界最高奖项，中医药成果获得的最高奖项。这是中医人的骄傲，是我国国力提升、民族强大的象征，更加证实了"中医药是伟大宝库"的评价。屠呦呦是获诺贝尔奖当之无愧的科学家。她个人的重大贡献是无可置疑的，其背后对我们有着非常重要的启迪。屠呦呦对青蒿的研究，经历 191 次实验方成功，时间实不为短，工作难度很大，取得成果也确实不易。

最近看到《健康报》发表了中国工程院副院长樊代明的文章，引人深思。他的论文中有一段话："体外实验与体内实验的差别有多大，我们从新药创制结果可见一斑。大家知道，在体外的 1 万个有效化合物，真正能有效进入动物体内的仅 250 个左右，能进入人体实验的 50 个，最后能成为药品的只剩 2 个。这个过程耗资 16 亿美元，费时 16 年。"这样看来，屠呦呦的研究幸运得多了。她 1969 年 1 月参加研究，至 1971 年 10 月结束，为期不到 2 年。其可贵之处在于，她们能从中医宝库中去挖掘。说明我们的祖先实在了不起。西晋葛洪的《肘后备急方》距今约 2000 年，其中就记载了治疟成功的经验。

书中说："青蒿一握，以水二升渍，绞取汁，尽取之。"15个字把药物制法、服法说得清清楚楚，最要紧之处，冷水浸渍、绞取汁，就明白地说明不能用高温。屠呦呦失败190次后，查原文，依其用低温提取，一试成功，也就是第191次的成功。这说明学习中医要全面继承的重要意义。

对青蒿素的研究成功欢庆之余，也有人疑虑，担心误读，即忽视中医理论，走入废医存药的歧路。其实只要想清楚了，就不必担心。中医药博大精深，中医学体系是多元包容的，提取青蒿素治疟，只是研究中医药一种新方法而已。从西医看，同化学药没有两样，从中医看，是精制的中药，不要太拘泥了。从中医学的主体思维说，在中医理论指导下的辩证论，或者是复方研究，更符合中医的原创思维。比如，常山是中医治疟的常用药，从实验到临床研究均有效，但副作用很大，主要是呕吐。解放前家父也用过常山治疟，确实有效，在复方中通过配伍，也未发现明显副作用。这可能是中医讲究配伍，有君、臣、佐、使，佐药有减轻或消除其毒性的作用。假如当时的研究用复方，有止呕的药物配伍进去，结果可能不一样。比如，常用的利尿方五苓散，单用茯苓时不利尿，反而还有缩尿的作用。又如当年流行流行性乙型脑炎，用白虎汤治之有效，但拆方实验时，都无抑制病毒的作用，且在石家庄有效，在北京无效。这其中学问大得很，破解它的密码并非易事。现在科学发展得很快，尚无此能力。哲学家刘长林在20世纪80年代说过，再过几十年也许可以。几十年已经过去了，似已看到些许曙光，但要看得清楚，可能还有很长的路要走。

（五）中西文化的差异是中西医学体系差异的原因

首先，引用爱因斯坦的一段话，1953年时他说："西方科学的发展是以两个伟大成就为基础，那就是希腊哲学家发明的形式逻辑体系（在欧几里德几何学中）以及通过系统的实验发现有可能找出因果关系（在文艺复兴时期）。在我看来中国的贤哲没有走上这两步，那是用不着惊奇的。令人惊奇的倒是这些发现在中国全都做出来了。"

我认为，爱因斯坦的话，前一段道出了东西方文化的差异，具体表现在认识、方法论上的差异，后面感到惊奇的话，与其说是对中华文化的了解，不如说是他对中华文化力量的惊叹。

中西文化的差异，其实质是世界观、认识论、方法论上的差异。在世界观上，中国主张天人合一，而西方主张天人相争，争也就是分。一个"合"和"分"，于是从认识论、方法论派生很多差异出来。

因今天主要探讨的是中医学术问题，因此可以以中医学的产生和发展来看中西医的差异所在。

道家对中医学术的影响很大。如老子说："道生一，一生二，二生三，三生万物。万物负阴而抱阳，冲气以为和。"道生一就是一元论的观点，"一"指的是气。道生二即阴阳二气，阴阳二气合而生物。三是代表多，认为"三"是吉利数，多源于此。老子另外一句话也很重要："道法自然。"自然就是客观世界的本来面貌，由此而产生"天人合一"的世界观。其所派生的方法论在医学上表现为：中医是以综合、整体为主的系统方法论，西医是以分析为主的实体论的方法论。

（1）功能与结构的关系：一是有功能必然有结构，但有结构不一定有功能；二是微观不一定体现宏观（只缘身在此山中）；三是现象与本质，现象即是信息。世界由物质、能量、信息三大基本资源组成。有物质不一定有信息，有信息则一定有物质。信息表现为"象"，中医可以说是信息医学，也有称唯象医学。唯象不是落后。粒子物理学的模型也是唯象理论（《现代科学技术进展概论》）。量子力学因量子态的概念表征微观体系状态。状态就是象，象是对信息的观察和收集、处理，上升到如藏象、五行等系统模型。

（2）横与纵：中医认识生理和病理现象，是走的横向铺开的路线。中医属复杂科学，与其他非线性科学一样，均属横向科学。

（3）因与果：审证求因。除外伤外，作用与反作用，反作用本是果，其实就是因（倒推法）。以六淫为例。

（4）和与抗：中国文化以"和为贵"。《素问·生气通天论》云："凡阴阳之要，阳密乃固。两者不和，若春无秋，若冬无夏。因而和之，是谓圣度。"又如《素问·至真要大论》记载："谨察阴阳所在而调之，以平为期。"调而和之，使阴阳维持动态平衡。

最后，用樊代明院士的一段话来概括："西医最大的特点，用最大的精力去研究这种博弈的物质组成及变化，当然也涉及部分功能，这更像科学的方法，所以人家说西医科学，中医的特点是用最大的精力去研究这种博弈的功能表现及其变化，当然也涉及部分物质，因为涉及后者太少，所以不太像科学，于是人家说中医不科学。中医和西医都是研究生命和健康，只

是从不同的角度。中医和西医都是医学，医学不等同于科学。"（《健康报》）

（六）中医诊疗肿瘤两个关键

我原来也医治过不少肿瘤患者。那时湖南省肿瘤医院还没有成立，肿瘤患者到省中医药研究所求治者甚多，都称湖南省中医药研究所为肿瘤研究所。有一次开座谈会，有位老先生半调侃半认真地说："做肿瘤医生难，但也不难。说难，真正治好是很难；说不难，因都把它当绝症，治死了也不怪你。肿瘤科是医闹最少的地方。"那位先生的话，虽说有点调侃，但也是事实。那时西医办法也不多，相对来说中医还有优势。即使是现在，肿瘤虽不能完全叫绝症，应该承认还是很难治的病。现在想了很多办法来治疗，但最重要的还是掌握和处理好"治病救人"与"留人治病"两大关键。

（1）中医治疗肿瘤的两大基本原则：首先，我们看看经典的论述。《黄帝内经》记载："正气存内，邪不可干"，"邪之所凑，其气必虚。"简要地说明了疾病发生发展的机制，同时也指出了正气不足与邪气侵犯是两大主要病因。概括起来，病机和病因就是"虚"和"邪"两个字。再看一段《灵枢·刺节真邪》最早记载的瘤文献："虚邪入于身也深……邪气居其间而不反，发为筋瘤、骨瘤……肉瘤。"这段经文既是筋瘤、肉瘤的最早记载，其病因也明确提到了虚邪，接着也提出了治疗原则，如"大积大聚，其可犯也，衰其大半而止，过则死"。要求治疗要攻伐有度，特别强调"过则死"。现在肿瘤患者因过度治疗而死者时或有之，在 2000 年以前的古人就如此警告过，不能不为之叹服。为什么过者死，因为攻伐过度就要伤其正气，动其根本。本之不存，不死何疑。

由此可知，肿瘤的病因病机既由于正虚邪伤，治疗上也就不外扶正祛邪两大原则。治病救人、留人治病的招数，也就是要正确处理扶正与祛邪两者的关系。虽说是老生常谈，然临床上要掌握好还真不容易。说得直一点，谁能掌握好攻与伐的这个度，斯可以言道矣。

治病救人与留人治病，两者的目的相同，只在处理正邪之间有所侧重而已，可分别述之。治病救人，其目的是"病去则正安"，着眼点在于去病。西医是对抗性治疗，或手术，或化疗，或放疗，视情况而定。中医用以毒攻毒之法亦属此类。如斑蝥、喜树、常春藤的提取物等，特别是用砒霜类治疗急性早幼粒细胞白血病，三品一条枪治疗宫颈癌等。此类治疗应遵守"大积大聚，其可犯也，衰其大半而止”的原则，否则，会犯“过则死”的错误。当然，中医治癌也不只是毒攻一法，辨证与辨病相结合才是主要的方法。在辨证的基础上常加用已证明有效的药物，或攻补兼施，或清毒、解毒，或消散，或软坚，因病制宜，是中医之所长，也是“精准医学”的真谛所在。

留人治病，着眼点在留住人，“皮之不存，毛将焉附”。实际上找中医来看的肿瘤患者或经手术、化疗之后，正气已大伤，或者已经是晚期，手术、化疗均已不可为，攻之只能速其死。此时先留住人，才谈得上进一步救治。要留住人，关键在扶住正气。扶正要中之要，就是要留住胃气。“有胃气则生，无胃气则死”，这是至理名言。不仅因为这是经典的话，而是因为这是在实践中反复证实了的。我举一些在临床实践中的病例加以说明。

一是“养正积自消”。20 世纪 80 年代，我在当科主任（研究室主任）的时候，收治过一个姓陆的患者，已年过半百，是湘潭人，曾参加过抗日战争。在湘雅附二，因纵膈肿瘤，开刀时发现已多处转移，失去手术机会。医生告知最多能活 3 个来月，他不甘心在家等死，恳求住院治疗。虽然知道有“养正消积”的名言，但自己尚无这方面的经验，姑且一试。当时患者正气大虚，食纳又不佳，惟健脾开胃为主治疗，旋即食纳大开，并不要患者忌口。他隔日吃一只鸡，气色转佳，体重增加。3 个月后复查，肿瘤无变化；至 6 个月时，查肿瘤开始缩小；至 1 年时肿瘤已完全消失。此让人难以相信，但又是事实。此患者为湘潭地区一领导，我坚持随访 5 年，一直未复发。这其中还有一条也很重要，就是患者是参加过抗战的老同志，心态很好，说自己已经是九死一生的幸存者，跟着一道出来的战友都牺牲了，就是现在死也算是幸运的。他整天乐呵呵的，还当上了休委会主任，帮助其他人解除心理障碍。这样的例子不多，但还是能证明“养正消积”之说并非虚言。

二是“带瘤生存”。这是中医肿瘤学者对晚期肿瘤提出的概念。晚期肿瘤既已无法斩尽杀绝，中医则通过辨证治疗，采用主要是扶正为主的手段，虽未达到祛邪的目的，至少还可以做到扶正安邪。扶正以安邪是我杜撰的，即扶持正气以敌邪气，处于相对平衡的状态，使症状得到缓解，瘤体稳定。事实上不少的病例是可以做到的。我有一个患者姓曹，是中南大学的教授，家住湘雅宿舍。患晚期肺癌，发现时已不能手术，化疗亦无意义，建议找我治疗。来时咳嗽、胸痛、纳呆、心情沉重。经 3 次处方治疗，咳止痛缓，纳食增加。其实并未用什么特别的药物，也就是香砂六君子加减而已。患者心情舒畅，气色转佳，体重日增。此患者收入我院治疗，与袁主任合作，病情一直稳定。到快 3 年时，有同宿舍医师建言，需要减肥。遗憾的是，遵嘱减肥后，体重是减轻了，可是正气也虚了，经常感冒，病情恶化，细查原因时才道出减肥之事，忙要求其停止，可惜为时已晚，最后患者未死于癌而死于感冒，真使人无限惋惜。我现在还有几个这样的患者，不能尽举。这至少证明我的扶正安邪的方法是可行的。

（2）姑息医学：世界卫生组织将其定义为"对于患者的积极的、整体的关怀照顾，包括疼痛和其他症状的控制，并着重解决患者心理学、社会学等方面的问题。姑息处理的目标是使患者及其家属获得最好的生活质量。姑息处理的很多内容可以与抗癌治疗在疾病的早期同时进行"。对于抗癌的任务由"早期诊断、早期治疗"已改为"肿瘤预防，早期诊断，综合治疗，姑息治疗"4 项。疗效标准的评价体系亦有所调整。降低了肿瘤变化的比重，增加了症状、体力、生存期等变化的比重。我认为，这是在肿瘤治疗中有积极意义的，只是我不太赞成姑息治疗的提法。姑息是姑且求其安，也就是苟且求安之意。应从积极一点来提较好。有人建议改为"舒缓治疗"，尚能符合治疗本意。这方面的治疗，中医有很大的优势，于缓解症状、提高生活质量有很好的疗效，是大家所公认的。特别提一下，癌性疼痛是肿瘤治疗中特别重要的一环。世界卫生组织以一个国家的吗啡消耗量来作为衡量该国癌痛控制水平、规范化治疗的金标准，但其引起的便秘、呕吐、尿潴留，甚至呼吸抑制等副作用不容忽视。其实中医对癌性疼痛也有着很好的疗效，且无其副作用，这也是中医的优势所在，希望引起重视。

（七）现代中医学发展的趋势

中医学经过几千年的发展，至今仍然显示了强大的生命力。但应该知道，任何一门科学真理的认识是一个无限的发展过程，特别是现代科学迅猛发展，中医学面临严峻的挑战与大好的发展机遇。我们必须理清中医学中有几个备受关注的问题，与时代同行，融入现代化发展的轨道。

（1）坚持中医学的原创思维：不要简单地用西方的思维框架标准来评价、解读中国医学，因为这样难免出现误读。有次我出席一个座谈会，会上有人提出中医学仍然属于自然哲学范畴。因为这与中医原创思维大相径庭，有套用西方框框之嫌。我认为有几点可以质疑这种说法。

其一，阴阳五行学说是古代医学家根据"道法自然"的指导思想，观察了大量自然现象，从感性具体，经抽象升华，上升到理性具体，转而指导临床实践所产生的学说。它是构成中医学理论体系重要的基础与核心之一。这里要强调的是，它是属于中医理论体系的范畴，并非哲学的范畴。只是它的理论思维确实符合唯物的、辩证的思想。从这个意义上来讲，说阴阳五行学说包含丰富的哲学理论，也属事实。但又有人评价其不是纯抽象思辨，仍带有物质属性，这就有失公允。因为它是中医学理论，如果脱离了医学的实质内容，那就不称之为医学了。

其二，西方的学说，当然也可以学，"他山之石，可以攻玉"，但不能牵强附会。中国本没有哲学这一词语。哲学一词，源于希腊，晚清黄遵宪、康有为根据日本的翻译而来。以此标准研究中国的哲学，也确实取得了很多成果。然而东方思维走的是理性实用的路线，而没有走西方纯抽象思辨的路线。这就是东西方思维的重要差别。中医的理论思维亦然。这就牵涉到对中华文化的评价问题。这恐非完全用西方的标准，简单可以加以评判的。

自然哲学这一词汇，在欧洲文艺复兴时广为传播，最初是由德国哲学家谢林提出。他把关于物质、自然的哲学称为"自然哲学"。黑格尔的自然哲学是他哲学体系的第二部分，是关于绝对精神转化自然界的学问。当马克思和恩格斯在总结了当时自然科学的成果以后，批判和改造了形而上学和唯心主义的自然哲学，创立了自然辩证法。学者们认为，它是介于哲学和自然科学之间的边缘科学，也是自然科学与哲学没有完全分开的学科，但并未因此而得出是没有分化、落后的评价。

自然科学有其多样性，这应该是客观存在的。现在很多边缘学科的产生，学科之间的界线已非还是非此即彼、非彼即此那样分得清楚。对于中医学术理论是否也是同样一种情况，应得到公允的评价。

（2）中医学的原创思维体现了其实践医学的特点：西方医学的特点是实验医学，起始以解剖学为基础，文艺复兴以后，广泛兴起元素分析方法，以寻找物质基础，从而求得因果关系。西医就是用此本体论的方法，在受控条件下制造模型，进行一系列的实验，将其所得成果用于临床。中医学则不从受控实验取得经验，先民在与疾病作斗争的长期实践中，也就是从自身的试验中积累医学知识，如神农尝百草的传说并非虚言，只是托言其代表而已。它所研究的对象是自身原型而非模型；它是通过临床实践，而不是实验室的受控实验，经过几千年或更长的时间，取得了丰富的临床经验，并从感性认识，上升至理性认识，再回到临床实践。中医学以临床实践为认识的基础和目的，而实践是检验认识正确与否的唯一标准。中医认识疾病，是从临床中生动的直观到抽象的思维，并从抽象的思维再回到临床实践。经历如此漫长而无数反复的证明、认识过程，因而建立了完整的理论体系和丰富的临床经验，成为弥足珍贵的独特医疗卫生资源。因此，我们必须坚持中医的独特思维，很好地继承并不断推向新的发展阶段。

（3）中医学走向现代化的问题：我们提出，既要坚持中医的理论思维，又要实现现代化。有的认为这是悖论，其实这是可以破解的命题。

其一，中医学固然有独特的理论体系，同中华文化一样是开放的而不是封闭的体系。中华文明与中医文化能长盛不衰，其中重要的原因就是其有很大的包容性。以《黄帝内经》为例，它蕴含着鲜明的整体观，同时又带有跨界学科的特点。这部书中，就渗透着当时在天文、历算、地理、气象、生物、物理、心理以及哲学方面的最新研究成果。

有容乃能成其大。中华文化不仅有海纳百川的胸怀，本身也具有很强大的力量，具备足够的信心和勇气，吸纳不同地域、不同民族的文化以充实和发展自己。唐代著名文学家柳宗元有句名言："通而同之。"其意思是，关于学习不同的文化而充实发展自己（同之）。写这些话的意思，说明中医学是一个开放的体系，如同她的母体中华文化一样，是可以广为接纳各种学科、多元包容的体系。她可以学习现代科学包括西方医学，做到通而同之，吸收新的营养以充实壮大自己。其实这也是中医所以能保持青春之道的原因。

其二，学习和借鉴中医学科以外的知识，首先遇到的是如何面对西方医学的问题。物质世界在层次多样性方面是无限的，而事物的每一层次和侧面，都有各自的特殊本质和规律。掌握了这些规律，在此范围内就具有掌控能力。

只要经得起实践的检验，就能称之为科学理论。中医是在整体层次上，或者说是从宏观上把握其对生理病理的规律和本质的认识。在此基础上形成理论，并以之指导临床实践，又通过实践反复证明其确实有效，它就是科学的。

西医学以元素分析的方法，从微观上深入研究，获得了对于微观层面的规律和本质的认识，在指导临床实践中也取得了很大的成功。因此，无论从宏观、微观，对各层次的规律和本质的认识都是对相对真理的认识。有理由说，它们都是科学的。如果只承认一个层次的认识而要否认另一层次的认识，那是片面的，是站不住脚的。从认识论的角度看，分析与综合、宏观与微观、局部与整体，都是有区别，但又相互联系的。如能正确处理，是可以对接的。

提倡西医学习中医，我也不反对中医学习西医。中西结合，绝不应是取消一种认识方法，保留另一种方法。在现在的情况下，需要各自保留其独立性，即使是为了繁荣科学，也不应只允许存在一个学派、一个理论体系。从方法论而言，从分析走向综合、从综合到深入分析，也符合认识过程发展的规律。在各自保持自己特性的前提下，相互吸收，相互补充，相互促进。只有从发展上相向而行，才有可能在现代化的进程中，走上相通而又共荣的道路。但在目前的条件下，我主张学习中医，但要守住自己的主体。我们要的是同化，而不是异化。

其三，随着科学技术的飞跃发展，很多领域的研究日益显露出从文艺复兴时代发展起来的自然科学以分析为主的方法学上的致命弱点。例如，经典物理学关于物体的运动的位置与动量（或速度）的关系并不适用于微观量子力学中海森堡测不准原理，就具体说明了这个问题。

又如经典数学以精确性为特点，但这样的特点对于研究复杂的大系统就不适用，同样对于生命科学也不适用。系统的复杂性与精确性成反比。物理学中的量子力学，数学中的模糊数学是对分析方法所产生的科学必然突破的反映，特别是许多横向学科的兴起，如系统论、信息论、控制论，简称"三论"，对于医学、生物学、工程技术中大而复杂的系统提供了有效的科学研究方法。

上述"三论"有很多重要特点。限于篇幅只提出"三论"有一个共同的基本特点，就是整体观。与上述整体观相一致的"三论"强调综合性。综合是相对分析而言。我们可以清楚地看出，"三论"的基本观点与中医理论的基本观点高度一致，从而有力地证明了中医整体理论的科学性。

这里，还要阐述模糊数学的问题。中医在诊断中应用四诊收集患者的整体信息，应用辨证论治对患者进行整体调理，使患者恢复健康。上述诊治过程都采用模糊语言、模糊逻辑，这也是中医遭到攻击之处，认为中医不精确，从而质疑中医的科学性。但现在数学与物理学的发展证明，这样模糊的逻辑思维有极大的合理性。数学的发展表明，在处理复杂动态的大系统中，复杂性、精确性难以相容。系统越复杂，越不能用精确性很高的传统数学来处理。因而，模糊数学、模糊逻辑、模糊语言是处理复杂、动态大系统的有力工具。人的生命活动是最为复杂的、动态的大系统，因此，也必须应用模糊数学、模糊逻辑、模糊语言。而且人的大脑有处理模糊信息的能力和特点。所以中医在诊治过程中，应用模糊语言、模糊逻辑是科学而合理的。

自然界本身是一个极为复杂的动态的大系统。它的信息本身就具有一定的模糊性，而且正也是自然界的本来面貌。精确性极高的传统数学只是复杂现象的简化模型。因此，传统数学是低级阶段，而模糊数学则处于较为高级的阶段，当然它还在不断发展中。

现代科学的迅猛发展，对中医学的发展提出了挑战，也为其发展迎来了大好机遇。我们要很好地找准与中医学契合高的现代科学的方法、途径，融入和走向现代化，以迎接将取得新的发展的明天。

（刘祖贻）

方药心得

第一节　药用点犀

一、解表药

麻　黄

麻黄为麻黄科植物草麻黄、中麻黄或木贼麻黄的干燥草质茎；辛、微苦，温，归肺、膀胱经。功能发汗散寒，宣肺平喘，利水消肿，利尿止遗；用于风寒感冒、胸闷喘咳、风水浮肿等证。

生麻黄发汗平喘力强，刘老常用于治疗风寒感冒见无汗、恶寒、头痛身痛者，及支气管哮喘见喉中喘鸣者。治外感常用剂量为 6~12g，配伍桂枝、白芍等解表散寒。临床多有畏麻黄之升压、过汗、致心律失常等副作用而不用者，但刘老临证多据辨证使用，极少有出现不良反应者，即使高血压患者有寒邪郁闭证亦可用之，并可嘱患者如出现血压过高、心悸等即减量或停药。

蜜炙麻黄宣肺止咳作用较柔和，适用于小儿、老人或体虚者。用于外感风寒所致急起咳嗽者，常合杏仁、甘草入方。外感所致咳嗽经十余日仍未止，如仍有恶风寒表证者，仍以宣肺为法，可选用蜜炙麻黄。

该药用于缩泉止遗尿，为刘老受"提壶揭盖"法启发所得。"提壶揭盖"原治气郁癃闭。刘老认为，膀胱为肾所主，小溲失禁如同癃闭一样均为膀胱开合失司所致，老年、妇女咳则小便出，小儿尿床经年不止，为肾虚无疑。

但临床仅用补肾敛涩之品有时效果不佳。肺主气机且利水道，而小溲失禁亦为小便不利，故刘老借用"提壶揭盖"法，用麻黄宣肺缩泉，方中配桂枝、肉桂，效果更佳。

刘老强调本品发汗宣肺力强，凡表虚自汗、阴虚盗汗及肺肾虚喘者慎用。

桂　枝

桂枝为樟科植物肉桂的嫩枝；辛、甘，温，入心、肺、膀胱经。有发汗解表、温通经脉、通阳化气等功效；主治风寒表证，寒湿痹痛与经闭腹痛、痛经，水湿停滞所致的痰饮喘咳，以及小便不利等症。

关于桂枝的功效，《本经疏证》云："盖其用之之道有六：曰和营，曰通阳，曰利水，曰下气，曰行瘀，曰补中。"刘老在临证中尤喜以温通止痛、温阳补中、和营通脉之用，治疗寒郁膀胱经、中阳虚衰、瘀血阻滞等证。桂枝善入营分，与祛风通经药配伍，可温经散寒，能治疗风寒湿痹或肩背、肢节酸痛等症，于阴湿天症状加重者尤为合适；与温里药配伍，意在温补阳气，如桂枝配干姜意在解表温里而振奋中阳，与附子相伍可温心肾之阳，起到强心回阳的作用；与活血化瘀药配伍，意在通阳化瘀，如桂枝配桃仁可通脉行瘀；与收敛药物配伍，意在能敛能潜，如桂枝配龙骨、牡蛎，意在固涩潜阳，使得肾水上济，心火下降；与散结化痰药配伍，意在宣散郁阳，如桂枝配薤白，意在通阳散结通胸痹；与养血活血药配伍，意在和营通脉，如桂枝配当归、白芍，意在温经散寒、活血通脉。刘老提醒：本品辛温助热，易伤阴动血，凡阴虚火旺、血热妄行等证宜慎用，或配合白芍、生地黄、白茅根等制约其燥动之性。

紫　苏

紫苏为唇形科植物紫苏的茎、叶；性味辛，温，入肺、脾经。既能发汗解表，又可行气宽中；主治感冒风寒，呕恶，饮食不慎引起的呕恶、脘腹痛等。紫苏叶、茎、种子都能入药，药性较平和，且栽种简便，湖湘山野间多处可见，其价廉而效佳。

《本草正义》谓："紫苏，芳香气烈。外开皮毛，泄肺气而通腠理；上则通鼻塞，清头目，为风寒外感灵药；中则开胸膈，醒脾胃，宣化痰饮，解郁结而利气滞。"紫苏叶主要入肺经，走上焦，宣肺散寒力较强，用于感冒之外感风寒证，常与荆芥配伍，可代替麻黄、桂枝之用，对于体虚感寒者尤为适用；用于风寒束肺之咳嗽，刘老常与防风、杏仁伍用，认为其宣肺散寒，有三拗之功，且药性平和，对于体虚而不宜用麻黄剂者颇为适宜。紫苏梗入脾经，走中焦，理气宽中、醒脾和胃力量较强，脾胃气滞、脘闷不适、恶心呕吐者宜用，刘老常与法半夏、陈皮、大腹皮等配伍，且提示不宜久煎。

防 风

防风为伞形科植物防风的根；其性味辛、甘，温，入膀胱、肺、肝、脾经。它有散寒解表、胜湿止痛、祛风止痒、疏肝解痉等功效，常用于风寒头身痛、风寒湿痹痛、四肢挛急、皮肤瘙痒等。

防风性甘缓不峻，微温不燥，药性平缓，为风药中之润剂，与其他风药相比少有升散太过、耗伤正气之虞，所以有着更为广泛的适用范围，可以用于治疗各种风证，无论是外风还是内风，是风寒还是风热，均可随证配伍使用。张元素言其"乃治风通用之药"，《本草汇言》谓之："主诸风周身不遂，骨节酸痛，四肢挛急，痿痹痫痉等症。"因其为治风要药，刘老常用该药治疗多种过敏性疾病。如配荆芥、生地黄、牡丹皮、乌梅等，治疗荨麻疹、过敏性紫癜；与连翘、辛夷等相伍，治疗过敏性鼻炎。此外，还用于治疗风邪袭表之痛证。如与荆芥、羌活、前胡伍，用于风寒头痛、身痛；配荆芥、金银花、薄荷、连翘，治疗风热头身痛；配羌活、独活、秦艽，用于风寒湿痹。刘老应用防风治风时注重分经论治，随证配伍引经药。如配伍羌活，入太阳经；配伍白芷，入阳明经；配伍川芎，入少阳、厥阴经；配伍细辛，入少阴经等。

细 辛

细辛为马兜铃科植物北细辛、汉城细辛或华细辛的干燥全草；性味辛，温，有小毒，入心、肺、肾经。该药有散寒止痛、祛风通窍、温肺化饮的作用；主治风寒头痛、牙齿疼痛、风湿痹痛、胸痹疼痛及鼻塞鼻渊、痰饮咳喘等。

《珍珠囊补遗药性赋》谓其"主少阴苦头痛"，《药性论》谓其"除齿痛，主血闭、妇人血沥腰痛"，《神农本草经》谓其"主咳逆，头痛脑动，百节拘挛，风湿痹痛"。说明细辛温散风寒湿邪力强，善能通窍止痛，用治风寒所致之鼻塞、头痛，及寒包火之牙痛，并擅治寒犯少阴、阳虚外感等证，有蠲痹止痛之作用。药理研究表明，细辛挥发油有较强的解热、局部麻醉、镇痛作用，亦提示该药有良好的止痛功效。刘老运用细辛治疗各种痛证，取得理想疗效。如配伍川芎、荆芥、防风、羌活，用于风邪头痛；配川芎、防风，用于风寒湿痹痛；配附子、肉桂，用于阴寒腹痛；配薤白、桂枝、丹参，用于胸痹心痛；配白芷、升麻等，用于齿龈肿痛；配石膏、黄芩，用于胃火牙痛；配麻黄、干姜、五味子，用于痰饮胸痛；配麻黄、附子，用于素体阳虚、外感风寒之头痛。在用量上，刘老认为"细辛不过钱"之古训实为散剂用量，一般入煎剂，其常规剂量为3~9g，未观察到不良反应。

辛　夷

辛夷为木兰科植物望春花、玉兰或武当玉兰的干燥花蕾；辛，温，入肺、胃经。功能散风寒，通鼻窍；主治鼻渊头痛，鼻塞不通，时流浊涕，齿痛等。

本药性味辛温，性疏散而宣通，能通巅顶去重浊，《滇南本草》谓其"治脑漏鼻渊，祛风"。刘老认为其散风止痛功能得益于其独特的通窍功效，常与苍耳子、白芷、藿香配伍，治疗鼻塞不通、鼻渊流涕之头痛。

白　芷

白芷为伞形科植物兴安白芷、川白芷、杭白芷或云南牛防风的根；辛，温，入肺、脾、胃经。功能祛风解表，散寒燥湿止痛，消肿排脓；主治风寒头痛，阳明经头痛，眉棱骨痛，齿痛，疮疡肿痛，寒湿腹痛，以及痔漏便血，寒湿带下，皮肤瘙痒，鼻渊，疥癣等。

刘老用心研习关于白芷止痛功效的文献，临证善于通过不同的配伍发挥白芷的止痛作用。《名医别录》谓其治"两胁满，风痛头眩，目痒"，临床常与防风、羌活、细辛配伍治疗风寒头痛。《本草纲目》言其"治鼻渊鼻衄，齿痛，眉棱骨痛"，临床常单用或配川芎、辛夷、苍耳子、防风，用于阳明经头痛、眉棱骨痛、齿痛。《日华子本草》谓其"治目赤胬肉……止痛生肌"，故常与金银花、赤芍、天花粉配伍治疗疮疡肿痛，与瓜蒌、贝母、蒲公英配伍治疗乳痛肿痛。《药性论》言其"疗妇人沥血，腰腹痛"，常配白术、苍术、海螵蛸，治疗寒湿带下之妇女腰痛、小腹痛，配伍黄柏、椿根皮，治疗湿热带下之妇女腰腹痛。刘老提醒，因其性味辛温，阴虚血热者忌用。

薄　荷

薄荷为唇形科植物薄荷的茎叶；辛，凉，入肺、肝经。功能疏散风热，清利咽喉；主治感冒风热、温病初起有表证者，咽喉红肿疼痛，麻疹透发不畅。

刘老认为本品辛凉，其气芳香，轻清凉散，善于疏散在上在表之风热，正如《本草备要》所言，该药能"消散风热，清利头目"，主治"头风头痛，中风失音，痰嗽口气，语涩舌胎（含漱），眼耳咽喉，口齿诸病"。配荆芥、桑叶、菊花、牛蒡子，用于风热表证，咽痛音哑，头痛目赤等；配紫苏、羌活，用于风寒感冒，身不出汗；配牛蒡子、马勃、甘草，用于风热咽痛，兼有疏散风热作用；配荆芥、牛蒡子、蝉蜕，助麻疹透发。

现代药理研究也证实，少量薄荷内服既可扩张皮肤血管，促进汗腺分泌，还有兴奋中枢的作用，并能麻痹神经末梢而产生止痛、消炎、止痒的作用。外用能收缩皮肤黏膜血管，使局部产生舒适清凉感。

蝉　蜕

蝉蜕为蝉科昆虫黑蚱等的幼虫羽化后所脱落的皮壳；甘，寒，入肺、肝经。功能散风热，利咽喉，退目翳，定惊痫；主治外感风热，发热恶寒，咳嗽，风疹，皮肤瘙痒，麻疹透发不畅，咽喉肿痛以及音哑、目赤肿、翳膜遮睛、破伤风、小儿惊风、夜啼等症。

刘老根据蝉性善鸣的特点，取类比象，用以开音利喉；蝉蜕轻清疏透，用以通络利窍等，灵活配伍，广泛应用于临床，殊有卓效。根据现代药理研究，蝉蜕含有甲壳质，甲壳质具有镇静、抗惊厥、降低横纹肌紧张度、降低反射反应等作用，故还用于惊风、抽搐等症。常与薄荷配伍，用于风热表证；配牛蒡子、薄荷，用于皮疹初起透发不畅者；若热盛疹出不畅，又可配紫草、连翘；配薄荷、牛蒡子、连翘、桔梗、甘草，具有疏风热、利咽喉之作用；配桔梗、木蝴蝶、胖大海，用于音哑，取其宣肺开音之功；配菊花、谷精草、白蒺藜，用于风热引起的目赤、翳障及麻疹后目生翳膜；用大剂量，并配玉米须、龙葵等，治疗蛋白尿；配钩藤，用于惊风、小儿夜啼出现惊痫不安等；配全蝎、蜈蚣等，用于痫证抽搐。

蔓 荆 子

蔓荆子为马鞭草科落叶小灌木植物单叶蔓荆和蔓荆的果实；苦、辛，微寒，入膀胱、肝、胃经。功能疏散风热，祛风止痛，清利头目；主治外感风热所致的头昏头痛、偏头痛，风热上扰所致的目赤肿痛、齿痛，以及风湿痹痛。

刘老认为，蔓荆子辛、苦，寒，体轻质浮，味辛能疏泄，苦寒能清热，轻浮主上行。古言"诸子皆降，蔓荆子独升"，道出了其能升达头面诸窍的特性，故蔓荆子功擅清利头目诸窍。《名医别录》言其"主风头痛，脑鸣，目泪出"，《珍珠囊》言其"疗太阳头痛，头沉昏闷……凉诸经血，止目睛内痛"。

现代药理研究证实，蔓荆子含挥发油、生物碱、黄酮类、维生素A等，其水煎剂及提取液有明显的镇痛、镇静、消炎作用，并能调节体温中枢，有退热作用。刘老喜用蔓荆子治疗头目诸窍疾病，还用其引经为使。常与防风、菊花、川芎配伍，治疗外感风热头痛；与菊花、蝉蜕、白蒺藜配伍，治疗风热目赤肿痛。

柴 胡

柴胡为伞形科植物北柴胡、狭叶柴胡等的根；辛、苦，凉，入肝、胆经。功能和解表里，疏肝理气，升举阳气；用于外感发热及寒热往来、口苦、耳聋、目眩、胸胁满痛、头痛、下利脱肛、月经不调、阴挺等病症。

柴胡苦辛微寒，气味俱薄，轻清升散，最善疏泄，专入肝、胆二经，既可解表退热治疗外感，又可疏肝解郁治疗内伤。刘老指出，柴胡治疗外感的作用机制与一般的解表药不同。柴胡主要是通过和解少阳枢机，助太阳发散表邪，达到解表退热之功效。用于退热时，柴胡剂量宜大，可用至15~30g，常与黄芩、葛根、羌活、法半夏等配伍。另外，柴胡解表宜用生品，不宜选用炮制品。

柴胡治疗内伤杂病，主要体现在调节情志与胃肠功能两个方面。五脏之中肝主情志、主疏泄，柴胡具有助肝疏泄、畅通全身气机的功能，故谓柴胡具有疏肝解郁之效，常与香附、合欢皮、当归、白芍、薄荷、百合等配伍应用。脾胃的运化功能和气机升降也有赖于肝的疏泄条达，故谓柴胡具有疏肝和胃之效，常与法半夏、陈皮、砂仁等配伍应用。柴胡入肝经，而肝气主升，此药也有升提之用，如治疗中气下陷之补中益气汤、升陷汤均有此意，但其量宜轻，为10g以下。

此外，因肝体阴而用阳，以藏血为本，以疏泄为用。肝血充足，肝之疏泄功能才能正常发挥。所以柴胡作疏肝之用时，宜配伍当归、白芍、酸枣仁、夜交藤等补养肝血，使其既能疏肝畅气，又无耗伤肝阴肝血之虞。刘老提醒阴虚阳亢、肝风内动、阴虚火旺及气火上逆者忌用或慎用。

葛 根

葛根为豆科植物葛的块根；甘、辛，平，入脾、胃经。功能解肌退热，发表透疹，升阳止泻，除烦止渴；主治发热、风寒或风热头痛、项背强痛、泄泻、痢疾、斑疹不透、烦热消渴等。

刘老认为，葛根除解肌退热、生津止渴、发表透疹、升阳止泻之功效外，尚有舒经通络、活血通脉之作用。早在《神农本草经》就有葛根治"诸痹"的论述。对于风湿邪气痹阻经脉、经脉拘急不通之头身疼痛、颈项强直者，刘老常重用葛根至30g，并与威灵仙、羌活、伸筋草等配伍，达到舒筋脉、通经络、解痉挛、柔痉缓急之效。

现代药理研究发现，黄酮苷、葛根素是葛根的主要有效药用成分，均具有扩张血管、降低血液黏度、改善血液循环等功能。据此，对于瘀血阻络之心脑血管病，症见头痛、眩晕、胸痹、肢体麻木不遂等，刘老也常重用葛根至30g，并与丹参、三七、山楂等配伍，达到活血化瘀、通经活络之效。

升 麻

升麻为毛茛科植物升麻、大三叶升麻、兴安升麻的根状茎；辛、甘、微苦，凉，入肺、脾、胃、大肠经。功能发表透疹，升阳举陷，清热解毒；主治斑疹不透、风热头痛、喉痛、阳明热邪头痛、胃火牙痛、热毒疮疡肿痛，以及久泻久痢、脱肛、妇女崩漏、带下、子宫下垂等。

升麻甘辛微寒，质地空疏，具有轻清升散之性。刘老受《本草纲目》关于升麻"治阳陷眩晕，胸胁虚痛"之记载启发，临证应用升麻升发脾胃清阳之气，升阳举陷，常与党参、黄芪、白术、柴胡等配伍，治疗脾胃气虚、中气下陷之胃下垂、久泻久痢、短气倦怠、子宫脱垂、脱肛等病症。

除作升清之用外，刘老认为，升麻是清热解毒之良品。正如《神农本草经》谓："升麻，味甘辛，主解百毒，杀百老物殃鬼，辟温疾、障、邪毒蛊。"《名医别录》言："（升麻）主中恶腹痛，时气毒疠，头痛寒热，风肿诸毒，喉痛，口疮。"临床常与蒲公英、露蜂房等配伍发挥其清解热毒之用。升麻为头面部、阳明经、太阴经的重要引经药。李东垣《脾胃论·长夏湿热胃困尤甚用清暑益气汤论》："（升麻）乃足阳明、太阴引经药也。"所以当头痛、头晕、齿痛、口舌生疮、咽喉肿痛等头面部疾病辨证属阳明经、太阴经时，刘老往往使用升麻为使药以引经。另外，刘老还非常注意升麻药量与升降浮沉之间的关系。升麻用量一般都较轻，一般为3~6g，轻者上升也，取其升清、上升之意。但取其清热解毒之效时，宜重用，其功效并非如李杲所言"发散阳明风邪，升胃中清气，又引甘温之药上升，以补卫气之散而实其表"，一般用至15~20g，尤其用于头面部热毒多有良效。

二、清热药

石　膏

石膏为硫酸盐类矿物石膏的矿石；辛、甘、寒，入肺、胃经。功能清热泻火，清肺胃热，收湿敛疮。生用清热泻火、除烦止渴，煅用生肌敛疮；主治高热大汗、烦躁口渴、胃火头痛、牙痛、口舌生疮，外治痈疽疮疡、溃不收口、汤火烫伤。

柯琴曰："石膏为清火之重剂，青龙、白虎皆赖以建功，然用之不当，适足以召祸。"危言耸听，故今医者多不敢用。刘老认为，石膏并非大寒之品，其性辛凉，清热郁火之力尤强，如治疗外邪闭肺之名方麻杏石甘汤，更有治风寒束表之大青龙汤，并非气分之实热，而仍用该药，故可知其非大寒重剂。或谓其寒凉伤阳、苦寒败胃，而刘老临床据证用之，少有伤胃气之弊，即使服用月余，亦未见明显脾胃不适者。刘老临床用其治疗寒包火之头痛、牙痛，亦用于清泄肺胃气分实热。该药确系治疗肺热咳喘、胃热口渴、实热疼痛等病症的要药。《名医别录》言其"除时气头痛身热"，《本草再新》谓其"治头痛发热，目昏长翳，牙痛"。

其用量宜重，多用15~30g，甚则可用至60g，入汤剂中与诸药同煎即可。脾胃虚寒及阴虚内热者慎用。

生 地 黄

生地黄为玄参科植物地黄晒干的块根；甘，寒，入心、肝、肾、小肠经。功能能滋阴凉血；适用于热病发斑疹、身热舌绛，或热病伤阴、低热不退、舌红、口干、唇燥，以及血热妄行等症。

《药性赋》关于生地黄的记载"味甘、苦，性寒，无毒。沉也，阴也。其用有四：凉心火之血热，泻脾土之湿热，止鼻中之衄热，除五心之烦热"，明确地总结了生地黄凉血清热的功效。刘老利用生地黄此功能治疗顽固性皮肤疾病，积累了丰富的临床经验，如重用生地黄（15~30g）治疗银屑病。刘老认为，皮肤病血热所致者颇多，生地黄"内专凉血滋阴，外润皮肤荣泽"，常与牡丹皮、赤芍配伍，收效满意。通过精妙配伍，还可治疗其他虚实热性病证。如配玄参，则滋阴降火，用治咽喉焮肿；配牡丹皮、赤芍，则清热凉血，用治热入营血；配白茅根、侧柏叶，则凉血止血，用治血热妄行；配石斛、麦冬，则清热生津，用治热病伤津。刘老提醒脾虚湿滞、腹满便溏者不宜使用。

苦 参

苦参为豆科植物苦参的根；苦，寒，入心、肝、小肠、大肠、胃经。功能清热燥湿，祛风杀虫；主治湿热下利、黄疸、赤白带下、阴部瘙痒，及周身风痒、疥疮顽癣、麻风等症。此外，本品又能清热利尿，可用于湿热内蕴的小便不利。

刘老认为，苦参功善清化湿热，并能导湿热渗于下窍，故适用于湿热下利、黄疸、赤白带下、阴部瘙痒诸症，常与黄柏、龙胆草等合用。另外，苦参祛风化湿兼能杀虫。现代药理研究证明，苦参含苦参碱，对多种皮肤真菌、结核杆菌均有抑制作用。所以，治疗周身风痒、疥疮顽癣、湿疹、瘙痒等皮肤病症是苦参的又一特长，临证常与赤芍、地黄、白鲜皮等配伍。此外，心之味为苦，苦参味极苦而入心，刘老常用其治疗心悸、心律失常等病症。如《神农本草经百种录》谓："苦参，专治心经之火，与黄连功用相近。"刘老提示，苦参苦寒伤胃，如服药后影响胃纳脾运，则当减量或停用。

败 酱 草

败酱草为败酱科植物白花败酱、黄花败酱或其近缘植物的带根全草；苦，平，入肝、肾、大肠经。功能清热解毒，排脓破瘀止痛；主治肠痈、下利腹痛、产后瘀滞腹痛、目赤肿痛、痈肿疼痛。

败酱草苦辛微寒，解毒散结作用较强，可以治疗各种热毒病证，但要注意辨病位，灵活配伍。如伍薏苡仁、附子，主治肠痈腹痛；配鱼腥草、芦根、桔梗，主治肺痈；配鱼腥草、青黛、紫花地丁，主治痈疽疮毒、目赤肿痛。另外，刘老认为其尚有祛瘀止痛之功效，正如《药性论》所言："治毒风顽痹，主破多年瘀血，能化脓为水。及产后诸病。止腹痛余疹、烦渴。"与当归、川芎配伍，治疗瘀滞胸痛；与红花、山楂配伍，治疗产后腹痛；与乳香、没药配伍，主治跌打损伤、瘀肿疼痛。

重　楼

重楼，又名蚤休，为百合科植物重楼的根茎；苦，微寒，有小毒，入肝经。功能清热解毒，消肿，解痉；主治热毒疮疡、恶疮、咽喉肿痛、蛇虫咬伤、癌肿、小儿高热惊风抽搐。

刘老认为本品有较强的清热解毒作用，正如《本草正义》所言："蚤休，乃苦泄解毒之品……其专治痈肿，则苦寒清热，亦能解毒。"常与金银花、连翘等配伍应用，治热毒疮疡；与鬼针草等同用，治毒蛇咬伤；用于癌肿，常与石见穿、半枝莲、白花蛇舌草等药配伍。现代药理研究证明，重楼抗菌谱广，抗菌力强，还有镇痛、镇静、镇咳、平喘等作用。刘老结合自己多年的临床摸索发现，重楼具有止咳平喘之功效，并从两方面阐释理由：邪气入肺，多结为热毒，伏而不出，故咳嗽难止，当用清解散毒之品，疗效方著；此外，重楼除解毒抗炎外，尚可平喘解痉，有良好的止咳作用，对于咳嗽，包括痉挛性咳嗽，效果均佳。另外，刘老用其解毒作用治疗恶性肿瘤时用量较重，可用至30g，认为重楼虽有小毒，但临床使用较安全，因癌肿毒深缠结，非重剂不能达效。

黄　连

黄连为毛茛科黄连属植物黄连、三角叶黄连、峨嵋野连或云南黄连的根茎；苦，寒，归心、肝、胃、大肠经。功能泻火解毒，清热燥湿；主治心烦不寐，胃热呕吐，消渴，热泻腹痛，血热吐血，咽喉肿痛，痈疽疮毒肿痛，汤火烫伤疼痛等。

黄连味苦、性寒，善泻火解毒。刘老认为，治疗火热毒盛证，需注意明确热邪所在部位，根据不同的邪患部位选用不同类型的配伍。对于心胃火热而致的口舌生疮、目赤牙痛、尿赤便秘等症，常与生地、木通、黄芩、生大黄等配伍同用。对于肺胃热盛所致烦渴、多食善饥之消渴，常与沙参、枸杞等配伍。如血分热毒郁积而生疮疡疖肿等症，常与黄芩、栀子、赤芍、紫花地丁、金银花、连翘等配伍同用。如温病热邪入心所致的神昏谵语、烦躁不宁、汗出口渴、身热、舌红等症，常与郁金、石菖蒲、连翘、犀角（现用适量水牛角替代）、生地等配伍同用。对于心热亢盛而致的心烦失眠、口干舌红、尿黄、脉数等症，常与栀子、生地、甘草梢等配伍同用。对于热邪结滞于胃脘而见心下痞满、脘腹热痛等症，常与厚朴、枳实、半夏、陈皮、生大黄等配伍同用。治疗肝热目疾，常与草决明、密蒙花、夜明砂、茺蔚子、柴胡等配伍同用。

黄连功擅清热燥湿，与黄芩、黄柏相比，作用偏于中焦，主要治疗湿热积滞而致的泄泻、痢疾、黄疸，常与木香、白芍、当归、黄芩、白头翁等配伍同用。刘老通过配伍扩大了其治疗范围，如与偏于清下焦湿热的黄柏配伍，治疗湿热下注所致的妇女带下证、淋证等；与偏于清上焦湿热的黄芩配伍，治疗上焦湿温及痰热蕴肺证。刘老强调，黄连虽性味苦寒，但可厚肠胃，不仅不会寒伤脾胃，反而能治胃痛腹泻，故对于胃热肠寒之错杂病证，尤为适宜。刘老提醒其用量以较少为宜，一般 3~5g 即可，但用于糖尿病、心律失常等，可加大剂量至 20g，脾胃虚寒者忌用。

三、泻下药

大　黄

大黄为蓼科植物掌叶大黄、唐古特大黄或药用大黄的根茎；苦，寒，入胃、大肠、肝经。功能清热通便，泻火解毒，逐瘀通经，利湿退黄；主治实热便秘，腹痛谵妄，火热吐血，痢疾腹痛，暴眼赤痛，淋痛，痈疡肿痛，烫伤疼痛，及黄疸、时行热疫等。

刘老总结大黄主要具有三大功效：通便、解毒、逐瘀。其性味苦寒，性猛善走，既可涤荡肠胃实热，以治实热便秘、食积泻痢，又可清泄实热，以治痈肿疮毒等。临证常与芒硝、枳实、厚朴等配伍，治疗胃肠实热便秘、腹痛拒按，甚至壮热不退、神昏谵语；如属寒积腹痛便秘，则与附子、细辛等温通药物配伍；配芍药、黄连、木香，治疗湿热积滞不化，腹痛泻而不爽之症；配伍黄连、黄芩，治疗目赤肿痛，胃火牙痛；配芒硝、牡丹皮、桃仁，治疗肠痈腹痛。此外，制大黄入血分，具有活血祛瘀的作用，可治疗各种瘀血阻滞病证。配当归、红花等，治疗瘀血闭经；配桃仁、红花、穿山甲，治疗跌打损伤，瘀血肿痛；配茵陈、栀子，治疗湿热蕴结，黄疸胁痛。刘老提醒，本品常规剂量为5~15g，少量大黄（3~5g）可以健胃，但量大则相反，故脾胃虚弱者慎用；且善活血化瘀，孕妇、月经期、哺乳期慎用。

四、祛风湿药

独　活

　　独活为伞形科植物重齿毛当归、毛当归、兴安白芷、紫茎独活、牛尾独活以及五加科植物食用楤木等的根及根茎；辛、苦，温，入肾、膀胱经。功能祛风，胜湿，止痛；主治风寒湿痹疼痛、腰膝酸痛、手脚挛痛、头痛、齿痛。

　　独活在《神农本草经》中被列为上品，又名"独摇草"，因其"一茎直上，不为风摇"而得名。其味辛、苦，性微温，芳香四溢，苦燥温通，能温通百脉，调和经络，通筋达骨节，可通达全身，更善下行，升中有降，因而具有祛风胜湿、宣痹止痛之效，临床常用于治疗风湿痹痛、腰膝酸痛、两足沉重疼痛、动作不利等症；又能发表祛风，胜湿止痛，用于治疗头风头痛、风寒表证及表证夹湿。独活作用较广泛，虽然表证、里证均可治，上下全身均可达，但主要作用方向偏里、偏下行，《本草正义》言其"专理下焦风湿，两足痛痹，湿痒拘挛"，即含此意。临床上，刘老擅用此药治疗腰痛症，如配伍桑寄生、威灵仙、粉防己等，对腰椎间盘突出症引起的急性腰腿痛效果良好。

威　灵　仙

　　威灵仙为毛茛科植物威灵仙的根；辛、咸，温，有小毒，归膀胱经。功能通络祛风止痛，消痰散积；主治腰膝冷痛、顽痹疼痛、乳蛾肿痛，及脚气、疟疾、癥瘕积聚、破伤风、白喉、诸骨鲠咽等。

　　《药品化义》谓威灵仙："性猛急，善走而不守，宣通十二经络。主治风、湿、痰壅滞经络中，致成痛风走注，骨节疼痛，或肿，或麻木。"朱丹溪说：

"威灵仙属木，治痛风之要药也，在上下者皆宜，服之尤效。其性好走，亦可横行。"刘老常用该药治疗多种躯体痹证、痛证。认为威灵仙辛散走窜，性温通利，能通行十二经，既可祛在表之风，又能化在里之湿，还能通经达络止痛，可宣可导，因风湿痹痛等所致肢体顽痛的病机关键是经络气血凝滞不通，威灵仙以"开通"见长，故能建功。现代药理研究也证实，威灵仙总皂苷具有明显的抗炎镇痛作用。刘老提醒气虚血弱者慎服。

防 己

防己为防己科植物粉防己、木防己及马兜铃科植物广防己、异叶马兜铃的根；苦、辛，寒，入膀胱、肾、脾经。功能祛风止痛，利水消肿；主治风湿痹痛，及水肿、腹水、脚气浮肿、癣疥疮肿等。

刘老认为应用防己需注意几点：首先，宜区分汉防己（粉防己）和木防己（广防己），二者功能主治有区别，不能混淆运用。汉防己作用偏重于利水消肿，常与黄芪、白术配伍治疗水肿、小便不利伴汗出恶风、脉浮身重者；常与葶苈子、椒目等配伍治疗痰饮、肠间有水气；常与槟榔、木瓜、木通配伍治疗脚气浮肿。木防己作用偏重于祛风止痛，常与秦艽、知母、薏苡仁等配伍，治疗湿热痹痛；常与附子、肉桂配伍，治疗寒湿痹痛。其次，宜注意广防己的肾毒性。马兜铃酸是广防己的主要成分，其药理作用广泛，有抗感染、抗癌、增强细胞免疫等功能，可广泛应用于风湿及泌尿系统等多种疾病，但使用不当也可导致肾间质纤维化、肾小管上皮细胞损伤、肾血管壁缺血等肾毒性病理改变，因此应监测肝肾功能，避免大剂量、长周期使用。

蚕 砂

蚕沙为蚕蛾科昆虫家蚕蛾幼虫的干燥粪便；甘、辛，温，入肝、脾经。功能祛风除湿，和胃化浊；治风湿痹痛、腰脚冷痛、头风头痛，及皮肤不仁、关节不遂、吐泻转筋、烂弦风眼、风疹瘙痒等。

刘老认为，蚕沙善除湿，内湿、外湿均可应用。功能燥湿祛风，适宜于由风湿所致的全身痹痛，又善化胃肠湿浊，用于治疗湿浊内阻所致的霍乱吐泻、转筋腹痛等，正如《本草再新》所言："治风湿遏伏于脾家，筋骨疼痛，皮肤发肿，腰腿疼痛"。常与防己、薏苡仁、滑石等配伍，治疗风湿痹痛、肢体不遂；常与黄芩、木瓜、吴茱萸等配伍，治疗湿浊内阻而致的吐泻腹痛转筋；与升麻、连翘等伍，用于治疗口疮。刘老提醒其常规用量多为 5~15g，包煎。

狗 脊

狗脊为蚌壳蕨科植物金毛狗脊的根茎；苦、甘，温，入肝、肾经。功能祛风湿，健腰膝，利关节，温肾止痛；主治腰背酸疼、膝痛脚弱、寒湿痹痛，及遗精、白浊、带下、尿频、遗尿等。

刘老认为，狗脊既甘温补益，又苦温燥湿，能补能行。《神农本草经》言其"主腰背强，机关缓急，周痹寒湿，膝痛"，《玉楸药解》又言其"泄湿去寒，起痿止痛，泄肾肝湿气，通关利窍，强筋壮骨，治腰痛膝疼"。狗脊具有明显的强腰膝止痛、祛寒除湿通络作用，配伍杜仲、续断、牛膝，用于肝肾亏虚之风湿痹痛；配木瓜、五加皮、杜仲，用于腰痛；配萆薢、菟丝子，用于腰膝酸痛。刘老提醒肾虚有热、小便不利或短涩黄赤者慎用。

寻骨风

寻骨风为马兜铃科植物绵毛马兜铃的根茎或全草；辛、苦，平，入肝经。功能祛风湿止痛，通经络；主治风湿关节痛、跌打损伤疼痛、胃痛、腹痛、牙痛、疝痛，以及肢体麻木、筋脉拘挛、疟疾、痈肿等。

刘老认为寻骨风的主要功效是祛风除湿通络，治疗风湿痹痛。正如《饮片新参》言其"散风痹，通络，治骨节痛"，《江西民间草药》谓其"治疟疾，风湿关节痛"，常与南五加根、地榆等配伍。另外，根据《南京民间药草》关于寻骨风"治筋骨痛及肚痛"的记载，刘老临证常与海螵蛸配伍应用治疗胃痛，也取得了较好疗效。

秦 艽

秦艽为龙胆科植物秦艽、麻花秦艽、粗茎秦艽和小秦艽的根；苦、辛，平，入胃、肝、胆经。功能祛风除湿止痛，舒筋络，退虚热；主治风湿痹痛及筋骨拘挛、手足不遂、骨蒸潮热、黄疸、便血、小儿疳热、小便不利等。

刘老认为，秦艽善治风湿痹证，因其药性平和，所以无论寒热、新久均适合应用，正如《神农本草经》言其"主寒热邪气，寒湿风痹，肢节痛"，《名医别录》言其"疗风，无问新久，通身挛急"。现代药理研究也支持其治疗风湿性疾病的功效，证明秦艽含有生物碱（秦艽碱甲、秦艽碱乙、秦艽碱丙）、糖类及挥发油。秦艽碱甲具有抗风湿作用，与可的松作用相似，有一定抗过敏性休克及抗组织胺作用，能使毛细血管渗透性明显降低。临床上常与防己、知母、忍冬藤配伍，治疗风湿痹痛偏热者；与羌活、独活、桂枝配伍，治疗风湿痹痛偏寒者。

五、芳香化湿药

苍 术

苍术为菊科草本植物茅苍术或北苍术或关苍术的根茎；辛、苦，温，归脾、胃经。功能燥湿健脾，祛风湿，解表，明目；可用于湿阻脾胃之脘腹胀满，寒湿白带，湿温病，湿热下注之脚膝肿痛、痿软无力，以及风湿痹痛等。

该药苦温燥湿，外能散风湿，内能燥湿健脾，为化湿要药。对湿邪为病，不论在表在里，在上在下，皆可应用，但应辨证正确，灵活配伍。《仁斋直指方》："脾精不禁，小便漏浊淋不止，腰背酸痛，宜用苍术以敛脾精，精生于谷故也。"故临床用治湿阻脾胃，而见脘腹胀满、大便溏稀、舌苔白腻厚浊等症，常与党参、白术、砂仁、陈皮等配伍应用；又用治寒湿白带，可配白芷同用。苍术虽系温燥之品，然其燥湿力强，可配合清热之药以治湿热为患之证，如治湿热带下，配黄柏、苦参；治湿热下注之脚膝肿痛、痿软无力，可配黄柏、牛膝、薏苡仁等；湿温病证可配石膏、知母等同用。本品既能温燥除湿，又能辛散祛风，散除经络肢体的风湿之邪，对寒湿偏重的痹痛尤为适宜，可配合羌活、独活等同用。本品辛散，兼能散寒解表，适用于感受风寒湿邪的头痛，常与羌活、白芷、蔓荆子等配伍。此外，苍术芳香温燥，功善醒脾化湿，用于治疗脾虚湿盛之肥胖症，可与荷叶、黄芪、白术等同用，疗效明显。刘老提醒阴虚内热、气虚多汗者运用时尤需注意佐制配伍。

厚 朴

厚朴为木兰科植物厚朴或凹叶厚朴的树皮或根皮；苦、辛，温，入脾、胃、大肠经。功能理气燥湿，温中下气，降逆平喘；主治胸腹痞满胀痛，及反胃、呕吐、痰饮喘咳、寒湿泻痢等。

厚朴苦辛温燥，行气燥湿是其专长，苦能下气，辛能散结，温能燥湿，善除胃中滞气，长于下气，并燥脾家湿郁，既可下有形实满，也可除无形湿满，正如《医学衷中参西录》言其"治胃气上逆，恶心呕哕，胃气郁结，胀满疼痛，为温中下气之要药"。常与法半夏、陈皮等配伍，治疗湿困之痞满痛；配大黄、枳实，用于热结之便秘腹痛；配乌梅、槟榔，用于虫积之腹阵痛。另外，刘老还利用其降逆平喘之功，与陈皮、苏子、半夏配伍，治疗痰湿内阻之胸闷咳喘等病症。

砂 仁

砂仁为姜科植物阳春砂或缩砂的成熟果实或种子；辛，温，入脾、胃经。功能化湿行气，和胃醒脾，温脾止泻，安胎；主治脘腹痞痛、纳呆食滞、噎膈呕逆、泄泻及妊娠腹痛等。

刘老认为，砂仁辛散温通，长于和胃调中、理气止痛，但具有行气而不破气、调中而不伤正的特点。临床配藿香、厚朴，用于湿滞之脘腹痛闷、食少泄泻；配广木香、香附，用于气滞之脘腹痛胀；配苏梗、白术，用于妊娠之腹痛、恶心呕吐、胎动不安等。另外，此药芳香流动，又可开通肾气，刘老喜于诸补益厚味中，稍佐此品，或与山楂同用，助脾胃运化，为静中有动之意。

草 豆 蔻

草豆蔻为姜科草本植物草豆蔻的近成熟种子；辛，温，归脾、胃经。功能燥湿行气，温胃止呕；用于湿阻脾胃之脘腹胀满、寒湿呕吐。

草豆蔻温燥除湿力强，《本草纲目》之记载"豆蔻治病，取其辛热浮散，能入太阴、阳明，除寒燥湿，开郁化食之力而已"，很明确地总结了这一特性。此外，本品性味辛温，气味芳香，理气行气之力著，可用于湿阻脾胃之脘腹胀满，尤以寒湿偏盛者为宜，其辨治要点为脘腹冷感、得温则舒、舌苔白腻，常与川厚朴、砂仁、陈皮等配合应用。本品辛温散寒，专入脾胃，又能温中止呕，用治寒湿郁滞之呕吐，常与半夏、生姜等配伍应用；若是寒湿脚气兼有呕吐者，可配吴茱萸、槟榔等同用。鉴于其温燥之性，辨证阴虚有热者忌用。

白 豆 蔻

白豆蔻为姜科多年生草本植物白豆蔻或爪哇白豆蔻的果实；辛，温，入肺、脾、胃经。功能温胃止痛，芳香行气，健脾化湿，温胃止呕；主治湿阻中焦之脘腹疼痛，及湿温证、呕吐等。

《医学启源》谓白豆蔻"散胸中滞气，感寒腹痛"。刘老认为，该药较草豆蔻温和，无刚燥之性，用于中焦湿阻之证，既可醒脾开胃，又无升阳上火之虞。本品能行三焦之滞气而宽中快胃，尤善疏散滞气，且可温中化湿，醒脾开胃，故治寒湿中阻、肠胃气郁之脘腹胀痛。白豆蔻的主要成分为右旋龙脑及右旋樟脑，现代药理实验证明其能促进胃液分泌，增进胃肠蠕动，抑制肠内异常发酵，祛除胃肠积气，佐证了其化湿行气和胃之功。刘老临证常与薏苡仁、厚朴、陈皮等配伍，治疗湿阻中焦所致脘腹胀痛。因取其芳香醒脾之力，用量宜轻，刘老常用量为6~9g。

六、利水渗湿药

茯　苓

茯苓为多孔菌科真菌茯苓菌核的白色部分；甘、淡，平，归心、肺、脾、肾经。功能利水渗湿，健脾化痰，宁心安神；主治小便不利、水肿、脾虚泄泻、带下、痰饮咳嗽、肩背酸痛等。

刘老认为，茯苓药性平和，利水而不伤正气，为利水渗湿之要药、基本药，凡小便不利、水湿停滞的证候，不论偏于寒湿，或偏于湿热，或属于脾虚湿聚，均可配合应用。如偏于寒湿者，可与桂枝、白术等配伍；偏于湿热者，可与猪苓、泽泻等配伍；属于脾气虚者，可与党参、黄芪、白术等配伍；属虚寒者，还可配附子、白术等同用。茯苓既能健脾，又能渗湿，对于脾虚运化失常所致泄泻、带下，应用茯苓有标本兼顾之效，常与党参、白术、山药等配伍；对于脾虚失运，水湿停聚化生痰饮之证，可与半夏、陈皮同用，也可配桂枝、白术同用。治痰湿入络之肩酸背痛，可与半夏、枳壳同用。茯苓能养心安神，故可用于心神不安、心悸、失眠等症，常与人参、远志、酸枣仁等配伍。关于该药剂量，如欲取其健脾渗湿之效，用量宜轻，刘老常用10~15g；如用作化痰和饮之时，则用至30g。

猪　苓

猪苓为多孔菌科真菌猪苓的菌核；甘、淡，平，归肾、膀胱经。功能利水渗湿；用于小便不利、水肿、泄泻、淋浊、带下等症。

刘老根据《药品化义》记载"猪苓味淡，淡主于渗，入脾以通水道，用治水泻湿泻，通淋除湿，消水肿，除黄疸，独此为最捷"，认为猪苓甘淡渗泄，利尿作用较为显著，主要用于淋证、尿血、水肿等病症，常与茯苓、泽泻等品同用（如五苓散）。因其能利尿，故有分利水湿之功效，凡湿注带下、湿浊淋病、湿热泄泻等，都可配伍其他利水渗湿药或清热燥湿药同用。淡渗利湿之品，易耗伤阴液，故临床上遇痰饮水湿病证复兼夹阴虚者，欲利湿化痰饮又顾虑伤阴，欲养阴清热又恐助生痰湿，颇感棘手。唐容川的《血证论》专论猪苓汤："此方专主滋阴利水，凡肾经阴虚，水泛为痰者，用之立效。取阿胶润燥，滑石清热，合诸药皆滋降之品，以成其祛痰之功。痰之根原于肾，治肺者治其标，治肾者治其本，痰水本属一源，利水即可消痰。"刘老从此论述得到启发，对于湿热而兼阴虚者配山药、滑石等同用，既利水又不伤阴，临床往往取得理想疗效。

虎　杖

虎杖为蓼科植物虎杖的根茎；苦，平，入肝、膀胱经。功能活血破瘀，祛风利湿，止痛，解毒，通经；主治黄疸胁痛，热淋涩痛，风湿筋骨疼痛，跌伤肿痛，烫伤恶疮肿痛，及白浊带下，妇女经闭，产后恶露不下，癥瘕积聚，痔漏下血，癣疾等。

刘老认为，虎杖清热解毒除湿之效佳，配茵陈、田基黄，用于黄疸胁痛；配金钱草、车前草，用于热淋涩痛。此外，虎杖能入血分而清血中热毒，如配金银花、黄连，外用于烫伤之痛；配乳香、没药，用于跌损之痛；配香附、没药，用于痛经；配水牛角、生地等，仿犀角地黄汤意，治疗血小板减少症。因其性偏凉，脾胃虚弱者服后可能出现便溏、便次增多等，宜减量或停用。刘老提醒其常用量多为9~15g。

七、温里药

附　子

附子为毛茛科植物乌头的子根的加工品；辛、甘，大热，有毒，入心、肾、脾经。功能回阳止痛，逐寒止痛，补火助阳，祛湿；主治心腹冷痛、寒湿痹痛，及亡阳虚脱、肢冷脉微、阳痿宫冷、虚寒吐泻、阴寒水肿、阳虚外感等。

该药具有辛热燥烈、走而不守的纯阳之性。上助心阳以通脉，中温脾阳以健运，下补肾阳以益火，外固卫阳以祛寒，为温里扶阳祛寒之要药。所谓"开辟群阴，迎阳归舍""果有真寒，无所不治"即为此意。故亡阳欲脱、脉微欲绝者用之，可回阳复脉；肾阳不足、阳痿滑精、腰膝冷弱者用之，可补火壮阳；脾阳不振、脘腹冷痛、水肿尿少者用之，可以温阳化气；风寒湿痹、疼痛麻木者用之，可祛风止痛。总之，其既可追复散失之亡阳，又能资助不足之元阳，凡一切风寒湿痹及沉寒痼冷之疾皆可用之。本药配肉桂、熟地，用于肾虚腰痛；配人参、白术、干姜，用于脘腹冷痛；配白术、茯苓，用于水肿、腹痛；配人参、桂枝，用于胸痹心痛；配麻黄、细辛，用于风寒头痛；配白术、桂枝、甘草，用于寒湿痹痛；配人参、黄芪，用于阴疽疼痛。

中药学研究表明，附子含有乌头碱、次乌头碱等生物碱及某些非生物碱成分，其中生物碱有镇痛和镇静作用，非生物碱具有强心作用。现或有因其毒性而不敢应用此药，但刘老临床用制附子5~30g，通常与他药同煎40分钟，并未发现不良反应，故指出只要辨证准确，对证下药，临床使用仍是有效而安全的，但阴虚阳亢者忌用。

肉　桂

肉桂为樟科植物肉桂的干皮及枝皮；辛、甘，热，入肾、脾、膀胱经。功能温阳止痛，暖脾胃，除冷积，通血脉；治命门火衰之腹痛泄泻、腰膝冷痛、寒疝腹痛、经闭、癥瘕、腹痛、阴疽、流注疼痛，及亡阳虚脱、虚阳浮越、上热下寒等。

刘老认为肉桂偏重于散中、下焦虚寒，既能散沉寒，又能通血脉，无论寒凝气滞或寒凝血瘀所致的病证均可应用。配干姜、附子、白术，用于少腹冷痛；配附子、熟地黄、山茱萸，用于腰膝冷痛；配川芎、当归，用于寒湿痹痛；配熟地黄、鹿角胶、麻黄，用于阴疽冷痛；配吴茱萸、生姜，用于寒疝腹痛；配麻黄，用于小便自遗。刘老提醒其常用量多为1~4.5g，阴虚火旺、里有实热、血热妄行出血及孕妇忌用。

干　姜

干姜为姜科植物姜的干燥根茎；辛，热，入脾、胃、肾、心、肺经。功能温中散寒止痛，回阳通脉，燥湿消痰；主治脘腹冷痛，风寒湿痹疼痛。

干姜功善温中祛寒。《名医别录》谓其可"治寒冷腹痛"，《药性论》载其能"治腰肾中冷痛"。刘老临床运用，配人参、白术，治脾胃虚寒之脘腹冷痛；配黄连、阿胶，用于寒热错杂之腹痛；配半夏，用于寒饮停胃之腹痛；配麻黄、细辛、五味子，用于寒饮停肺之咳嗽；配茯苓、白术、甘草，用于寒湿痹痛。刘老还指出，干姜与生姜、炮姜本为一物，由于鲜干质量及炮制方法的不同，其性能亦异，临床不能混用。生姜辛温，长于发散风寒，又能温中止呕，常用于外感风寒之腹痛；干姜性热，辛烈之性较强，长于温中散寒，兼可温肺化饮，常用治中焦虚寒所致脘腹冷痛；炮姜苦温，辛散作用大减，善温经止血、温中止泻，常用治阳虚出血、冷痛寒泻等症。生姜走而不守，干姜能走能守，炮姜守而不走。

川　椒

川椒为芸香科植物花椒的果皮；辛，温，有毒，入脾、肺、肾经。功能温中散寒止痛，除湿止痛，杀虫，解鱼腥毒；主治心腹冷痛、疝痛、齿痛，及呕吐呃逆、咳嗽气逆、风寒湿痹、泄泻痢疾、蛔虫病、蛲虫病、阴痒、疥疮等。

川椒散寒止痛作用既适用于中焦寒湿、虚寒，又适用于下焦及经络筋骨寒邪痹阻，《神农本草经》谓其"温中，逐骨节皮肤死肌，寒湿痹痛，下气"，《名医别录》载其治"产后余疾腹痛"，《药性论》谓其能治"腹内冷而痛，除齿痛"。刘老常配干姜、人参，治中焦寒盛，脘腹冷痛；配附子、干姜、苍术、厚朴，治寒湿泄泻腹痛；配桂枝、柴胡、小茴香、吴茱萸、高良姜、青皮，治暴感寒湿成疝，当脐痛或胁下痛；配茯苓、牛膝、续断，治肾虚腰痛。

八、理气药

陈　皮

陈皮为芸香科植物福橘或朱橘等多种橘类的果皮；辛，苦，温，入脾、肺经。功能理气健脾，燥湿化痰，降逆止呕；主治胸腹胀满胀痛、食少吐泻、呕吐呃逆、咳喘痰多等。

刘老认为，陈皮辛散苦降而温通，芳香入脾肺，温和不峻，长于理气健脾、燥湿化痰、降逆止呕止咳。脾恶湿，为生痰之源，湿去脾健则痰自消。其为脾肺二经气分药，既可用于脾胃气滞、胸腹胀满、食少吐泻，又可治痰湿壅肺、咳喘痰多。《本草备要》谓其"辛能散，苦能燥能泻，温能补能和，同补药则补，同泻药则泻，同升药则升，同降药则降，为脾肺气分之药，调中快膈，导滞消痰，利水破症，宣通五脏"，可以说全面地概括了陈皮的功能。对于肺胃气滞而致的胸闷、脘腹胀痛或胀满、恶心、呕吐、呃逆等症，常与半夏、苏梗、苏子等配伍同用。兼有苔黄、喜冷饮食、脉数等胃热症状者，可加黄芩、黄连；兼有苔白、喜热敷及热饮食、脉迟缓等胃寒症状的，可加乌药、干姜；兼有舌苔白厚而腻、不喜饮水、脉滑等中焦湿盛者，可加茯苓、苍术等。对于中焦湿痰上犯或外感风寒导致肺气不利而发生咳嗽痰多、胸闷、纳呆、苔白腻、脉滑等症，常与半夏、茯苓、苏子、杏仁、炒莱菔子、前胡等同用。外感表证明显者，可再配荆芥、桔梗等疏风解表。对中焦气滞、脘胀纳呆者，常与焦三仙（炒麦芽、神曲、焦山楂）配伍同用。另外，刘老在使用党参、地黄、麦冬等补虚药时，常配合适量陈皮，以免滞脾碍胃，并能更充分发挥补药的补益作用。

枳　壳

枳壳为芸香科植物枸橘、酸橙、香圆或玳玳花等将近成熟的果实；苦、辛，凉，入肺、脾、大肠经。功能破气止痛，行痰消积；主治胸痹闷痛、脘腹胀痛，及脘腹痞满、嗳气呕逆、下痢后重、脱肛、阴挺、食积等。

枳壳功善破气消胀消积，但与枳实相比作用较缓。刘老临证喜用之，常与柴胡、白芍配伍，治疗肝郁气滞之脘腹胀痛；与黄芩、白术配伍，治疗妊娠腹痛；与黄连、甘草配伍，治疗大便不爽、泻痢后重等；与白及配伍，治疗胃、十二指肠溃疡症见嗳气、吞酸、呕血、便血等，取得了较好疗效。枳实辛散苦泄，行气作用较强，长于破气行滞，对于肠胃积滞，气机受阻而引起的脘腹痞满、胀痛等均适用。

香　附

香附为莎草科植物莎草的根茎；辛、微苦、甘，平，入肝、胃、三焦经。功能理气止痛，解郁调经；主治胸腹胁肋胀痛、胃脘疼痛、寒疝腹痛、痛经，及痰饮痞满、月经不调、崩漏、带下等。

李杲言其"治一切气，并霍乱吐泻腹痛，肾气，膀胱冷"，《本草纲目》言其"止心腹、肢体、头目、齿耳诸痛，痈疽疮疡"。《本草正义》云："香附，辛味甚烈，香气颇浓……善走而亦能守，不燥不散，皆其特异之性，故可频用而无流弊。"刘老认为，香附辛香能散，微苦能降，微甘能和，性平不偏，故可与不同中药联合应用，具有不同的功效，可以治疗多种疾病。如配川芎、苍术，用于肝气郁滞之胸闷胁痛；配良姜，用于气滞寒凝之胃脘痛；配吴茱萸、乌药，用于寒疝腹痛；配当归、川芎，用于气郁痛经。香附用不同的炮制方法可改变其性味，产生新的功效，治疗不同疾病。《药鉴》云："炒黑色，禁崩漏下血。醋调敷，治乳肿成痈……醋炒理气疼为妙，盐制治肾痛为良。酒炒则热，便煮则凉。"故《药鉴》称香附："乃血中气药，诸血气方中所必用者也……同气药则入气分，同血药则入血分，女科之圣药也。"李时珍誉其为："气病之总司，妇科之主帅。"因此在临床上合理使用香附可起到一药多用的效果。刘老提示其常用量多为6~9g。

木 香

木香菊科植物云木香、越西木香、川木香等的根；辛、苦，温，入肺、肝、脾经。功能温中和胃，行气止痛；主治中寒气滞之胸腹胀痛，痢疾腹痛，寒疝疼痛，及呕吐、泄泻等。

刘老认为，木香辛散苦降而温通，芳香性燥，可升可降，通理三焦，尤善行脾胃之气滞，并疏肝开郁，和胃健脾。气行则痛定，故可治一切冷气滞塞疼痛，正如《本草正义》所言："专治气滞诸痛，于寒冷结痛，尤其所宜。"治疗肠胃气滞而引致的胃脘胀闷痛、嗳气、腹胀等症，常与藿香、香附、槟榔、砂仁等配伍同用；如兼有胁痛者，可加炒川楝子、枳壳、青皮等；对于肠胃气滞、湿停不化所致呕吐、泄泻等症，常配伍藿香、佩兰、竹茹、半夏、茯苓、黄连等同用。另外，因其气味芳香能健脾胃，常用于滋补药中，使补而不腻。理气宜生用，止泻多煨用。刘老提示其常用量多为1.5~9g。

橘 核

橘核为芸香科植物福橘或朱橘等多种橘类的种子；苦，平，无毒，入肝、肾经。功能理气止痛；主治疝气痛、睾丸肿痛、乳核胀痛、腰痛、膀胱气痛。

关于橘核的功能，《日华子本草》记载其"治腰痛，膀胱气，肾疼"，《本草纲目》谓其能"治小肠疝气及阴核肿痛"。刘老认为，该药善散下焦之寒，止下焦之痛，如配荔枝核、川楝子，用于疝气痛、睾丸肿痛；配杜仲，用于腰痛。此外，橘核主入肝经，可用于治疗乳核胀痛，常与橘叶、漏芦配伍。刘老还指出，通过巧妙配伍，可扩大该药主治范围。如与佛手配伍可治达三焦。佛手苦温，归肝、脾、肺经，功能行气止痛，偏于上中焦，二者配合相须为用，不仅扩充了治疗范畴，而且理气散结效果明显提高。

九、理血药

三 七

三七为五加科人参属植物三七的根；甘、微苦，温，入肝、胃、心经。功能化瘀止血，活血定痛；主治吐血、咳血、衄血、便血、血痢、崩漏、癥瘕、产后血晕、恶露不下、外伤出血，及心腹疼痛、跌仆疼痛、痈肿疼痛等。

三七既能化瘀，又可止血，各种血溢、血瘀之证皆可用，其功效强而应用广泛，正如《本草纲目》所言："止血散血定痛……亦主吐血衄血，下血血痢，崩中经水不止，产后恶血不下，血运血痛，赤目痈肿，虎咬蛇伤诸病。"其性甘温，兼能补益，虚弱患者尤宜。如与沙参、炒山栀、地榆炭等配伍，用于咯血；与生赭石、黄芩炭、白及、乌贼骨等配伍，治疗吐血；与地榆炭、赤石脂、槐花炭等配伍，可用于便血；与金银花、连翘、赤芍、红花等配伍，可用于痈肿疮疡之肿痛。除活血止血外，研究表明，三七还有镇静、安眠等作用。刘老在辨证论治的前提下，结合现代医学研究成果，将其应用于各种痛症、睡眠障碍等，使临床疗效明显提高。用治各种痛症、睡眠障碍，其用量宜大，需用至 15g 以上。

川 芎

川芎为伞形科植物川芎的根茎；辛，温，入肝、胆经。功能活血理气，祛风止痛；主治月经不调、痛经、经闭、难产、产后瘀血疼痛、跌打瘀痛、眩晕、痈疮，以及风冷气痛、寒痹筋挛疼痛、胁痛、腹痛等。

川芎味辛善行，通达周身，张元素谓之"上行头目，下行血海"，又称"血中气药"。刘老认为，在上之头目疼痛，在下之月经不调，在中之胸腹胁肋诸痛，在外之痹痛身疼、疮痈肿痛，凡属血瘀、气滞、风邪者，皆可用之以止痛。然以活血调经为主，多用于经产瘀血之证。对经量少者，常与当归、益母草、熟地、菟丝子等配伍，用量多需至 30g；对于因血瘀气滞而造成的各种固定不移的疼痛，常配合红花、桃仁、五灵脂、乳香、没药等。如属血中风寒湿凝阻，致血滞而运行失畅，导致肢体关节疼痛，或麻木不仁、手足拘挛等症也可应用。

丹　参

丹参为唇形科植物丹参的根；苦、辛，凉，归心、肝经。功能活血调经，祛瘀止痛，安神宁心；主治痛经、月经不调、经闭、血崩带下、癥瘕积聚、心痛、脘腹痛、骨节痛、惊悸不眠及恶疮肿毒等。

刘老认为，丹参色赤，入血，妇人以血为本，所以其为活血调经要药，可治疗经带胎产诸瘀血证。古人有"一味丹参功同四物"之说。该药活血中兼能补血，血虚兼瘀者更适合。又丹参性凉，可清心凉血以除烦安神，对血分有热、心神不安之证宜用。

药理学研究表明，丹参有类雌激素样作用，故刘老常用其治疗卵巢功能衰退所致月经稀少或经闭，可配合当归、川芎、桃仁、红花、菟丝子、覆盆子等。此外，对于慢性胃脘痛，虚实证并见，寒热交错者，常与檀香、砂仁、黄连配伍；寒湿痹阻经络，郁而化热，关节肿痛者，可配合忍冬藤、秦艽、威灵仙等同用。本品性凉，如气血两虚而无热象者，可用炒丹参，能缓其凉性。如温病热入营血而致血热心烦、昼静夜躁或出斑疹者，可用丹参配生地、玄参、赤芍、牡丹皮、地骨皮、广犀角（现用适量水牛角替代）等同用。对血虚有热，烦躁不眠者，可配合生地、黄连、郁金、远志、酸枣仁、珍珠母、麦冬等同用。

红　花

红花为菊科植物红花的花；辛，温，入心、肝经。功能破血通经，祛瘀止痛，活血透斑；主治经闭、痛经、难产、死胎、产后恶露不行、血瘀腹痛、跌伤肿痛、痈肿疼痛、癥瘕，及胸胁刺痛等。

刘老认为，红花辛温，活血力强，应用广泛，尤为逐瘀通经所常用。《本草纲目》言其可"活血，润燥，止痛，散肿，通经"，较为全面地指出了其功能。行经腹痛者，还可选加五灵脂、延胡索、蒲黄、益母草、吴茱萸等；胃脘痛者，可配乌药、香附、五灵脂、砂仁等同用；腹中有积块者，还可选加三棱、莪术、炙鳖甲、生牡蛎、桃仁、炙山甲、海藻等同用。本品能入心经，对于血瘀气滞或气血不通畅而致的胸痹心痛，可以本品配合瓜蒌、薤白、桂枝、五灵脂、枳壳、苏梗、檀香等同用。刘老还指出，红花有南红花、番（藏、西）红花的区别，二者功用相似。但南红花祛瘀活血的作用较强，而养血作用较差；番红花性质较润，养血的作用大于祛瘀作用。西红花价较贵，多不入汤药同煎，常用1.5~3g，泡茶或浸酒服。刘老提示其常规煎服用量多为3~10g。前人有"过用能使血行不止"的经验记载，故不可过用；无瘀血者及孕妇忌用。

延 胡 索

延胡索为罂粟科植物延胡索的块茎；辛、苦，温，入肝、胃经。功能活血行气止痛；主治心腹腰膝诸痛、痛经、跌打损伤肿痛，及癥瘕，月经不调，崩中、产后血晕，恶露不尽等。

关于延胡索，李时珍在《本草纲目》中记载："能行血中气滞，气中血滞，故专治一身上下诸痛，用之中的，妙不可言。"此处形象地描述了延胡索的功能特点，刘老对此颇为赞同，认为延胡索止痛应用最广，对一切血瘀气滞疼痛，皆有良效。古代尚有大量文献均记载了延胡索的止痛作用，如《雷公炮炙论》言其"治心痛欲死"，《医学启源》载其治疗"心腹痛"，《汤液本草》谓其"治心气痛、小腹痛，有神"，《本草正义》言其"能治内外上下气血不宣之病，通滞散结，主一切肝胃胸腹诸痛"。现代药理研究表明，延胡索含有延胡索素，有镇痛作用，兼有镇静、镇吐、催眠等作用。刘老用该药治疗癌性疼痛，疗效甚佳。曾治疗多例癌症骨转移，用曲马多等仍未能止痛者，大剂量使用该药，取效显著。更为重要的是，其虽为罂粟科植物，但无吗啡类药物之成瘾性，停药亦无戒断表现。刘老强调，止痛用醋延胡索更佳。因延胡索醋炒或醋煮后，所含生物碱与醋酸形成盐类，在水中溶解度大，易于煎出，故醋制后镇痛效果更好。刘老提示其通常煎服用量多为15~30g。

十、化痰止咳平喘药

桔 梗

桔梗为桔梗科植物桔梗的根；苦、辛，平，入肺经。功能祛痰止咳，宣肺利咽，排脓消痈；主治咳嗽痰多、咽痛音哑、肺痈及咽喉肿痛等症。

桔梗辛开苦泄，气平质浮，功主开提宣散，能宣肺导滞而止咳嗽，通肺气而利咽喉，决壅滞而排痈脓。自古有称桔梗为"诸药之舟楫"，能载药上行，故具有引药上浮入肺的特点，临床常用作引经药。适用于各种咳嗽痰多、咽痛失音及肺痈吐脓等症。又病在下取之于上，肺与大肠相表里，桔梗升提肺气，疏通肠胃，因此，本药又可用于痢疾腹痛、里急后重。肺主皮毛，若外感风寒，邪束皮毛，就可造成肺气不宣，因而发生外感咳嗽，可用桔梗配杏仁、苏叶、前胡等宣肺化痰；因肝气郁滞，气机不畅，肺气失宣，症见胸闷、胁胀、易急躁、生气则咳嗽者，可用本品宣散肺郁，常配合厚朴、杏仁、枳壳、苏梗、香附等同用；邪郁化热，壅滞不散，蕴而成痈，发生肺痈，症见咳嗽声重，胸胁部隐痛，或中府穴处疼痛，咳吐脓血，或脓痰如米粥，其味腥臭等，可用本品祛痰排脓，促使痰浊脓汁排出体外，常配合生甘草、生薏苡仁、冬瓜子、金银花、贝母、桃仁、芦根等同用；咽喉为肺胃的门户，肺有火热可致咽喉红肿疼痛、口渴、喜冷饮等症，可用本品宣散肺热而利咽喉，止疼痛，常配生甘草、山豆根、薄荷、射干、牛蒡子等同用。

苦 杏 仁

杏仁为蔷薇科植物杏、山杏等的种仁；甘、苦，温，有小毒，入肺、大肠经。功能止咳化痰，润肠通便；主治咳嗽气喘、肠燥便秘。本药有甜、苦之分。苦杏仁性属苦泄，长于治喘咳实证；甜杏仁偏于滋润，多用于肺虚久咳。但通常入药者多为苦杏仁。

苦杏仁苦辛性温，多脂质润，辛则散邪，润则通便，乃肺经气分之药，既有宣散风寒痰湿之能，又有下气平喘之力，兼以润肠通便。咳嗽气喘不论外感内伤、痰浊湿阻均可运用，肠燥便秘亦可用之。杏仁专能降利肺气而平喘，尤其是配合麻黄同用（麻黄宣肺，杏仁降气）更能加强定喘作用，所以前人有"杏仁是麻黄的臂助"之说法。因麻黄用于体虚者可能导致汗脱、心悸等症，故改与苏叶配合，治疗外感风寒所致咳嗽，疗效甚佳。肺与大肠相表里，由于肺气不降而致大肠气秘、大便干结者，可用本品降肺气，润肠燥，开气秘而润肠通便，常配合瓜蒌、桃仁、槟榔、枳实等同用。本品含有丰富的脂肪油，对老人（或久病体弱）肠道乏津而大便燥结难下者，也常用本品配火麻仁、桃仁、柏子仁等同用。刘老提示其常用量一般为3~9g，另外，杏仁有小毒，婴幼儿使用时，须注意用量不可过大，以防中毒而致呼吸麻痹。

十一、开窍药

石 菖 蒲

石菖蒲为天南星科植物石菖蒲的根茎；苦，微温，入心、肝、脾经。功能开窍除痰，醒神健脑，化湿开胃；主治癫病、痫证、痰厥、热病神昏、健忘、耳聋耳闭、心胸烦闷，及脘腹疼痛、风寒湿痹痛、痈肿疼痛、跌伤肿痛等。

关于石菖蒲的功效，《本草从新》做了全面的总结："辛苦而温，芳香而散，补肝益心，开心孔，利九窍，明耳目，发声音，去湿除风，逐痰消积，开胃和中，疗噤口毒痢。"刘老认为其最主要功能的功能为开脑窍、醒脑神。心孔实为脑窍，开心孔、利九窍、明耳目、发声音等功能均为醒脑开窍所统。因心主神明，脑为神明之府，脑髓即元神，又为五官九窍之司，目之视物、耳之听音、鼻之嗅闻、舌之司味等五官和九窍的生理功能都是脑神生理功能的外在表现。现代药理研究证实，石菖蒲的主要成分为细辛醚，细辛醚具有抗惊厥、镇静、改善小鼠学习记忆障碍等作用，所以刘老广泛地应用于意识障碍和精神智能异常性疾病。对于热入心包和痰迷心窍而致的神志昏迷、神明失常、昏愦不语、甚或抽搐等症，常与远志、胆南星、天麻、全蝎、天竺黄、郁金等配伍同用；对于因痰浊、气郁影响心神而致心悸、善忘、惊恐、精神不安、癫痫、癫狂等病症，常与远志、香附、郁金、琥珀、僵蚕、全蝎、胆南星、龙齿、茯神等配伍同用；对于痰气上冲而迷心窍或中风猝倒导致的耳聋、耳鸣、脑鸣、眼花、言语不利等病症，常与远志、天竺黄、半夏、蝉蜕、陈皮、茯苓、磁石等配伍同用。此外，石菖蒲气味芳香，具有化湿和胃功能。现代药理研究也证实，菖蒲挥发油具有促进消化液的分泌，制止胃肠异常发酵，及弛缓肠管平滑肌痉挛等作用。所以刘老利用其治疗胃肠性疾患，也取得了较好效果。对中焦湿浊阻滞或气郁妨碍中焦而致胸腹胀闷、腹痛吐泻、食欲不振等症，常配合藿香、厚朴、紫苏、半夏、陈皮、神曲等；治疗胃不和而卧不安者，常与法半夏、郁金等合用，以和胃安神。

十二、安神药

酸 枣 仁

酸枣仁为鼠李科植物酸枣的种子；甘，平，入心、脾、肝、胆经。养心安神，益阴敛汗；主治失眠、头痛、惊悸怔忡、烦渴、自汗盗汗等。

酸枣仁一药，古今医家多用以治疗不寐证，《金匮要略》酸枣仁汤可为代表。刘老在临床中，亦常用之治疗多种失眠症。但若按常规剂量，常难获效。通过实践发现，治疗不寐症，须重用酸枣仁。刘老多从 30g 起，逐渐增量，病重者可由 60g 开始。其用药安全，曾用至百余克，未见明显不良反应。较之西药安定类药物，该药服后既无乏力、头昏等现象，亦无药物依赖性，临床应用颇为安全。关于其适应证，本草药志中多指出该药不得用于有实邪、肝旺者。如《得配本草》云："肝旺烦躁，肝强不眠，心阴不足，致惊悸者，俱禁用。"《本草经疏》谓："凡肝、胆、脾三经，有实邪热者勿用，以其收敛故也。"但刘老认为，其性味甘、平，实无敛邪之弊，且在临床中根据辨证配伍用于实性、虚性之不寐证，均见良好效果，亦可为证。《神农本草经》亦谓酸枣仁主"四肢酸疼"，《本经别录》云其治"脐上下痛"。提示该药有止痛之用。现代药理学研究亦发现，该药不仅有镇静催眠作用，还有镇痛止惊之效。有鉴于此，除将该药用于治疗不寐及神经衰弱外，刘老亦常用其治疗痛证、痒证。因该药归心经，而"诸痛痒疮皆属于心"，故癌性疼痛、皮肤病瘙痒等病症，刘老常运用。刘老提醒其使用剂量常由 15g 始，逐渐增量，因酸枣仁为种仁类药物，内含油脂，有滑肠作用，故脾虚者当慎用，或可减轻剂量，或另用其他安神药物如三七、茯神等替代，或加入山楂、炒麦芽等助化之品。

十三、平肝息风药

天 麻

天麻为兰科植物天麻的根茎；甘，平，入肝经。功能平肝潜阳，息风止痉，祛风通络；主治头风头痛、眩晕眼花、肢体麻木、半身不遂、语言謇涩、小儿惊风，及手足拘挛疼痛、湿痹疼痛等。

天麻性味甘平，质地柔润，专入肝经，能治疗一切风证，无论寒证热证、虚风实风、内风外风，皆可平定。《珍珠囊补遗药性赋》云："治风虚眩晕头痛。"指出其可治疗虚风、内风，为治疗眩晕头痛的要药。天麻既能息风，又能祛痰。一般祛风、化痰药均有燥性，惟天麻辛润不燥，通和血脉，有益筋骨，故前人称天麻是"风药中之润剂"。《开宝本草》云："主诸风湿痹，四肢拘挛。"指出其还可治疗外风，用于风湿痹痛。如因肝风内动，风痰上扰而致头痛、眩晕、眼花、走路不稳、手足麻木等症，可配合钩藤、白蒺藜、菊花、川芎、赤芍、胆南星、桑叶、生地、泽泻等同用；如中风口眼㖞斜、口角流涎，可配白僵蚕、全蝎、白附子、荆芥、白芷等同用；如中风半身不遂、言语不利、半身麻木等，可配合桑枝、半夏、制南星、红花、防风、桃仁、赤芍、地龙、白蒺藜、鸡血藤、川芎等同用；如惊风、癫痫、小儿惊风、成人癫痫而致的抽搐、牙关紧闭、眼吊、烦躁不安等症，可配合全蝎、蜈蚣、天竺黄、郁金、菖蒲等同用。据近代研究报道，本品对实验性癫痫动物有制止癫痫反应的作用。此外，本品配合羌活、独活、防风、秦艽、威灵仙、桑枝、当归、陈皮等，可用于治疗风湿痹痛、肢体麻木不仁等症。刘老提示其常用煎服用量多为9~15g。

钩　藤

钩藤为茜草科植物钩藤或华钩藤及其同属多种植物的带钩枝条；甘，凉，入肝、心经。功能息风止痉，清热平肝；主治头痛眩晕、目赤涩痛，及小儿惊痫瘛疭、妇人子痫等。

钩藤味甘性微寒，有清心热、息肝风、定惊痫、止抽搐的作用。善治大人头晕目眩，小儿惊风瘛疭。常与菊花、天麻、防风、半夏、茯苓、白蒺藜、泽泻、生石决明、生代赭石等配伍同用，治疗由于肝风内动所致的头晕目眩、耳鸣、失眠、头重脚轻、筋惕肉瞤等症；配合菊花、全蝎、蜈蚣、黄连、郁金、天竺黄、桑叶、连翘、胆南星等同用，治疗小儿高热不退、热极生风所致的牙关紧闭、颈项强直、眼吊、四肢抽搐、烦躁不安等症；常配合半夏、陈皮、茯苓、菊花、白蒺藜、红花、赤芍、地龙等，治疗肝风内动、风痰上扰所致的猝然昏倒、口舌歪斜、半身不遂、言语謇涩等症。刘老提示其常用量多为9~15g，入煎剂宜后下。

十四、补虚药

人 参

人参为五加科植物人参的根；甘，平，入脾、肺经。功能大补元气，补肺益脾，生津，安神；主治气虚欲脱、肺虚气喘、脾胃虚弱诸证，症见倦怠乏力、久泻脱肛、消渴伤津、神志不安、心悸怔忡、失眠等。

关于人参的补气功用，古代诸多文献均有记载。《神农本草经》谓其"补五脏，安精神……止惊悸，除邪气，明目。"《药性本草》载其"主五劳七伤，虚损瘦弱，止呕哕，补五脏六腑，保中守神……治肺痿……凡虚而多梦纷纭者加之。"人参乃大补元气、调补五脏的典型代表，所以常用以挽救气虚欲脱之证及抢救虚脱，并常用于脏腑气虚、正虚邪留。临床上如遇气息短促、汗出肢冷、脉微细，或大量失血引起虚脱等急危重症，可单用一味人参煎服，以补气固脱；如阳气衰微，又可与附子等同用，以益气回阳。肺气虚则呼吸短促，行动乏力，动辄气喘。本品能补肺气，可用于肺虚气喘，常与蛤蚧、胡桃肉等同用。人参能鼓舞脾胃元气，对于脾胃虚弱之证，也用为要药。刘老用其治疗倦怠乏力、气虚脱肛等症，常与黄芪、白术等配伍；用于脾虚所致纳呆、腹胀、泄泻等症，可与白术、茯苓、山药、莲子、砂仁等配伍同用。人参能生津止渴，故可与生地、天花粉配伍，用于消渴；如高热大汗后，气伤液耗而见身热口渴者，还可与清热泻火药如石膏、知母等同用，这是取它益气生津的作用；如热伤气阴，口渴汗多，气虚脉弱者，又可用本品与麦冬、五味子相配伍，以达益气养阴而敛汗之功。人参功能益心气、安心神，凡心悸怔忡、失眠健忘、心神不安等属气血两亏者，往往用为要药，常与养血安神药如酸枣仁、桂圆肉、当归等同用。人参与祛邪之药同用，可用于邪未清而正气已虚的病证，以起到扶正祛邪的功效，此在肿瘤患者的调治中极为常用。另外，虚人脱肛者，刘老常在其所用的方剂中加人参，取其升提的作用，用量一般为 5~15g。独参汤等救急时，可用 10~30g 不等。

党 参

党参为桔梗科植物党参或川党参的根；甘，平，入脾、肺经。功能补中益气；用于气虚不足，倦怠乏力，气急喘促，脾虚食少，面目浮肿，久泻脱肛等。

党参为临床常用的补气药，尤善补脾益肺，刘老认为其虽效近人参，但性味平和，补力较弱，无刚燥之性，临床治疗脾胃虚弱甚至优于人参。《本草正义》形象地描述了这一特征："力能补脾养胃，润肺生津，健运中气，本与人参不甚相远。其尤可贵者，则健脾运而不燥，滋胃阴而不湿，润肺而不犯寒凉，养血而不偏滋腻，鼓舞清阳，振动中气，而无刚燥之弊。"临证常与黄芪、白术、山药等配伍，治疗脾肺气虚证；如血虚萎黄或慢性出血疾患引起的气血两亏之证，本品又可配补血药如熟地、当归等同用。

另外，刘老指出临床应用须与明党参鉴别。明党参又名粉沙参，来源与党参完全不同，为伞形科植物明党参的根。其性味微苦微寒，主要功能为润肺化痰，和中养胃，适用于病后虚弱、食少口干、肺热咳嗽、咯痰不爽等症。刘老提示其常用量为9~15g，不与藜芦同用。

黄 芪

黄芪为豆科植物黄芪或蒙古黄芪等的干燥根；甘，微温，入肺、脾经。功能补气升阳，益卫固表，利水消肿，托毒排脓生肌；主治一切气衰血虚、内伤劳倦，如脾虚泄泻、自汗、盗汗、脱肛、浮肿、崩漏、痈疽疼痛不溃或溃久不敛、腹痛坠胀、血痹肢体麻木疼痛等。

刘老喜用黄芪，称其不仅可治疗内科脏腑气血亏虚，而且可以应用于外科疮疡肿毒、妇科经带胎产诸病，如《神农本草经》云其"主痈疽，久败疮，排脓止痛"，《名医别录》谓其"主妇人子脏风邪气，逐五脏间恶血。补丈夫虚损，五劳羸瘦。止渴，腹痛"。但临证须辨证准确，巧妙配伍，用量恰当，生、炙用合理，方能达到预期疗效。首先，必须是辨证为虚证或以虚证为主的病症才能应用，对于胸闷、胃满、表实邪旺、气实多怒者应避免使用。平素体质虚弱之人或久病重病之后，表虚卫气不固，表现为自汗、易伤风感冒等情况，则伍用大枣固表止汗。刘老曾以此方为基础研制新药固表防感冲剂。另外，用本品单味浓煎服，或与党参、茯苓、萆薢、山药、薏苡仁等配合同用，对缓解急性或慢性肾病的水肿症状有效果，并可帮助消除尿蛋白。如与北五加皮、桂枝、猪苓、茯苓等配伍，可缓解心源性水肿症状。但应随时注意结合辨证论治。关于其用量，刘老指出，用于利尿时，用量不可过大，以10g左右为宜。气血互根，如骤然大失血而气随血脱，可用大剂量黄芪（60~90g）与当归急煎服，以补气而生血。另外，刘老发现，黄芪用至30g以上时，对血压无明显升提作用，故高血压、中风后偏瘫患者，可大剂量运用，又可增加益气活血之力。刘老应用黄芪时，特别注意根据不同的病情需要，选取生用或是炙用。黄芪生用偏于走表，能固表止汗，托里排脓，敛疮收口；炙用重在走里，能补中益气，升提中焦清气，补气生血，利尿。蜜炙可增强补益中气作用。

白　术

白术为菊科植物白术的根茎；苦、甘、温，入脾、胃经。功能健脾益气，益胃，燥湿利水，止汗安胎；主治脘腹胀痛、泄泻腹痛、湿痹疼痛、脾虚食少、水肿、黄疸、小便不利、头晕、自汗、胎动不安等。

白术的主要作用为健脾燥湿，其益气生血、和中安胎等功能均因健脾燥湿而生。脾胃虚弱，中焦运化不健，水湿不化，则易生胃脘闷、腹胀、大便溏软、四肢倦怠等脾虚湿浊不化的症状。此时，刘老常用白术健脾燥湿以助中焦运化，与党参、茯苓、陈皮、半夏、木香、草豆蔻等配合同用。如脾虚运化失职，中焦湿盛，也可产生脾虚泄泻，此时可用本品配合党参、茯苓、炒山药、炒芡实、炒扁豆等同用，以健脾止泻。脾胃为后天之本，是人体气血生化之源。本品能健脾益气，培补中焦，中焦运化旺盛，则气血自生，故能益气生血，常与党参、茯苓、甘草、当归、白芍、熟地、川芎等配伍应用（如八珍汤、人参养荣汤）。刘老根据这些经验，常用来治疗各种贫血，取得了较好疗效。妊娠以后，需要更多的血液养胎，血液来源于中焦，所以增加了中焦脾胃的负担，容易导致中焦运化失常，出现胃失和降、胃气上逆而为呕逆、眩晕、胸闷、不食等"恶阻"症状，刘老常用本品健脾化湿、和中安胎。如出现腰酸腹坠、腿软无力、小产、尺脉弱等肾虚胎元不固者，常与桑寄生、川续断、山药、山茱萸、熟地、黄芪、党参等配伍同用，则脾气健，中气壮，肝肾气血充足，胎元自然安固。刘老应用白术除治疗上述病证外，还用于治疗脾虚水肿，常与猪苓、茯苓皮、冬瓜皮、车前子、桂枝等配伍应用；用于治疗气虚自汗，常与黄芪、防风、浮小麦等配伍。刘老临证应用注意根据不同的需要，酌情选取生用、炒用、土炒、炒焦之白术。生白术适用于益气生血；炒白术适用于健脾燥湿；焦白术适用于助消化、开胃口、散积癖。根据刘老经验，无论是泄泻还是便秘均可用白术治疗，运用关键在于掌握正确用法。泄泻需用土炒白术，增强其健脾渗湿作用；便秘需用生白术，用量宜重，可至 30~60g，其健脾益气作用不减，而且质润，适用于气虚便秘。药理学实验研究表明，生白术可使胃肠分泌旺盛、蠕动增速。

甘 草

甘草为豆科植物甘草的根及根状茎；甘，平，入脾、胃、肺经。功能补脾益气，润肺化痰止咳，解毒，缓急止痛，缓和药性；主治脾胃虚弱、劳倦发热、腹痛、咽喉肿痛、痈疽疮疡疼痛、肺痿咳嗽、心悸惊痫，并解药毒及食物中毒。

刘老认为，甘草性味甘平，虽最具甘缓之性，但能缓能急，能补能清，临床应用最为广泛。归纳其功能有五：其一，通过补脾土益中气治疗各种虚弱证，体虚或久病而致中焦气虚（四肢无力、气短、少言、饮食不香、消化不良、大便溏泄等）者，常用本品配合党参、白术、茯苓、扁豆、陈皮等以健脾益气；其二，缓和药性，本品药性和缓，通行十二经，可升可降，取小剂量用于复方之中，能降低或缓解药物的偏性或毒性，与补、泻、寒、热、温、凉等各类药物配合应用，有调和药性的作用；其三，清热解毒，《用药法象》云其"去咽痛"，《本草纲目》言其"降火止痛"，甘草生用有清热解毒作用，常用于痈疽疮疡的治疗；其四，缓急止痛，《药性论》云其"主腹中冷痛……主妇人血沥腰痛"，即为此意，"急"含有紧张、痉挛、收缩等意，近代研究证明，甘草有缓解胃肠平滑肌痉挛的作用，刘老用治血管性头痛、面肌痉挛、肢体痉挛等，均有佳效；其五，化痰止咳，甘草入肺能润肺、祛痰止咳，与他药配伍应用能治疗各种咳嗽。刘老运用甘草强调用法用量的差别。蜜炙的甘草称为炙甘草，善补中益气；生甘草善清热解毒；生草梢能治尿道中疼痛，适用于淋病；生草节善消肿毒、利关节；生甘草去皮称粉甘草，善清内热、泻心火。用量一般 3~6g，缓急止痛则用 10~15g。研究表明，甘草有激素样作用，对于类风湿性关节炎、口腔溃疡等免疫性疾病，可重用甘草至 15g。脾胃有湿而中满呕吐者忌用。长期大量服用可因水钠潴留引起水肿、高血压，可配伍薏苡仁 30g 利水渗湿以预防。

当 归

当归为伞形科植物当归的根；甘、辛，温，入心、肝、脾经。功能补血调经，活血止痛，润燥滑肠；主治心肝血虚之月经不调、经闭、痛经、血虚头痛，及痿痹疼痛、癥瘕结聚疼痛、痈疽疮疡、跌仆损伤疼痛、肠燥便难等。

刘老认为，当归甘补辛散，温通滋润，入心、肝、脾经而获补血、活血之功，兼能行气，为血病之要药。心主血，肝藏血，脾统血，又妇人以血为本，所以妇人用之补血调经，是治疗妇科病最常用药物，能使血各归其所，凡月经不调、经闭腹痛、胎产诸证，不论血虚、血滞，皆为主药。配熟地、白芍、川芎名四物汤，是最常用的补血药方。运用此方随证加减，可用于各种血虚证。配连翘、金银花、赤芍、生地等，可用于痈疮初起、肿胀疼痛；与桂枝、羌活、独活、威灵仙等配合，可用于风寒湿痹、臂腿腰足疼痛；与川芎、半夏、防风、黄芪、桂枝、白芍、熟地、炙穿山甲等配用，可用于肌肤麻木不仁等症。刘老提示其常用量为5~15g，湿盛中满、大便溏泄者慎用。

熟 地 黄

熟地黄为玄参科植物地黄或怀庆地黄的根茎，经加工蒸晒而成；甘，微温，入肝、肾经。功能滋阴，养血补血，补精益髓；主治一切阴虚血少，症如劳嗽骨蒸、遗精、月经不调、耳聋目昏、腰膝酸软、心悸、失眠、头晕头痛等。

熟地黄味甘苦，性微温，能补血滋阴，滋肾养肝，是最常用的滋阴补血药。《珍珠囊补遗药性赋》所云"补血气，滋肾水，益真阴，去脐腹急痛，病后胫股酸痛"是对其功能做出的高度概括。刘老认为，其既具滋肾之功，亦当有增癸水之力，临床常与菟丝子、覆盆子等同用，以治疗卵巢功能衰退。又与山药、山茱萸、川断、枸杞、淫羊藿等配伍，治疗肝肾亏虚，症见腰膝酸痛、下肢疲软、视物昏暗、耳目不聪等。刘老提示其常用量为10~30g，重用久服宜与陈皮、砂仁等同用以免黏腻碍胃。

白 芍

白芍为毛茛科植物芍药（栽培种）的根；苦、酸，凉，入肝、脾经。功能补血敛阴，柔肝止痛，平抑肝阳；主治血虚月经不调、崩漏、痛经，及胸腹胁肋疼痛、泻痢腹痛、头痛等。

刘老认为，白芍酸收苦泄，性微寒，入肝经能柔肝泻肝，入脾经能益脾和脾，故有养血荣筋、缓急止痛、柔肝安脾等作用，正如《本草备要》所言此药能"补血，泻肝，益脾，敛肝阴，治血虚之腹痛"。配当归、熟地、川芎、白术、阿胶等，能补血虚；配麦冬、五味子、浮小麦等，可用于阴虚盗汗；配生地、石斛、女贞子、生牡蛎、珍珠母等，能养阴潜阳；常与伸筋草、薏苡仁、木瓜、甘草节、当归尾等配合应用，治疗肝血不足、筋肉失荣，而出现肢体拘挛、关节强硬、屈伸不利等症者；配甘草、牛膝、木瓜等，可用于阴血亏虚所致的腓肠肌痉挛及腿足挛缩难伸等。

柔肝缓急止痛是其功能特点，尤对腹中疼痛效果最佳。与当归、甘草、桂枝、饴糖等配伍，可治疗血虚肝旺或脾虚寒所致的腹中疼痛；与木香、黄连、黄芩、葛根、槟榔、白头翁等配伍，可治疗痢疾腹痛。白芍的安脾作用是通过补血养阴柔肝来实现的，因而又能治疗脾虚肝旺而致的慢性腹泻腹痛，如《医学启源》所云能"安脾经，治腹痛"，常与炒防风、白术、陈皮（痛泻要方）等配合应用。白芍还善于调理月经。配当归、生地、黄芩、艾叶炭、阿胶（胶艾四物汤）等，用于月经提前或月经过多；配当归、川芎、熟地、红花、桃仁（桃红四物汤）、香附等，用于月经错后、量少等；对行经腹痛，常重用白芍至30g；配桑寄生、白术、炒黄芩等，有清热安胎的作用。另外，刘老指出注意炮制与生用的区别对疗效正确发挥很重要。养阴、补血、柔肝，用生白芍；和中缓急用酒炒白芍；安脾止泻用土炒白芍。刘老提示其常用量为5~15g，缓急止痛可用至60g，阳虚寒凝之证不适宜应用。

何 首 乌

何首乌为蓼科植物何首乌的根；苦、甘、涩，微温，入肝、肾经。功能补肝肾，益精血，润肠通便，解毒截疟；主治肝肾精血亏虚之心悸失眠、头晕耳鸣、腰膝筋骨酸软、须发早白、脱发、遗精、崩漏、便秘，及疮肿痒痛等。

刘老认为何首乌生者味苦涩，制熟后则兼有甘味，性微温。主要功能为养血益精，平补肝肾，乌须发，被称为返老还童要药。因温而不燥，补而不腻，性质平和，被称为滋补良品，适于久服，常用于病后虚弱、阴虚血亏、筋骨软弱，以及滋补强壮的丸药或膏方中。配熟地、当归、白芍、阿胶、白术等，可用于肝肾不足、血虚气衰以及各种贫血。据现代药理研究，其有促进血液新生的作用。治疗肾虚滑精、遗精、妇女带下等，常与山萸肉、山药、芡实、五味子、龙骨、牡蛎、远志、茯苓等配伍。年老、久病、产后失血等，由于津血不足而致肠道津液缺乏，肠管传导涩滞，大便秘结不通者，可与当归、肉苁蓉、黑芝麻、火麻仁等配伍应用，以养血润肠达到通便的作用。现代药理研究发现，何首乌能提高阿尔茨海默病模型大鼠的学习记忆能力，改善血管性痴呆患者的认知、情感状态、人格障碍，并能提高患者的日常生活自理能力。刘老根据以上研究成果，运用何首乌组方治疗肾虚血瘀型老年性痴呆，取得了较好疗效。刘老提示其常用量为10~30g，大便溏泄及湿痰较重者不宜用。

山 药

山药为薯蓣科植物山药的根茎；甘，平，入肺、脾经。功能补脾胃，益肺肾；主治脾胃虚弱之食少体倦、泄泻、妇女白带等，以及肺虚久咳、肾虚梦遗精滑、小便频数等症。

刘老认为山药性平不燥，作用和缓，为一味平补脾胃的药品，故不论脾阳亏或胃阴虚，皆可应用，正如《神农本草经》所言该药"主伤中，补虚羸，除寒热邪气，补中益气力，长肌肉，强阴"。临床上常与党参、白术、扁豆等补脾胃之品配伍，治疗脾胃虚而大便虚泻难愈、四肢疲乏无力、食少倦怠、脉虚等症；治疗脾虚湿浊下渗之妇女白带，常与芡实、白术、茯苓等同用。山药益肺气、养肺阴是通过培土生金、补脾胃以益肺气的作用实现的，故可用于肺虚痰嗽久咳之症，如有肺阴不足症状者，可与沙参、麦冬等同用。《本草纲目》言其"益肾气，健脾胃，止泄痢，化痰涎，润皮毛"，说明本品可补三脏，除善补脾胃外，尚能益肾涩精，如治疗肾亏遗精、滑精，则可与熟地、山萸肉、龙骨等配伍应用。如小便频数，则可配益智仁、桑螵蛸等应用。对脾肾双亏或脾阴虚泄泻者，可用本药达30g，补元止泻之力甚佳。刘老巧用生山药治疗糖尿病，无论是早期还是晚期，是上消还是中消或下消，均配伍运用。以口渴甚、饮水不能解渴、消瘦、尿多、自汗等上消症状明显者，可配伍天花粉、麦冬、知母、黄芩、五味子、沙参、生石膏、乌梅等同用；以饮食倍增、易饥饿、多饮多食、人体消瘦、四肢乏力等中消症状明显者，可配伍生石膏、知母、葛根、黄精、黄芩、花粉、生大黄、生地黄等同用；以尿频数、尿量多、口渴、腰酸痛、膝腿乏力、阳痿等下消症状为甚者，可配伍生地黄、熟地黄、山萸肉、五味子、泽泻、牡丹皮、茯苓、肉桂（少量）等同用。

益智仁

益智仁为姜科植物益智的成熟种仁；辛，温，入脾、肾经。功能补肾固精，缩尿，温脾止泻，摄涎唾；主治下元虚冷，不能固密所致的遗精、早泄、尿频、遗尿及白浊等，及脾寒泄泻、腹部冷痛及口涎自流等症。

刘老认为益智仁的主要功能是补益脾肾、温固摄纳，既能治疗下焦肾虚不固，又可治疗中焦脾虚失摄。《本草拾遗》云："治遗精虚漏，小便余沥……夜多小便者"，指出其能补肾固精缩尿，善疗肾虚遗精、尿频遗尿；《用药法象》："治客寒犯胃，和中益气，及人多唾"，指出其能温脾止泻摄涎，善治脾胃虚寒之腹中冷痛、吐泻食少或时唾清涎等；《本草备要》谓："能涩精固气，温中进食，摄涎唾，缩小便，治呕吐泄泻，客寒犯胃，冷气腹痛，崩带泄精"，这是对以上两方面功能的综合描述。用于肾虚遗泄，可与补骨脂、菟丝子等配伍；用于尿频、遗尿，可与山药、乌药等配伍；用于肾虚白浊或小便余沥，可与川萆薢、乌药等配伍同用。脾阳不振，运化失常，每易引起腹痛泄泻。本品辛温气香，有暖脾止泻的功效，可与党参、白术、干姜、炙甘草等配伍，用治脾寒泄泻冷痛。涎乃脾所统摄，如脾脏虚寒，不能摄涎，以致口涎多而自流者，本品又能温脾以摄涎，可与党参、茯苓、半夏、陈皮、怀山药等品配伍同用。益智仁善于温脾摄涎唾，其所治的涎唾多而自流，乃是脾虚不能摄涎所致，必无口干、口苦的现象；如属脾胃湿热所引起的口涎自流，多有唇赤、口苦、苔黄等症，则宜用黄芩、白芍、甘草等品，不可用辛温的益智仁。

研究发现，益智仁水提取物能明显恢复脑缺血再灌注后学习记忆能力损害，对脑缺血再灌注神经元损伤有良好的保护作用，还可改善模型大鼠的智能障碍。刘老根据以上研究成果，运用益智仁治疗痴呆病，临证常与何首乌、淫羊藿、石菖蒲、远志、丹参等配伍，取得了较好的疗效。刘老提示其常用量为 3~10g。

淫羊藿

淫羊藿为小檗科植物淫羊藿、心叶淫羊藿或箭叶淫羊藿的茎叶；甘，温，入肝、肾经。功能温肾壮阳壮骨，祛风除湿止痛；主治腰膝无力疼痛、风湿痹痛、筋骨挛急疼痛、小便淋沥疼痛，及阳痿不举、半身不遂、四肢不仁等。

刘老认为淫羊藿甘温补虚，辛温行散，既可补肾壮阳、强筋健骨治虚，又可祛风除湿通痹泻实。《本草求真》："淫羊藿气味甘温，则能补火助阳，兼有辛香，则冷可除而风可散耳。"此处完整地总结了淫羊藿的功能。配熟地、杜仲等，用于肾阳虚衰腰膝冷痛；配威灵仙、苍耳子、桂心，用于风寒湿痹疼痛。现代研究发现，淫羊藿的主要成分淫羊藿总黄酮能降低血黏度，抑制血栓形成；淫羊藿多糖能提高痴呆模型大鼠皮质及下丘脑内啡肽、神经肽含量，调整免疫功能并延缓衰老。刘老以淫羊藿等组方治疗血管性痴呆、阿尔茨海默病，取得了较好疗效。刘老提示其常用量为 3~15g，阴虚火旺者不宜服用。

十五、消食药

山　楂

山楂为蔷薇科植物山楂或野山楂的果实；酸、甘，微温，入脾、胃、肝经。功能消食化积，活血祛瘀，止泻痢；主治肉食积滞所致的胸腹胀满疼痛、产后瘀阻恶露不尽、月经不调、癥瘕、腹泻、痢疾等。

关于山楂的功能，《本草纲目》云："消肉积癥瘕，痰饮痞满，吞酸，滞血痛胀"，刘老认为山楂功效主要是消食化积和活血化瘀两大点。其能健运脾胃，促进消化，尤其能消肉食和油腻积滞。其色红入血，可活血化瘀。其消胀、化痰、止痛、止泻痢等功用都是通过以上两功能发挥的。对于肉食积滞，常配合炒鸡内金、神曲、麦芽、莱菔子等同用。在脾胃虚弱或用药滋腻滞胃的情况下，刘老常用神曲加炒麦芽、焦山楂（三药合称谓"焦三仙"），以保护脾胃功能，防治伤脾碍胃。对中焦痰湿阻滞、久生积块者，常配白术、枳实、半夏、陈皮、神曲等同用；对于妇女产后下腹部瘀血疼痛、恶露不尽等症，常与桃仁、红花、川芎、当归等配伍同用；常与丹参、葛根、瓜壳配伍，治疗胸痹心痛。关于其用法，刘老指出：开胃消食、活血化瘀，需用生山楂；消食导滞则需炒焦用；消食止泻宜用山楂炭。山楂药性酸甘，与食物相近，为更好地发挥疗效，用量可不拘于药典，一般可用至 15~30g。

十六、收涩药

海螵蛸

海螵蛸为乌贼科动物无针乌贼或金乌贼的内壳；咸，微温，入肝、肾经。

功能固精止带，制酸止痛，收敛止血，除湿敛疮；主治遗精早泄、赤白带下、胃痛吞酸、腹痛癥瘕，及吐衄、呕血、便血、崩漏、带下、血枯经闭、阴蚀烂疮等。

刘老认为，海螵蛸味咸涩，性微温，入肝肾血分，能止血、止带、固精、制酸，并有行血脉、通经络、补肝血、祛寒湿的作用。对于肾虚之遗精早泄，可与山茱萸、菟丝子、沙苑子等益肾涩精之品配伍；对于赤白带下，可与白芷、白术、山药、煅龙骨、煅牡蛎等配伍；对于各种出血证，单用或随证配伍运用均可。其入肝肾血分，肝肾主下焦，故常用于妇女崩漏，可配合白术、黄芪、煅牡蛎、山萸肉、五味子、菟丝子、棕榈炭等同用。其止血作用还常用于胃出血，特别是善于治疗消化性溃疡导致的呕血、便血，因其制酸功用也有助于消化性溃疡性胃或十二指肠出血，临床常与白及、煅瓦楞子、蒲黄炭等配伍同用。如消化性溃疡伴明显疼痛者，常与醋延胡索、酒白芍（30g）、炙甘草（10g）配伍应用。对于胃脘疼痛、泛吐酸水者，常与煅瓦楞子、浙贝母配伍同用。本品含有钙质和胶质，是良好的制酸剂和止血剂。刘老提示其常用量为 15~30g，散剂酌减。

第二节　自拟方

一、息风化痰通络汤

组成：天麻（另包，蒸兑）10g，钩藤 12g，白蒺藜 12g，生龙骨（布包，先煎）30g，生牡蛎（布包，先煎）30g，法半夏 10g，茯苓 15g，泽泻 15g，白术 10g，葛根 15g，丹参 15g，酸枣仁（炒）10g，山楂 30g。

本方功能平肝息风、化痰通络。主治肝风上扰、痰瘀阻络型眩晕，症见头晕，如坐舟车，头部转摇不能，头胀痛或重，恶心呕吐，或伴耳鸣、重听、心烦、寐差等，舌黯，苔白，脉弦滑。可用于颈椎病、后循环缺血、脑动脉硬化症、梅尼埃病等所致眩晕。每日一剂，水煎，分两次服用。

经云："诸风掉眩，皆属于肝"，朱丹溪谓："无痰不作眩"，故通常认为眩晕以肝风上扰、痰浊中阻为主要病机。但刘老从临床实践中得出，仅从风、痰论治，其效欠佳，而患者常有面色晦暗、舌黯等证候，加用活血化瘀药后疗效明显提高，因而推知瘀血阻络亦是主要病机。故临床以息肝风、化痰浊、通血脉为治。因肝性条达，其体阴而用阳，其为病易形成阳热在上、郁滞、阳亢之证，故方中平息肝风采用凉肝、疏肝、镇肝三法。方中天麻平肝息风，钩藤凉肝定风，共为君药；白蒺藜疏肝息风，生龙骨、生牡蛎潜镇息风，法半夏燥湿化痰，泽泻、茯苓渗利痰湿，共为臣药；白术运脾化湿，丹参、葛根、山楂活血通络，炒枣仁养血安神，共为佐药。其中酸枣仁之用，一以养心助眠，一以安神镇静，因刘老认为，晕、痛诸症均与神志不宁有关，治疗宜形神共调，故在方中常配入此药，可增定眩、止痛之力。

肩颈胀痛者，加威灵仙、姜黄；头胀痛甚、血压高者，加杜仲、川芎；耳鸣不适者，加蝉蜕、柴胡；急躁易怒、口苦者，加黄芩；便溏者，去酸枣仁，加山楂炭、炒麦芽；入睡困难、多梦者，加夜交藤、三七。

二、平肝通络汤

组成：白芍 30g，石决明（布包，先煎）30g，天麻（另包，蒸兑）10g，钩藤 12g，丹参 15g，川芎 10g，白蒺藜 15g，全蝎 5g，醋延胡索 15g，山楂 30g，甘草 10g。

本方有平肝息风、通络止痛之功效。适用于肝风血瘀型头痛，症见头痛呈跳痛、搏动或如锥刺样痛，痛有定处，多因心情不畅、精神紧张、暴怒等因素诱发，女性多在经前发作或加剧，伴头昏或晕、心烦易怒、口干苦、失眠等症，舌黯红，苔薄黄，脉弦（滑）或细涩。常见于偏头痛、紧张型头痛、三叉神经痛所致头面痛等。每日一剂，水煎，分两次服用。

头痛之论治有从六经辨、从气血辨者。李东垣执简驭繁，将头痛分为外感、内伤两端。刘老认为，内伤头痛之实证多因肝失所养，经脉绌急，致风阳上扰、脑络不通所致，故《黄帝内经》将本病又称为"首风""脑风"，治疗可由平肝息风、通络止痛入手。方中白芍、石决明入肝经，平抑肝阳为君。天麻、钩藤平肝息风，助君药以平上扰之风阳；丹参、川芎活血通络，使风阳上扰所致瘀滞之脑络得以疏通，共为方中之臣药。白蒺藜、全蝎息风通络，山楂、醋延胡索活血止痛，共为方中之佐药。甘草得白芍酸甘化阴，濡养经脉，缓急止痛，又能调和诸药，为使药。诸药配合，使肝风息，脑络通，经脉缓，则头痛可止。其中，山楂除有活血作用外，还可消导和中，因刘老临证时尤其注重患者胃气盛衰，意在强壮胃气，防止药食伤中，故患者虽无脾胃不和之证亦常用之。正如华佗所言："胃者，人之根本也。胃气壮，五脏六腑皆壮。"

巅顶痛，加蔓荆子、藁本；前额痛，加白芷；疼痛明显，可加重川芎、醋延胡索用量；寐差多梦，加酸枣仁、夜交藤；经前发作明显者，加柴胡、郁金。

三、益肾通络方

组成：生黄芪 30g，淫羊藿 15g，枸杞子 15g，山茱萸 10g，沙苑子 10g，葛根 15g，丹参 15g，川芎 10g，生蒲黄 10g，石菖蒲 10g，郁金 10g，五味子 10g，山楂 10g。

本方有益肾补髓、通络醒神之效。适用于肾虚血瘀型头昏或头痛，多因瘀久伤正，由实转虚，而致虚实夹杂。症见头昏沉而痛，或空痛，伴记忆力下降，耳鸣，腰酸足软，舌淡黯，苔薄，脉细弦。常见于脑震荡后期、脑萎缩、阿尔茨海默病、大脑发育不全所出现的头昏、头痛及健忘、痴呆等。每日一剂，水煎，分两次服用。

刘老认为，肾虚络阻是脑外伤后期、脑萎缩、阿尔茨海默病等的重要病机。肾主生髓，而脑为髓海，肾之气虚，则清阳不能上充，肾之精亏，则髓海失养，皆致"髓海不足，则脑转耳鸣"。因虚而生瘀，血行不畅，脏腑失养，精明不灵，则作痴呆、健忘等症。故治疗以益肾填精、活血醒神为法。方中黄芪益气升清阳，淫羊藿、枸杞子温肾填精，共为君药。山茱萸、沙苑子益肾阴，补精气，助君药淫羊藿、枸杞子以补髓益脑；葛根、丹参、川芎、蒲黄活血化瘀，且配黄芪有益气行血之效，使清气、营血上承，则脑髓得养，同为臣药。石菖蒲、郁金化痰活血，开窍醒神；五味子滋肾涩精，加强全方补肾益髓之力，均为佐药。山楂活血助化，为使药。诸药相伍，扶正祛瘀并进，使肾中精气复盛，瘀血渐消，则诸症可痊。

头痛甚者，加全蝎、醋延胡索以通络止痛；失眠多梦，加酸枣仁、夜交藤、龙骨、牡蛎以安神；纳少脘胀，加佛手、麦芽以理气助化；夜尿多，加仙茅、巴戟天、益智仁以温肾缩尿；头目作胀，烦躁，脉弦，加天麻、钩藤以平肝。

四、黄参通络方

组成：黄芪 30g，丹参 15g，生蒲黄（布包）15g，川芎 10g，醋延胡索 10g，酸枣仁（炒）15g，夜交藤 30g，白芍 15g，钩藤 15g，生龙骨（布包，先煎）30g，生牡蛎（布包，先煎）30g，全蝎（研末兑入）5g，山楂 10g。

本方功能益气活血、宁神息风。适用于气虚血瘀型头痛证，症见头痛如刺，痛有定处，头痛反复发作，遇劳加重，或夜间为甚，神疲乏力，失眠多梦，舌质淡黯或紫黯，或有瘀斑点，脉细弱或涩。常见于脑震荡、脑动脉硬化症、血管性头痛所出现的头痛。每日一剂，水煎，分两次服用。

方中黄芪益气扶正，丹参活血通络，二药相合，气旺则血行有力，血脉通畅，通则不痛，共为君药。生蒲黄、川芎、醋延胡索助君药以活血通络，并可止痛；酸枣仁、夜交藤养心宁神，又有镇静止痛之效；白芍、钩藤养血柔肝，平肝息风，共为臣药。生龙骨、生牡蛎、全蝎潜阳宁神，平肝通络而止痛，为佐药。山楂活血助化，为使药。全方气血同治，形神俱调，心肝同治，共奏益气活血、平肝安神、通络止痛之效。

乏力、便溏者，去白芍，加党参、炒白术；入睡难，加大酸枣仁用量；头痛经久不愈，瘀血证候明显者，加土鳖虫、蜈蚣；血压偏低者，加人参、玉竹等。

五、白地牵正汤

组成：白附子 9g，僵蚕 10g，全蝎 5g，生地 15g，丹参 15g，葛根 30g，川芎 10g，丝瓜络 10g。

本方可祛风化痰、止痉除偏。适用于风痰络阻之面神经麻痹，症见口眼㖞斜，闭目、鼓腮不能，伴头面或耳后麻木或疼痛，舌淡黯或紫黯，苔白，脉细或兼涩。常见于特发性面神经麻痹、中耳炎或乳突炎所致周围性面瘫，脑血管病变所致中枢性面瘫。每日一剂，水煎，分两次服用。

本方由牵正散加活血通络药物组成。刘老指出，面瘫之证，多由外风引动内风所致，兼夹痰浊上犯，阻滞经脉，偏侧络脉不荣，功能失常，则见口眼㖞斜。临床常用牵正散祛风化痰、平肝通络。但单用此方往往效果欠佳。刘老认为，风痰阻滞，气血不畅，故当配合活血化瘀之品，亦取"血行风自灭"之意。药选生地、丹参、川芎活血化瘀兼清瘀热，伍丝瓜络以助通经活络、消肿之功，入葛根解肌散寒、活血升清。诸药相合，共行祛风、化痰、通络之效。

急起恶风寒或头面疼痛受风冷则加重者，去生地，入羌活、桂枝；乳突炎，见耳后疼痛者，加板蓝根、连翘清热解毒；口眼㖞斜日久不愈者，加黄芪；口角流涎者，加胆南星、法半夏。

六、苏杏止咳汤

组成：苏叶 10g，防风 10g，杏仁 9g，前胡 10g，重楼 15g，矮地茶 15g，薄荷 5g，甘草 7g。

本方功能宣肺散寒、止咳化痰。主治风寒束肺之咳嗽，症见咳嗽频，咯痰白，咽痒或痛，恶寒，全身酸楚，无汗，鼻塞，流清涕，舌淡红，苔薄白而润，脉浮紧或浮数。每日一剂，水煎，早晚分服。

方中苏叶解散表寒，开宣肺卫，为治风寒在表之要药；杏仁化痰肃肺，止咳下气，共为方中君药。防风散寒、祛风湿而止痛，为风中之润剂，助苏叶以解表邪；前胡、矮地茶助杏仁肃肺化痰，止咳清热；刘老认为，感冒、外感咳嗽均系邪毒为患，宜早用清解毒邪之品，以防止传变，故入重楼；上四药共为臣药。薄荷清宣上窍，通利鼻咽，为佐药。甘草调和诸药，为使药。全方寒温并用，既温散表寒，又清解毒邪，力除邪毒于肺卫之表，则咳嗽可速止，无入里之虞。

咽痛者，加马勃、射干；口干，苔薄干，有化热之象者，加连翘、金银花；咽痒者，加蝉蜕；咽痛者，加桔梗、射干；痰黏难出者，加川贝母、瓜蒌仁；恶寒，身体酸痛，加荆芥；感冒新起，咳嗽甚者，去苏叶，改为麻黄；鼻塞声重者，加辛夷。

七、芪苏宣肺汤

组成：黄芪 30g，党参 10g，苏叶 7g，前胡 10g，杏仁 10g，桔梗 10g，旋覆花 10g，茯苓 15g，炒麦芽 30g，甘草 6g。

本方功擅益气健脾、化痰止咳。主治脾虚痰壅之咳嗽，症见咳嗽日久，咯痰质稀，动则气短，受凉后加重，或咽部不适而咳，口中和，纳食少，大便偏溏，舌质淡，苔薄白，脉细滑。常见于慢性支气管炎慢性迁延期、慢性咳嗽、慢性肺炎等。每日一剂，水煎，早晚分服。

脾司水液运化。脾虚失运，则水液不得运化，致痰饮停肺，肺失宣肃，故而咳嗽；复因肺脾气虚，祛痰无力，且卫外无功，每受寒邪，故久咳难愈。治宜健脾理肺为法。方中黄芪、党参补益肺脾之气，苏叶宣肺散寒止咳，共为君药。前胡、杏仁、桔梗肃肺化痰；旋覆花、茯苓健脾和胃，利湿祛饮，共为臣药。炒麦芽消导助化，与茯苓相伍，助运化、消导之功，使痰饮无由而生，为佐药。甘草与桔梗配，可利咽化痰，又能调和诸药，为使药。诸药协同，使脾胃健运，则卫气盛，痰饮消，咳嗽自止，为补土生金之妙法。

痰量多者，加矮地茶、法半夏、南星；胸闷者，加丹参、瓜蒌皮；大便稀溏者，加炒白术、山药。

八、芪丹护心饮

组成：黄芪30g，生晒参10g，葛根30g，丹参30g，郁金10g，降香10g，水蛭10g，山楂30g。

本方有益气活血、通络止痛之功。适用于气虚瘀阻之胸痹心痛，症见心胸疼痛，痛有定处，劳累或活动后明显，伴神疲懒言，乏力自汗，心悸不宁，舌淡黯，苔薄，脉细涩。常见于西医学之冠心病。每日一剂，水煎，早晚分服。

胸痹心痛之病虚实互见者尤多，是以《金匮要略》明示其病机为"阳微阴弦"。刘老认为，心主血脉，气为血帅，故本病以气虚络瘀为基础病机，治宜益气活血、通络止痛。方中黄芪、生晒参大补元气，丹参、葛根活血通脉，气血同调，益气之所以行血，共为君药。气虚瘀滞则胸阳不展，故予郁金、降香行气开郁，并助君药活血通脉，为臣药。水蛭深入络脉，逐瘀通经，为佐药。脾胃运化为气血生化之源，山楂助化消食，又兼活血化瘀之效，为使药。全方配伍得宜，气血并治，胸痹可解。该方为刘老治疗冠心病基础方，临床加减运用，除可有效改善心绞痛症状外，坚持服用，还有软化斑块的作用。

心悸气短者，加生脉散；胸脘闷胀者，去生晒参，加法半夏、陈皮、薤白；形寒怕冷，加附片、桂枝。

九、养胰通脉饮

组成：生地30g，山茱萸15g，怀山药30g，枸杞子30g，鬼箭羽30g，丹参 30g，葛根 30g，水蛭 6g。

本方功擅滋肾健脾、活血通脉。适用于肾虚血瘀型消渴、肾消，见血糖升高，或有消谷善饥、渴而多饮、小溲多等，舌偏红，脉细。常见于西医学之糖尿病。每日一剂，水煎，早晚分服。

刘老认为，本病以先天禀赋不足而发病，如《灵枢·五变》所说："五脏皆柔弱者，善病消瘅。"肾之阴精亏虚，则肺、胃燥热，诸症由生，故当滋肾固本为要，药选生地、山茱萸、山药、枸杞滋肾益精。脾为后天之本，精血生化之源，虽见能食易饥，但为胃强脾弱，故形体消瘦，大便时溏，乃用山药实脾益精。刘老常说，本病之调治，活血化瘀尤为关键，因糖尿病后期可能出现多种血管并发症，严重影响患者预后。营阴灼伤，致瘀血固结，阻滞经脉，或成癥瘕，或致蛋白尿、肾衰、心衰等，当用破血通经之药，选鬼箭羽、丹参、葛根、水蛭。诸药配合，滋肾培元，活血通脉，有降低血糖、防止糖尿病血管并发症的作用。

口渴明显者，加天花粉；能食易饥甚者，加石膏；下肢麻木、疼痛者，加川牛膝、木瓜；见蛋白尿者，加石韦、玉米须；胸闷心痛者，加郁金、降香；气虚乏力者，加黄芪、人参叶；尿频，加金樱子、桑螵蛸。

十、降逆和胃汤

组成：旋覆花 10g，代赭石 30g，八月札 30g，法半夏 10g，竹茹 10g，薏苡仁 15g，鸡内金 10g，炒麦芽 30g，甘草 10g。

本方功能降逆和胃。主治肝胃气逆证，症见胃脘胀痛，恶心呃逆，嗳气泛酸，纳食减少，大便干结，舌质淡红，苔薄白，脉弦。常见于慢性浅表性胃炎、胆汁反流性胃炎等。每日一剂，水煎，分两次服。

本方由《伤寒论》旋覆代赭汤化裁而来。《伤寒论》第 161 条说："伤寒发汗，若吐若下，解后心下痞硬，噫气不除者，旋覆代赭汤主之。"可知该方治虚痞、胃气上逆之证。刘老去原方中参、草、枣等健脾益气之品，入八月札疏肝理气，健脾通腑；加竹茹、薏苡仁，与半夏相合，仿温胆汤意，化痰利湿，和胃开痞；用鸡内金、炒麦芽健胃消食。加减变化之后，此方补气健脾之力弱，而行气通腑之力更强，尤适宜于肝胃气逆之证。胃以和降为顺，参、枣益脾之属有"横中"之弊，故脾虚证不显者宜去之，而代以消导之品，则更为合宜。

胃痛较甚者，加延胡索、九香虫；痞胀明显者，加大腹皮、乌药；泛吐酸水者，加乌贼骨；胃中灼热者，加蒲公英。

十一、养阴和胃汤

组成：生地黄10g，北沙参12g，麦冬10g，石斛10g，蒲公英15g，酒制川楝子10g，佛手10g，炙甘草3g。

本方功擅养阴和胃。主治阴虚气滞之胃脘痛。症见胃脘隐痛或灼痛，口干咽燥，知饥不欲食，大便偏干，舌质红，苔少，脉细数。见于慢性糜烂性胃炎、胃及十二指肠溃疡等。每日一剂，水煎，分两次服。

方中生地黄凉血清热，北沙参益气养阴，共为君药。麦冬、石斛助君药以滋阴清热；胃腑本体阴而用阳，阴虚则更易生内热，故入蒲公英清热解毒，兼可通腑，共为臣药。土虚则木乘而作痛，故用川楝子、佛手疏肝理气而止痛；胃为多气多血之腑，加以阴虚血涩，更易致胃络瘀阻而致疼痛隐隐，生地黄凉血活血，能通血痹而止痛，三药共为佐药。甘草甘缓和中，且能调和诸药，为使药。全方益气阴兼清内热，理气机兼通瘀血，故能复胃之阴而助其用，尤能止痛，其方虽小，而功甚全。

痞胀明显者，加枳壳、大腹皮；纳少者，加砂仁、生谷芽、生麦芽；大便干结者，加玄参、火麻仁；泛酸者，加浙贝母、瓦楞子。

十二、五藤蠲痹汤

组成：忍冬藤30g，络石藤30g，鸡血藤15g，海风藤15g，青风藤30g，威灵仙30g，秦艽10g，豨莶草10g，露蜂房10g，全蝎10g，桑枝15g。

本方专于清热除湿、蠲痹通络。主治湿热痹阻之历节、尪痹，症见肢体关节疼痛，局部肿胀、发热，活动受限，晨僵，口苦，口渴而不多饮，舌偏红，苔薄或腻，脉滑数。常用于类风湿性关节炎、网球肘等。每日一剂，水煎，分两次服。

方中忍冬藤、络石藤清热利湿，通络除痹，为君药。鸡血藤、海风藤养血活血，祛湿通络；青风藤、威灵仙通络止痛效佳，共为臣药。秦艽、豨莶草助君、臣药祛风湿，利关节；露蜂房、全蝎入络搜剔，加强通络止痛之力，共为佐药。桑枝祛湿除痹，引药上行，为使药。刘老认为，本病以"闭"为病机关键，故治疗以通为主，选藤类药、动物药为主组方，因其善走行于筋脉、骨节之间，除湿通络之力尤佳。值得指出的是，湿为阴邪，若用药过凉，则湿邪凝结难解，病必难除。故方中寒温并用，临床实践表明，并无化热、加重病情之弊。

痛甚者，加乳香、没药；晨僵明显者，加乌梢蛇；关节畸形者，加胆南星、法半夏、土鳖虫。

十三、葛桂舒筋饮

组成：葛根40g，桂枝12g，姜黄12g，威灵仙30g，鹿衔草10g，露蜂房10g，桑枝30g，甘草7g。

本方功专温经解肌，通络止痛。主治寒凝经脉之项痹、肩凝，症见颈肩板紧不适，甚则疼痛，臂痛肢麻，受寒则加，得温稍缓，舌淡，苔白，脉细涩或弦紧。常见于颈椎病、肩关节周围炎等所致颈肩不适诸症。每日一剂，水煎，分两次服。

刘老认为，颈肩不适诸症多为太阳经脉之病。颈项为足太阳膀胱经循行部位，易受风寒侵袭，致经气不利，寒湿搏结，故而作痛，治宜温经解肌，通络止痛。药选葛根、桂枝，取葛根汤意以散寒解肌，且桂枝入血分，可通络止痛，共为君药。姜黄行气活血；威灵仙、鹿衔草祛风湿，通经络，助君药以止痛除痹，共为臣药。伍露蜂房入络散邪而止痛，桑枝引药走于上肢，为佐使药。诸药相伍，寒凝得解，经气复利，则其症可消。

痛甚者，加白芍、青风藤；气血不足者，加黄芪、党参、当归；外受风寒者，加麻黄、羌活；眩晕者，加天麻、半夏、泽泻。

十四、重订独活寄生汤

组成：独活12g，桑寄生30g，青风藤15g，威灵仙30g，防己15g，寻骨风10g，狗脊15g，怀牛膝10g。

本方主要功效为祛风除湿、通痹止痛、益肾强腰。主治风湿痹阻型腰痛，症见腰痛急起，行走困难，甚则卧床不起，伴下肢窜痛、麻木，舌淡黯，苔白或腻，脉弦缓。常见于腰椎间盘突出症、腰肌劳损等病。每日一剂，水煎，早晚分服。

本方用于急起之腰痛疗效颇佳。腰为肾之府，肾虚致腰痛固不待言，但风寒湿诸邪痹阻经脉，不通而痛，为急起腰痛的关键病机。故刘老治疗本病，常用祛风除湿、益肾强腰之法。方中重用独活通行下半身之经脉，辛以祛风，温可散寒；桑寄生益肝肾，祛风湿，二者共为君药。青风藤、防己通利小便，祛风渗湿；威灵仙、寻骨风祛风湿，止痹痛，共为臣药。狗脊、牛膝益肝肾，强腰膝，且牛膝能引药下行，共为佐使药。全方共奏祛风利湿、强腰止痛之效。

腰膝冷痛，得温则缓，遇寒则加者，加制川乌、桂枝；腰重痛，苔白腻者，加薏苡仁；腰腿刺痛、麻木，舌紫黯者，加土鳖虫、乌梢蛇；疼痛明显者，加三七、延胡索；乏力神疲者，加黄芪。

十五、芪仙益血减毒汤

组成：黄芪 15g，仙鹤草 30g，法半夏 10g，陈皮 10g，竹茹 5g，石韦 15g，砂仁 10g，大枣 10g。

本方有益气养血、化浊排毒之效。主治化疗毒副反应之脾气亏虚、浊毒中阻证，症见恶心呕吐，胃脘痞闷，纳差便溏，神疲乏力，舌淡，苔腻，脉滑；查外周血白细胞减少。常见于化疗期间或化疗后。每日一剂，水煎，分两次服；如为预防之用，可于化疗前一周开始服用。

胃肠道症状及骨髓抑制是化疗常见毒副反应。刘老认为，化疗毒副反应多由浊毒中阻、气血亏虚所致，治宜补虚泄浊。方中黄芪、仙鹤草益气升清为君药，法半夏、陈皮泄浊和胃为臣药。君臣合力，清气盛而上升，则浊毒自降，又且升降相因，清升浊降，中焦气机自能复常。化疗药物可视为外来毒邪，竹茹、石韦助臣药泄浊排毒，以解致病之原；砂仁芳香开胃、化湿祛浊，共为佐药。大枣甘缓和中，又可健脾养血，助黄芪益气生血之功，为使药。全方共行益气以生血、化浊以复中焦运化之功。临床实践表明，于化疗期间服用本方，可减轻乃至消除毒副作用；于化疗前用药，对化疗毒副反应可起到良好的预防作用。

大便溏，舌苔厚腻者，加白蔻仁、薏苡仁；贫血者，加丹参、鸡血藤、枸杞子；少气懒言，四肢酸软，加人参、黄精。

十六、参楼扶正解毒方

组成：太子参 15g，重楼 15g，山药 30g，石斛 15g，薏苡仁 30g，臭牡丹 15g，白花蛇舌草 15g，八月札 15g。

本方擅健脾扶正、解毒泄浊。适用于气阴两伤之岩证，除各类岩证的临床表现外，尚见神疲乏力，口干，大便干或溏而不爽，舌黯红，苔薄，脉细弦。常见于恶性肿瘤、恶性肿瘤术后状态及放化疗后。每日一剂，水煎，早晚分服。

癌病为毒邪内攻所致，邪盛则正衰，又因癌毒性热，耗伤气阴，故方用太子参益气养阴，重楼清热解毒，为君药。脾胃为后天之本，气阴滋生之源，故以山药、石斛健脾益阴，助运滋生；薏苡仁渗湿泄浊；臭牡丹、白花蛇舌草解癌毒，清热邪，四药共为臣药。八月札理气和血，健胃通便，为佐使药。全方祛邪、扶正并用，扶正之所以祛邪，祛邪亦为扶正之用，体现了刘老治肿瘤"既要治病，更要留人"的指导思想。

肺癌者，入全蝎，加大重楼用量；胃癌者，加黄药子、藤梨根；肝癌者，加石见穿、莪术；卵巢癌者，加三棱、莪术、白英；纳谷不馨者，加鸡内金、山楂；纳差、大便稀溏者，去太子参，加黄芪、炒白术、茯苓。

十七、五子缩泉止遗汤

组成：菟丝子 30g，覆盆子 15g，枸杞子 15g，金樱子 15g，熟地黄 10g，怀山药 10g，山茱萸 10g，益智仁 15g，乌药 10g，桑螵蛸 10g。

本方擅温肾固精、缩尿止遗。主治肾虚失摄之遗尿，见咳而遗尿，或寐中小便自遗，甚而小便完全不能自控，腰酸，乏力，舌淡，苔薄，脉细尺弱。常见于年老体弱者，妇女产后，或脊髓损伤、手术后。每日一剂，水煎，早晚分服。

《素问·宣明五气》谓："膀胱不利为癃，不约为遗尿。"肾与膀胱相表里，肾藏精而司开阖；肾中精气亏虚，失于固摄，则小便自遗。故刘老认为，治疗本病当以补肾精为主。本方由五子衍宗丸、六味地黄丸、缩泉丸灵活化裁而来。方中菟丝子、覆盆子、枸杞子温肾填精，合熟地黄、山药、山茱萸滋阴涩精，使肾中阴阳、精气充盛，则可行其主膀胱、司封藏之职；桑螵蛸、益智仁、乌药性温，暖下焦而助气化，调气机以散阴寒，并伍金樱子助涩精之用。诸药配合，使肾之精气复盛，功能复常，阴平阳秘，则遗尿可止。

畏寒肢冷者，加桂枝、附子；脾虚便溏者，去覆盆子，改山药30g，加补骨脂；白带多者，加白果、黄柏；腰酸痛者，加续断、杜仲；病症顽固，久治不愈，且无热证者，加麻黄、肉桂。

十八、枣仁安神饮

组成：酸枣仁（打碎，炒）30g，夜交藤30g，三七10g，延胡索15g，龙齿15g。

此方功专养心安神。用于心神失养之不寐，症见不易入睡，多梦易醒，神疲乏力，触事易惊或反复思虑，舌黯，苔薄，脉细或兼弦。常用于焦虑状态、抑郁状态、脑疲劳等所致多种睡眠障碍。每日一剂，水煎，早晚分服。

酸枣仁宁心安神之效颇佳，为治不寐要药，方中重用之，为君药。夜交藤配酸枣仁，滋心阴，宁心神，为臣药。予三七、延胡索疏肝活血，因不寐患者常有肝气郁、肝血瘀证，魂舍不净，则心烦难寐，多梦寐浅，且药理研究表明两药有镇静作用，可助酸枣仁入静定志之效，为佐药。龙齿引药入心、肝经，且有潜阳镇静、清热除烦之功，为使药。诸药协同，养心阴，行肝血，潜浮阳，达宁心安神、镇静定志之用，使阴阳平和，则寤寐有度。本方为刘老治疗不寐的基本方，加味后运用于虚证、实证之不寐均有良好疗效，且能缓解焦虑、抑郁症状，确为安神定志之良方。

早醒者，去夜交藤，加合欢皮；见纳差、便溏等，属心脾两虚证者，加白术、党参、茯神、龙眼肉；见心烦易怒、脉弦等肝气郁结证候者，加柴胡、白芍、郁金；正值更年期，心神不安者，加菟丝子、覆盆子、牡蛎；胃不和则卧不安者，加半夏、炒麦芽；腹泻者，加山楂。

十九、益肾复冲汤

组成：熟地黄10~15g，山茱萸10g，菟丝子15~30g，覆盆子15g，枸杞子15~30g，黄柏7~9g，仙茅7~9g，生牡蛎15~30g，生龙骨15~30g。

此方功擅益肾调冲。适用于肾阴虚、冲任失调之绝经期前后诸证之肾阴虚、冲任失调证，症见经断前后月经紊乱，量或多或少，乍寒乍热，烘热汗出，舌黯，苔薄白，脉细。每日一剂，水煎，早晚分服。

绝经前后，肾阴亏虚，渐至肾阳不足，又冲任二脉虚衰，天癸渐竭，治宜益肾阴、调冲任为主。方用熟地黄、山茱萸、覆盆子、枸杞子益肾育阴而复癸水；阴阳互根，阴虚及阳，故予菟丝子温肾益阳；仙茅、黄柏相伍，取二仙汤意，寒热并济，既益肾中真阳，又清外浮之虚火；龙骨、牡蛎益阴潜阳。全方有补肾益精、燮理阴阳、调理冲任之功，部分患者服用后可延迟绝经。

怕热、舌苔少、脉细者，去枸杞子，加女贞子、墨旱莲；烘热明显、盗汗者，加地骨皮、桑叶、知母；大便干结，去生牡蛎、生龙骨，加珍珠母；夜寐不安，加酸枣仁、夜交藤、三七。

二十、凉血祛风止痒汤

组成：生地黄 15g，赤芍 15g，牡丹皮 15g，白鲜皮 15g，地肤子 15g。

此方功擅凉血祛风止痒。主治血热生风型皮肤痒疹，症见红色斑丘疹，饮酒或食热性食物后发作或加重，瘙痒甚，夜间明显，口干舌燥，心烦易怒，大便干燥，小便黄赤，舌红或黯红，苔薄黄，脉弦滑或数。常见于荨麻疹、银屑病、湿疹等所致皮肤瘙痒。每日一剂，水煎，早晚分服。

刘老认为，血热生风，扰动湿热为患是皮肤痒疹形成的主要病机。根据"治风先治血，血行风自灭"的理论，以血分药为主组方，兼以清利湿热。方中生地清营解热、活血化瘀以生新血，伍赤芍、牡丹皮凉血行血以消斑疹；白鲜皮清热燥湿，地肤子清热利湿，且均能祛风止痒。诸药相伍，血热清，而风自灭，湿热得清，则痒疹自除。

病久皮疹色暗，久治不愈者，加水蛭、地龙、丹参；血热甚，加紫草、水牛角；痒甚者，加苦参；外感风寒诱发者，加荆芥穗、防风；大便秘结者，加生大黄。

二十一、青银解毒汤

组成：大青叶 15g，金银花 15g，连翘 10g，野菊花 10g，栀子 10g，蒲公英 15g，白芍 15g，甘草 10g。

本方功专清热解毒、缓急止痛。用于火毒蕴积之蛇串疮，即西医学之带状疱疹，症见斑丘疹色鲜红，水疱簇集，局部灼痛、刺痛，触之痛甚，口干多饮，大便干结，小溲黄，舌红，苔黄，脉滑数。每日一剂，水煎，分三次服。

蛇串疮为火毒侵犯肌肤，阻滞经脉所致，治宜清解热毒。方中大青叶清热解毒，凉血消斑，配金银花既可清热解毒，又芳香透达，祛邪于外，仿清营汤"入营犹可透热转气"之法，共为君药。连翘、野菊花清热解毒，散结消肿，栀子、蒲公英清肝胃郁火，兼能通腑泄热，共为臣药。火毒郁结不解，灼及营阴，致经脉阻滞，络脉绌急，故疼痛剧烈，遂予芍药、甘草益营阴而缓急止痛，为佐使之药。诸药配合，共达清解热毒、止痛消疹之效。

热及营血，红斑、水疱明显增多，加生地黄、紫草、紫花地丁；疼痛甚，加全蝎、延胡索；口苦、心烦易怒，加龙胆草、黄芩。

第三节　成方心悟

一、四君子汤

四君子汤出自《太平惠民和剂局方》，是刘老临床喜用的经典方剂。该方由人参、白术、茯苓、甘草组成，四药均有健脾之效，白术芳香化湿，茯苓淡渗利湿，故用于脾胃气虚、湿痰内生之证。方中四味药物均甘淡平和，有如谦谦君子风度，故有"君子"的美誉。此方虽组成简单，看似平淡，但通过加减变化功效亦增，可用于多种杂病。方中入陈皮，名异功散，再加半夏，名六君子汤，在健脾益气的基础上，合入二陈汤义，增加了化痰理气作用。刘老常用此方治疗杂病脾胃虚弱、痰浊中阻之证。人参多改用党参，因党参药力专于健脾胃，较人参更为的对。如用于治疗老年慢性支气管炎、慢性阻塞性肺疾病的稳定期，咳喘不显，咯吐痰沫，根据症情加入黄芪、仙灵脾等益气温肾药物，及平地木、浙贝母等化痰止咳药。"脾为生痰之源，肾为生痰之本"，通过稳定期健脾益气、温肾益精，既可增强体质，明显减少慢性支气管炎急性发作次数，又可减少痰量，防止痰栓形成。此外，刘老也常用本方防治化疗期间的胃肠道不适。在化疗中患者常出现纳呆、恶心呕吐、面色晦暗、神疲乏力，难以坚持治疗，刘老用此方伍入竹茹、枳壳、佩兰等健胃降逆止呕，常有良效。

在六君子汤的基础上加入木香、砂仁，为香砂六君子汤，也是刘老的习用方。脾胃位居中焦，为一身气机之枢要。因认识到脾胃对于机体的重要性，李东垣提出"内伤脾胃，百病由生"。在杂病诊疗中刘老亦十分重视调理脾胃，对于恶性肿瘤、多种疾病的恢复期调理，尤其有纳呆、便溏、乏力等脾虚症状者，刘老常选用此方。此方健脾益气，又因有砂仁、木香之芳香流动，可起到醒脾开胃作用，脾胃开，纳谷增，则病有转机，即"得胃气则生，无胃气则死"。该方用于真菌感染等难治性感染、辨证的对者，确有力挽沉疴之效。

二、四物汤

四物汤是补血养血的经典方剂，首见于晚唐蔺道人著《仙授理伤续断秘方》，原用于外伤瘀血证。本方由地黄、当归、白芍药、川芎四味药物组成。因选用生地黄或熟地黄的不同，又分为"生四物""熟四物"。前者偏于凉血活血，后者更偏于养血补血。《神农本草经》将干地黄归为上品，既有疗筋伤、填髓、生肌肉之补益作用，又有逐血痹、除积聚的活血功效，方中当归、芍药也同样具有养血活血的作用，故此方化裁后可用于血虚血瘀诸证，刘老临床常用此作为基础方治疗多种疾病。治疗妇科月经不调常以此方为基础，如月经先期有火可加用地骨皮、黄柏等，月经衍期配伍茺蔚子、泽兰、丹参等药。此外，经期前后发作的诸多疾病也常从血分论治。如经期痤疮可用此方加野菊花、蒲公英、连翘等活血散结、清热解毒；偏头痛患者常于经期前后发作头痛，多因肝血虚致内风上扰，重用川芎至15~30g，并根据寒热辨证合用吴茱萸汤、芍药甘草汤，或伍入刺蒺藜、菊花、延胡索、全蝎等平肝息风止痛；经期劳作诱发癫痫，可用此方加入天麻、钩藤、僵蚕、全蝎、天龙平肝剔络，及礞石、珍珠母等镇肝息风。

此外，此方合用黄连解毒汤，名为温清散，见于龚廷贤《万病回春》，疗妇人血崩。刘老用此治疗湿疹、疮疡等多种皮肤病，见皮疹色红、瘙痒明显、遇热则加重者，用生地黄、赤芍药，效果显著。

三、阳和汤

阳和汤出自《外科全生集》，是中医外科治疗阴疽的经典方。刘老将此方用于内科疾病的治疗，每常获意外之效。该方由熟地黄、麻黄、白芥子、肉桂、炮姜、鹿角胶、甘草组成，其配伍十分精妙。方中重用熟地黄，佐以鹿角胶，有温肾益精、养血滋阴之效。伍合白芥子、肉桂、麻黄、炮姜，皆为辛温走动之品，其中白芥子用量较重，善趋皮里膜外之痰湿，肉桂温心肾、通血脉，炮姜温中散寒、温通经脉，麻黄宣通肺卫、通血痹。四味辛香窜动药物合用的方剂确不多见，其化痰活血、温通经脉之力尤强。再与熟地黄、鹿角胶配合，一动一静，一培阴血，一通阳气，深合阴阳互济互用之道。"百病皆由痰作祟"，亦常由瘀所致。此方化痰活血、散结通脉之力较强，刘老借用此方，治疗内科疑难病症，痰瘀胶结、寒凝络阻者，疗效颇佳。如用治乳腺小叶增生，其乳房小结节，推之可移，于经期发作疼痛，为痰瘀结聚、络脉不畅之征，用此方温通冲任、肝脉，正为良治。临床常可去麻黄、炮姜，加入香附、青皮、陈皮、漏芦、路路通等行气通络之品，或伍昆布、牡蛎、浙贝母等以助化痰散结。刘老也常运用此方治疗寒凝胞宫所致痛经，可加入当归、郁金、延胡索等以加强活血止痛之力。此外，硬皮病见雷诺现象、皮肤色素沉着或粗糙增厚、肢端不温、关节肌肉疼痛等症，为寒凝络阻，阳气不行，刘老也常运用此方，并酌情加入附子、细辛、淫羊藿、鸡血藤等药，以助温肾活血、通络止痛之效。

经验传真

一、脑病辨治特色

（一）"六辨七治"辨治脑病，尤重肝肾血瘀

"六辨七治"脑病证治体系为刘老辨治脑病的治疗大法。刘老认为脑病之因不外乎外邪、痰、瘀、气郁、内风、正虚（肾虚、脾虚、心虚）六个方面，但重在肾虚、内风与血瘀，而论治则从治邪、治痰、治瘀、治肝、治肾、治脾、治心七个方面着手，且尤其注重从肝肾、瘀血论治。

他指出，肾主藏精，精生髓，髓聚而成脑，脑为髓之海，肾精足而能上充于脑，使脑髓充满而能尽其所用，脑主精神意识和感觉运动的功能方正常；肾精亏虚，则不能上充于脑，脑髓不能充满，则失其所用，故脑病作矣；肾、精、髓、脑联系紧密，形成肾－精－髓－脑系统，肾是肾－精－髓－脑系统的起始因子，肾虚是脑病发病的基础；治肾之药常选用熟地、山茱萸、制首乌、女贞子、枸杞、桑椹等滋肾养阴药以及淫羊藿、巴戟天、菟丝子、沙苑子、仙茅、肉苁蓉、锁阳等温补肾阳药。肝主疏泄，调畅气机，调畅情志，喜条达，体阴而用阳；郁怒伤肝，肝阴暗耗，或肾水亏虚，水不涵木，导致阴虚阳亢，风阳上扰清窍而发为脑病；治肝之药常选用全蝎、蜈蚣、僵蚕、钩藤、天麻、白芍、白蒺藜等平肝息风药。脑为元神之府，血主濡之，血液是元神活动的物质基础，血脉宜和畅，和畅则神得濡养而昌宁，不畅则脑络瘀滞，元神失养而神不安宁，则痛、晕、呆、痫、厥诸症均可作矣；治瘀之时常选用川芎、丹参、益母草、红花、郁金、延胡索、莪术、蒲黄、三七粉等药物以通行血脉、消散瘀血。总之，刘老在辨治脑病之时，多从肝肾、血瘀论治，临证之时，擅用治肝、治肾、治瘀药物，每获良效。

（二）从肝肾血瘀辨治缺血性脑病

缺血性脑病多见于中老年人，属于中医"眩晕""头痛"等病症范畴，轻者仅出现头痛眩晕、记忆力减退、手足异麻感，重者则可出现构音障碍、稚气、人格改变、思维障碍，常合并痴呆、震颤、癫痫、偏瘫。

刘老认为本病的病理基础为肾虚精亏、瘀血阻络夹肝风上扰。《素问·阴阳应象大论》云："年四十，而阴气自半也。"肾虚精亏不能上奉于脑，则脑髓空虚，且随着人之年龄增大，气血失调，瘀血渐生，则可阻于脑络，导致本病的发生；另外，由于肾虚水不涵木，可致内风时动，因此本病亦常挟肝风。临床辨证可分为风阳阻络、瘀阻脑络、阳虚血瘀、阴虚血瘀四型，且刘老根据多年经验发现临床无论何种证型，均具有血瘀证的特点。故临证之时，主张以治瘀为主，同时结合肝肾进行辨治，治肝以平肝息风为主，治肾当细分阴虚与阳虚，在以丹参15g，生蒲黄15g，川芎10g，益母草10g，山楂10g组成的活血化瘀基本方的基础上，再结合辨证加减。

如症见头晕而痛，烦躁口苦，失眠健忘，步履蹒跚，甚至偏瘫，舌黯红，脉弦细之风阳阻络证，则在基本方上加白芍15g，天麻10g，钩藤10g，珍珠母30g，石决明30g，地龙10g，全蝎5g以平肝潜阳、活血通络，头痛不甚者去川芎；如症见头部刺痛，痛处固定，失眠健忘，肢体麻木，步态不稳，舌黯，苔薄，脉弦细之瘀阻脑络证，则在基本方上加生黄芪30g，全蝎5g，钩藤10g以活血通络；如症见头部空痛，时伴眩晕，嗜睡或失眠，健忘，腰酸足软，夜尿多，舌淡黯，脉缓弦之阳虚血瘀证，则在基本方上加黄芪30g，淫羊藿15g，巴戟天10g，鹿角霜30g以温肾通络，可去益母草；如症见头晕而痛，失眠健忘，口干目涩，大便干结，舌红苔少，脉细而弦之阴虚血瘀证，则在基本方上加生地黄12g，枸杞子12g，女贞子15g，麦冬10g以滋肾通络，可去川芎。

另外，刘老在临证用药上，还在辨证的基础上常随症、辨病加减。如头痛较甚加延胡索、全蝎；失眠多梦者加酸枣仁、夜交藤、生龙骨、生牡蛎；恶心欲呕加法半夏、陈皮、泽泻；纳少加麦芽、鸡内金；脘腹作胀加佛手、大腹皮；便溏加薏苡仁、茯苓；大便干结加女贞子、草决明；夜尿多加益智仁、白果；肢体浮肿加茯苓、泽泻；胸闷胸痛加瓜蒌皮、薤白、降香。若伴血管性痴呆者加石菖蒲、郁金、远志或胆星；震颤麻痹者加制龟甲、炙鳖甲、生龙骨、生牡蛎；血管性头痛者加露蜂房；颈椎病者加葛根、姜黄；高血压病者加苦丁茶、夏枯草。

临床上，刘老根据其临证经验发现，缺血性脑病早期的疗效要明显优于该病的晚期，这是由于本病的晚期，变症多端，有的因虚而生风，出现震颤、偏瘫之疾，有的因瘀而生痰，变生痴呆之症，增大了治疗难度。故刘老强调，在本病早期、未出现变症之前，要尽量早防早治，以避免疾病的进一步发展；在已出现变症之后，则宜随病化裁，才能药证相符，使疾病早日向愈。

（三）眩晕的辨治

眩晕是以头晕、目眩为主要临床表现的一类病症，眩晕的记载最早见于《黄帝内经》，称为"眩冒"或"眩"。对于眩晕病因病机的认识，历来各家学说不一，有虚实之分。其中实者有主风、主火、主痰之说。《黄帝内经》云："诸风掉眩，皆属于肝"，将风与肝、眩联系起来，开创了眩晕由肝风所致的先河，为后世如刘河间提出"无风不作眩"提供了理论依据；风易化火，眩晕主火之说也由此而来；丹溪则力主"无痰不作眩"，其实，在丹溪之前，前人使用的治眩名方，如仲景的泽泻汤、李杲的半夏白术天麻汤皆基于此，而丹溪则使其更为突显而已。后来，明代张景岳提出"无虚不作眩"理论，其在《景岳全书》中说："眩晕一证，虚者居其八九，而兼火兼痰者，不过十中一二耳"，主张眩晕以治虚为主。而清朝陈修园则总结前人观点，提出眩晕以风为中心，兼火、虚、痰为患，认为"风非外来之风，指厥阴风木而言"，木旺则生风，且因厥阴风木"与少阳相火同居，厥阴气逆，则风生而火发"，虚者，"风生必挟木势而克土"，致肝旺脾虚，又"肾为肝母，肾主藏精，精虚则脑海空而头重"，即子盗母气，痰者，"土病则聚液成痰"。陈修园认为风火痰为眩晕之标，脾肾虚为眩晕之本。所以其在《医学从众录·眩晕》中总结说："其言虚者，言其病根，其言实者，言其病象，理本一贯。"至于瘀血与眩晕的关系，前人很少论及，明代杨仁斋虽有"瘀滞不行，皆能眩晕"之语，但未深入论述。

现代医家通常认为肝风上扰、痰浊中阻是眩晕主要病机，但刘老从临床实践中得出，仅从风、痰论治，其效欠佳，而眩晕患者常伴有面色晦暗、舌黯等瘀血阻络证候，加用活血化瘀通络药后疗效明显提高，因而推知肝风夹痰瘀阻络是本病的主要病机，故以息肝风、化痰浊、通血脉为治疗的基本法则。根据多年临证经验研制出经验方息风化痰通络汤（天麻10g，钩藤12g，白蒺藜12g，生龙骨30g，生牡蛎30g，法半夏10g，茯苓15g，泽泻15g，白术10g，葛根15g，丹参15g，酸枣仁10g，山楂30g）治疗肝风痰瘀型眩晕，症见头晕，如坐舟车，头部转摇不能，头胀痛或重，恶心呕吐，或伴耳鸣、重听、心烦、寐差等，舌黯，苔白，脉弦滑，每每用之，效如桴鼓。方中天麻平肝息风，钩藤凉肝定风，共为君药；辅以白蒺藜疏肝息风，生龙骨、生牡蛎潜镇息风，法半夏燥湿化痰，泽泻、茯苓渗利痰湿，共为臣药；白术运脾化湿，丹参、葛根、山楂活血通络，炒酸枣仁养血安神，共为佐药。诸药配合，共奏平肝息风、化痰通络之功效。因肝性条达，体阴而用阳，其为病者易形成阳热在上、郁滞、阳亢之证，故方中平息肝风，采用平肝、凉肝、疏肝、镇肝四法。肝风上扰，以天麻平之，再得龙骨、牡蛎潜镇肝风；风易化火，用钩藤凉肝，则无夹火之患；肝喜条达，用白蒺藜疏肝，则解郁逆之扰。以此治之，则肝风自得而息。加减方法：肩颈胀痛者，加威灵仙、姜黄；头胀痛甚、血压高者，加杜仲、川芎；耳鸣不适者，加蝉蜕、柴胡；急躁易怒、口苦者，加黄芩；便溏者，加山楂炭、炒麦芽；入睡困难、多梦者，加夜交藤、三七。

除肝风痰瘀外，刘老指出，临床因虚致眩者亦较多见，《黄帝内经》有"上气不足，脑为之不满，耳为之苦鸣，头为之苦倾，目为之眩"及"髓海不足，则脑转耳鸣"的记载，上气不足责之于脾，髓海不足责之于肾，故虚者主要指脾肾亏虚。脾虚者，系由思虑劳倦过度或饮食不节，损伤脾胃，或因脾胃素虚，导致气血化源不足，气虚清阳不升，血虚脑失濡养，发为眩晕。肾虚者，系由淫欲房劳过度，或有遗精滑泄之疾，或年老体衰，肾精耗伤，脑髓不足，也为眩晕之因。刘老认为，因虚致眩者，单纯虚证较少见，常兼夹痰、瘀为患，表现为脾虚或肾虚兼痰浊血瘀。若为脾虚血瘀者，症见眩晕慢性发作，每因劳累诱发，神疲乏力，大便溏，舌淡，苔薄，脉细弱，常选用益气聪明汤加减（黄芪30g，党参10g，升麻6g，丹参30g，葛根30g，蔓荆子10g，山楂10g，炙甘草6g）以健脾益气，升阳通络。若伴恶心呕吐者，加法半夏、泽泻；失眠多梦者，加夜交藤、珍珠母。若为肾虚血瘀者，症见眩晕日久，反复发作，形体消瘦，精神不振，记忆力下降，或伴头痛、恶心呕吐、不寐、腰膝酸软、耳鸣耳聋、夜尿频多，舌黯，苔薄，脉沉细或弦涩，常选用益肾健脑通络汤加减（熟地黄10g，枸杞10g，菟丝子10g，淫羊藿15g，巴戟天10g，五味子10g，黄精30g，山楂15g等）以益肾通络，活血安神。若伴恶心呕吐、纳差、苔白腻、脉弦滑等属痰浊中阻者，常加用泽泻汤，同时可合用半夏白术天麻汤或二陈汤以化痰散浊。

另外，对于表现为眩晕不已，自身或环境有旋转感，不能活动之重症眩晕，刘老认为发病时当以肝为主，痰瘀为患以及脾肾之虚均要影响于肝，才能引起眩晕不已。因此，重症眩晕当从肝论治，兼治痰瘀及脾肾。临床辨治可分为平肝潜阳法、平肝化痰法、平肝活血法、肝脾同治法、肝肾同治法五法。

平肝潜阳法，用于肝阳上亢证。症见眩晕，有旋转感，伴头目胀痛，心烦易怒，口苦，舌红，苔薄，脉弦。药常用天麻、钩藤、石决明、白蒺藜、白芍、生龙骨、生牡蛎、山楂。伴失眠多梦者，加酸枣仁、夜交藤；恶心呕吐者可加法半夏、陈皮；见腰膝酸软，加制首乌、桑椹；头目胀痛者，加菊花、蝉蜕、全蝎；面部烘热，口干，舌苔黄，脉数者，加夏枯草、苦丁茶、白菊花。

平肝化痰法，用于肝风痰浊证。症见眩晕，视物旋转，闭目则减，伴恶心呕吐，舌苔腻，脉滑或弦。常用天麻、钩藤、生龙骨、生牡蛎、法半夏、陈皮、泽泻、佛手、茯苓、白术等。纳差者，加麦芽、神曲、山楂；颈胀、转动则晕者，加葛根、丹参、桂枝、白芍；口苦、舌苔黄腻者，去法半夏、白术，加竹茹、胆南星。

平肝活血法，用于肝风血瘀证。症见眩晕，有旋转感，或有面色晦暗及头部昏重刺痛，舌质淡黯或紫黯，有瘀斑、瘀点，脉涩。或有头部外伤史。常用丹参、川芎、醋延胡索、葛根、生龙骨、生牡蛎等。若劳累即发、气少乏力者，加黄芪。

肝脾同治法，用于脾虚肝郁、肝风上扰之证。症见眩晕有旋转感，劳累即发，纳少，便溏，乏力，舌淡，苔白，脉弱。常用黄芪、党参、白术、茯苓、白蒺藜、钩藤、柴胡、升麻、白芍等。脘胀者，加佛手；头痛者，加全蝎。

肝肾同治法，用于肝肾亏虚证。症见除重症眩晕外，还有腰膝酸软、耳鸣、健忘等。药用制首乌、桑椹、枸杞、淫羊藿、生龙骨、生牡蛎、白蒺藜等。腰膝酸软者，加杜仲、怀牛膝；健忘者加五味子。

（四）从气、血、阴、阳辨治失眠

失眠是指由于情志、饮食内伤，病后或年迈，禀赋不足，心虚胆怯等病因，引起心神失养或心神不安，从而导致经常不能获得正常睡眠为特征的一类病症。常见于西医学失眠症、神经衰弱、更年期综合征等以失眠为主要临床表现者。

刘老认为，失眠的病机关键在于心神失养或邪扰心神所致的心神不宁，因此，治失眠，刘老常以养心安神、重镇安神药物为主，自拟枣仁安神饮为其治疗本病的基础方，贯穿于整个治疗过程之中，其组成为：酸枣仁（打碎，炒）30g，夜交藤 30g，三七 10g，延胡索 15g，龙齿 15g。方中酸枣仁宁心安神之效颇佳，为治失眠要药，方中重用之，为君药；夜交藤助酸枣仁滋心阴、宁心神，为臣药；予三七、延胡索疏肝活血，以不寐患者常有肝气郁、肝血瘀证，魂舍不净，则心烦难寐，多梦寐浅，且药理研究表明两药有镇静作用，可助酸枣仁安神定志之效，为佐药；龙齿引药入心、肝经，且有潜阳镇静、清热除烦之功，为使药。诸药协同，养心阴，行肝血，潜浮阳，达宁心安神之用，使阴阳平和，则寤寐有度。临床上，加味后运用于各种虚证、实证之失眠均获良好疗效，为安神助眠之良方。加减方法：早醒者，去夜交藤，加合欢皮；见纳差、便溏等，属心脾两虚者，加白术、党参、茯神、龙眼肉；见心烦易怒、脉弦等肝气郁结者，加柴胡、白芍、郁金；正值更年期，心神不安者，加菟丝子、覆盆子、生牡蛎；胃不和则卧不安者，加法半夏、炒麦芽；腹泻者，加山楂炭。

除了心神不宁外，刘老指出，失眠常有气血阴阳之变。所谓气血阴阳者，即气虚、气滞、血虚、血瘀、胃阴虚、肾阴虚、肝阳亢和肾阳虚，是指在失眠发生发展过程中，可能出现气虚、血虚、胃阴不足、肾阴阳两虚及气机阻滞、瘀血形成、肝阳上亢的病机变化，因此，治疗失眠时，除了运用枣仁安神饮宁心安神外，还应当重视气血阴阳的协调，当从气、血、阴、阳辨治，乃为其治本之法。治气者有补气、行气之分，补气常用黄芪、党参、白术、茯苓、甘草等健脾益气药，行气常用柴胡、郁金、香附、合欢皮等疏理肝气药；治血者有补血、活血之别，补血常用当归、白芍、龙眼肉、大枣等补血养肝药，活血常用三七、延胡索、丹参、益母草等活血化瘀药；治阴者有益胃、滋肾之辨，益胃常用玉竹、麦冬、百合、石斛等养阴益胃药，滋肾常用生地、熟地、山茱萸、制首乌、桑椹、枸杞、黄精、五味子等滋阴补肾药；治阳有潜阳、温阳之异，潜阳常用天麻、钩藤、白蒺藜、石决明等平肝潜阳药，温阳常用淫羊藿、仙茅、菟丝子、沙苑子、制附片、桂枝等温阳补肾药。

（五）分期辨治中风

中风是指由于正气亏虚，饮食、情志、劳倦内伤等引起风、火、痰、瘀内扰，导致气血逆乱，脑脉痹阻或血溢脉外，以突然昏仆、不省人事，伴有口舌歪斜、言语不利、半身不遂、偏身麻木，或不经昏仆，仅以口歪、偏麻、半身不遂为主要临床表现的一种病症。相当于西医学的急性脑血管病，主要包括缺血性和出血性两大类型。根据有无神志障碍，分为中经络和中脏腑两大类；根据疾病的病程，又分为急性期、恢复期与后遗症期三期。本病病位在脑，涉及心、肝、脾、肾四脏，病机不外乎风（肝风、外风）、火（肝火、心火）、痰（风痰、湿痰、热痰）、气（气逆、气滞）、虚（阴虚、气虚、血虚、阳虚）、瘀（血瘀）六端，病性多属本虚标实，在本多为肝肾亏虚、气血衰少，在标多为风火相煽、痰浊壅盛、瘀血阻滞。

刘老治疗中风，主张分期辨证治疗。他认为，中风急性期应多从瘀、痰、风、火论治，临床常见风火闭窍、风阳阻络、风痰阻络三型，分别使用清肝息风开窍法、平肝息风通络法及祛风化痰通络法治疗；恢复期和后遗症期，则多从瘀血、肾虚入手，以肾虚血瘀证多见，常使用益气温阳活血法治疗。

若见突然头部剧痛，呕吐频频，随即昏仆，不省人事，牙关紧闭，两手握固，半身不遂，面赤身热，呼吸深重而带鼾音，口臭，烦躁，舌质红绛，苔黄厚而干，脉滑数而大。为中风中脏腑急性期，证属风火闭窍，治宜清肝息风开窍，方用羚角钩藤汤加减：羚羊角（蒸兑）5g，钩藤10g，菊花10g，生地黄30g，白芍15g，牡丹皮10g，夏枯草10g，石决明30g，川牛膝10g，石菖蒲10g，郁金10g。另予以安宫牛黄丸1粒，分两次鼻饲。加减方法：大便秘结，加大黄、玄明粉；小便癃闭，加猪苓、车前子；痰多加竹沥、胆南星、天竺黄；抽搐加全蝎、僵蚕。

若平素头痛眩晕，耳鸣腰酸，突发半身不遂，患侧僵硬拘挛，口眼㖞斜，舌强言蹇，面色潮红，舌红或黯红，苔黄，脉弦有力。为中风中经络急性期，证属风阳阻络，治宜育阴潜阳、息风通络，方用天麻钩藤饮加减：天麻10g，钩藤10g，石决明30g，珍珠母30g，川牛膝10g，益母草10g，地龙10g，全蝎5g，丝瓜络6g，桑枝30g。加减方法：心中烦热者，加栀子、黄芩；大便秘结加大黄、草决明；昏睡者加安宫牛黄丸；口角流涎、喉中痰鸣者，加竹沥、胆南星、天竺黄、僵蚕；语言不利加石菖蒲、郁金。

若突发半身不遂，肢体麻木，或舌强言蹇，口眼㖞斜，神志清楚，舌淡红或黯红，苔白腻，脉弦滑。为中风中经络急性期，证属风痰阻络，治宜平肝息风、化痰通络，方用涤痰汤加减：法半夏10g，陈皮10g，茯苓15g，胆南星 5g，枳壳 10g，钩藤 15g，蝉蜕 10g，僵蚕 10g，丹参 15g，地龙 10g。加减方法：语言不利加石菖蒲、郁金；眩晕头痛、口眼㖞动者加天麻、石决明。

若中风后半身不遂或言语不利，面色萎黄，腰膝酸软，耳鸣健忘，舌淡黯，苔薄，脉细。属中风恢复期或后遗症期，为肾虚血瘀证，治宜补肾温阳、益气活血，自拟经验方芪仙通络汤加减：黄芪 30g，枸杞 30g，仙灵脾 15g，制首乌 15g，水蛭 9g，丹参 30g，葛根 30g，山楂 15g。方中黄芪为君药，大补元气；仙灵脾、枸杞、制首乌为臣药，填精生髓、温补肾阳，达到助阳生阴之用；水蛭为佐药，破血逐瘀以通络；丹参、葛根、山楂活血祛瘀为使药。诸药合用，共奏益气温阳、活血通络之功。加减方法：瘀血阻滞重者，加川芎、地龙、蒲黄、红花、鸡血藤；夹痰湿者，加僵蚕、法半夏、陈皮、茯苓、胆南星、泽泻；有高血压病或血压偏高者，加夏枯草、珍珠母、石决明、天麻、钩藤；有糖尿病或血糖偏高者，加生地、山药、山茱萸、鬼箭羽、刘寄奴、黄连；兼口眼㖞斜者，加白附子、僵蚕；兼语言不利者，加石菖蒲、郁金；便结加火麻仁、酒制大黄；肢冷加制附子、肉桂；上肢偏废为重者，加姜黄、桂枝；下肢瘫软为重者，加川牛膝。

（六）以温肾活血法治疗阿尔茨海默病

阿尔茨海默病属于神经系统变性疾病，目前，本病病因及发病机制尚不清楚，西医尚无有效的治疗方法。本病多见于老年人，属于中医"呆病""健忘"等病症范畴，轻者可见寡言少语，反应迟钝，善忘等症；重则表现为神情淡漠，终日不语，哭笑无常，分辨不清昼夜，外出不知归途，不欲食，不知饥，二便失禁等，生活不能自理。

刘老认为本病病位在脑，病性多虚实夹杂，属本虚标实之证，以肾精亏虚、髓海失养为本，瘀阻脑络、清窍失用为标。本病主要表现为脑功能减退，尤以记忆、认知功能减退常见。而脑功能与肾有着极其紧密的联系。脑发挥正常功能的物质基础是脑髓，肾正是直接充实脑髓的重要脏腑，正如《黄帝内经》所言："肾主骨，生髓，通于脑。"肾精不足，脑髓空虚，则可善忘迟滞，呆钝愚笨。肾虚髓亏是本病发生发展的重要基础。除肾虚髓亏之外，瘀阻脑络是导致本病的关键病理因素。老年之人肾精衰惫，气虚无力不能行血，致瘀血痹阻脑络，脑失所养，脑窍蒙蔽，神明失用，灵机呆钝愚笨而成痴呆，正如《类证治裁》所言："若血瘀于内，而善忘如狂。"

刘老在多年的临床过程中发现，很多阿尔茨海默病患者的临床表现除有记忆减退、耳目不聪、腰背酸痛、发脱齿摇、余沥不尽、夜尿频多、脉沉细等肾虚症状外，又有面色晦暗、老年黑斑、肌肤甲错、舌质瘀黯或有瘀点瘀斑、脉涩或沉弦等血瘀症状。这也正好佐证了本病的主要病机为肾虚血瘀。

对于肾虚髓亏，刘老认为阳化气，阴成形，填精益髓过程中阳气的生发、推动作用十分关键，主张在补肾的基础上加入温阳药物，意在助阳生精，益阳生髓。另外，"血得温则行，遇寒则凝"，温养阳气可促进血行，有助于脑络瘀血的祛除。

据此，刘老在临床上治疗此病的原则是攻补兼施、标本同治，以温肾活血为基本治法，予以经验效方益肾健脑通络汤为基本方治疗。方中淫羊藿、巴戟天辛温，长于补肾壮阳。"善补阳者，必于阴中求阳，则阳得阴助而生化无穷"，故用熟地黄质润入肾，补肾阴，填精髓，则肾精充足，髓海化生有源，脑髓充沛，神明得养。肝肾同源，菟丝子、枸杞甘平，滋补肝肾，益精养血。石菖蒲芳香走窜、醒脑开窍，因本病以清窍蒙蔽为特点，芳香之品走窜通达，善于化浊开窍，但芳香之品易耗伤正气，故用五味子收敛固涩。丹参、红花两者合用，活血祛瘀，能更好促进血运，提高疗效。柴胡，一则助清阳之气贯注于脑，以壮髓海，二则升举脾胃清阳之气，以促化源。心气充沛，则神明有主，记忆可复，因此方中加灵芝以补心血、益心气、安心神，且珍珠母质重入心经，有镇惊安神之功。加减方法：不寐者，茯苓改为茯神，加酸枣仁、夜交藤；惊恐不安者，加生龙骨、磁石；痰浊壅盛者，加竹沥、法半夏、陈皮；语言障碍、迟缓不利者，重用石菖蒲，加郁金；肢体颤抖、行动困难者，加天麻、怀牛膝；头晕耳鸣者，加木蝴蝶、炙远志；纳少脘胀，加佛手、麦芽以理气助化；夜尿多，加仙茅、益智仁以温肾缩尿；大便秘结者加大黄、芒硝。

刘老治疗此病的用药特点可概括为：①根据《黄帝内经》"非出入则无以生长壮老已，非升降则无以生长化收藏"理论，刘老喜用相反相成的对药。如五味子收敛，石菖蒲辛散，敛散并用，使郁者疏，散者归，以复其内外交通之势；柴胡主升，珍珠母主降，升降并用，使清阳升，浊阴降，而复其交泰之象；茯苓泻，黄精补，两者补泻并用，使虚得益，实得祛，正气充而病邪却。②善用芳香走窜之品。该病主要是蒙蔽清窍，因此，刘老善用石菖蒲等芳香之品鼓舞正气，除邪辟秽，化浊开窍。③喜用虫类药物。如僵蚕、全蝎善于入络搜剔，涤痰散结力专，对脑络瘀阻尤建奇效。④重视胃气，"有胃气则生，无胃气则死"。如用山楂一则护胃，二则促进药食运化，而勿使之壅滞。⑤活用攻下药。本病患者若脾胃虚弱，运化失司，腑气不通，容易引起清气不升，浊气不降，更易加重病情，因此活用大黄、芒硝来通腑，使浊降清升。

（七）从"肝风"论治帕金森病

帕金森病又名震颤麻痹，是一种与黑质纹状体系统内多巴胺含量过低有关的，以静止性震颤、肌张力增高、运动减少为主要表现的锥体外系疾病。其病因及发病机制尚不明确，西医常以左旋多巴等对症治疗为主，但疗效并不理想，不能完全阻止其进展。

中医学认为本病当归属于"颤证""震掉"等病症范畴，其病位在筋脉，与肝、肾、脾密切相关。刘老指出，本病表现以肢体不自主地摇动、颤抖为主要临床特点，辨证主要责之于内风，而肝为风木之脏，"肝主身之筋膜"，筋脉失养，肝风内动，筋脉不能任持自主，随风而动，则牵动肢体及头颈颤抖摇动，故内风归属于肝，也称肝风内动，其基本病机为筋脉失养，肝风内动，正如《素问·至真要大论》曰："诸风掉眩，皆属于肝……诸暴强直，皆属于风。"而肝藏血，体阴而用阳，脾为气血生化之源，主肌肉、四肢，肾藏精生髓，肝、脾、肾的亏损，致使阴津精血亏虚，或痰浊瘀血阻滞经脉，气血不畅，导致筋脉失养引动肝风而致肢体震颤，因此，肝风可由肝阳、阴虚、血虚、瘀血、痰热所化生。治疗时总以平肝息风为主，药用天麻、钩藤、珍珠母、龙骨、牡蛎、蝉蜕、僵蚕、全蝎、地龙等，然后结合辨证用药。若属肾虚精亏者，则选用生地、制首乌、桑椹、枸杞、龟甲、锁阳、仙灵脾、巴戟天等补肾益精药；若为瘀血阻络者，则选用赤芍、葛根、丹参、山楂、鸡血藤、延胡索、川芎等活血化瘀药；若属痰热动风者，则选用石菖蒲、法半夏、陈皮、茯苓、竹茹、枳实、胆南星等化痰开窍药；若为气血不足，虚风内动者，则选用熟地、当归、川芎、白芍、黄芪、白术等益气养血药。

另外，刘老治疗本病多善用虫类药，他指出，虫类之品不但能息风定颤，且有搜风通络之功，正如叶天士所言："久病邪正混处其间，草木不能见效，当以虫蚁疏通逐邪。"同时，刘老强调，本病常虚实夹杂，为难治病症，除药物坚持治疗外，还应重视日常调摄。

（八）以平肝息风化痰法治疗难治性癫痫

难治性癫痫又称为顽固性癫痫，指无中枢神经系统进行性疾病或占位性病变，但临床病情迁延，经2年以上正规抗癫痫治疗，试用主要抗癫痫药单独或合用，达到患者耐受最大剂量，血药浓度达到有效范围，每月仍有4次以上发作者。难治性癫痫约占癫痫患者的20%~30%。

难治性癫痫，属于中医"痫证"范畴，是现代难治病症之一。本病的发病因素很多，先天因素常因胎元不实、元阴不足，或孕期失养、胎中受惊，致气血逆乱。后天因素包括颅脑损伤、积瘀伤络，时疫温毒、凌心犯脑，窒息厥脱，药物毒物、损伤心脑，惊恐伤肝、气逆风动，食滞伤脾、湿聚成痰、瘀阻脑络，以及各种原因造成的脏腑亏损。病位在脑窍，涉及心、肝、脾、肾四脏，病理性质为邪实正虚。邪实者，顽痰阻窍为主，肝风、瘀血、郁火为之助虐；正虚者，因反复发作，或素体虚弱，致心、肝、脾、肾内亏，气血耗伤。因痰有聚散，风有动静，气有顺逆，故时发时止。发作期风痰上涌，邪阻心窍，内扰神明，外闭经络；休止期脏腑亏虚，痰浊内生。久发不愈，脏腑愈虚，痰结愈深，反复发作，乃成痼疾。

刘老通过多年的临床实践，根据中医"诸风掉眩，皆属于肝""风为百病之长""怪病多痰"理论，体会到本病的主要病机为肝风挟痰，上冲脑窍，神机失用。病性实证多于虚证，热证多于寒证，虚实夹杂者多为实多于虚，寒热错杂者多为热多于寒，病理因素以风、痰为主。正如元代《丹溪心法·痫》指出："痫证有五，无非痰涎壅塞，迷闷孔窍。"明·吴崑《医方考》中曰："癫疾者，风痰之故也……风属肝木，肝木主筋，风热盛于肝，则一身之筋牵掣，故令手足搐溺也。"

针对肝风夹痰、上充脑窍、神机失用病机，刘老主张本病临床中可暂不分缓急标本，概以平肝息风化痰法治之，针对肝风、痰浊主要病理因素，直捣病邪巢穴，祛邪以安正。治疗遵循泻实补虚、泻多于补，调和阴阳、潜多于滋的原则，拟定平肝息风、化痰定痫为主的治法。在平息内风上，药多用天麻、钩藤、僵蚕、蝉蜕、全蝎、蜈蚣、天龙、刺蒺藜等平肝息风类及龙骨、牡蛎、磁石、珍珠母等矿物类以镇肝潜阳息风；在化痰开窍上，药多用法半夏、陈皮、枳实、土茯苓、泽泻、石菖蒲，若痰浊郁久化热则加胆南星、天竺黄、竹茹、瓜蒌、礞石等以清热涤痰。

刘老强调，在平肝息风化痰之时要辅以调肝、运脾、宁心、补肾。肝主疏泄，调畅气机，在体合筋，体阴而用阳，故肝失疏泄易致郁火、风动、痰生等病理改变。若患者平素伴有情志不畅、烦躁易怒、经期发作、口干口苦等肝失疏泄表现，则可选用柴胡、郁金、合欢皮、八月札等疏肝理气药或夏枯草、白菊花、龙胆草、栀子炭等清肝泻火药。"痫由痰致，痰自脾生，脾虚痰伏""脾为生痰之源"，一方面脾胃健运，则痰生无源，另一方面，虫类息风与矿物潜阳药久服易于损伤脾胃，所以每每在祛邪之时，刘老不忘顾护脾胃，常选用党参、黄芪、茯苓、枳壳、怀山药、白术、薏苡仁、山楂、神曲、鸡内金、麦芽等健脾助运、平调脾胃药。肝阳化风上充常扰乱心神，导致本病患者易伴随失眠、多梦、易惊等心神不宁症状，因此，常加酸枣仁、夜交藤、茯神等宁心安神药。肝藏血，主濡润诸筋，肾藏精，为作强之官，精血同源，肝肾同源，本病发作日久，容易耗损肝肾精血，若出现眩晕耳鸣、腰膝酸软、健忘痴呆等症，则常加当归、白芍、制首乌、生地、熟地、山萸肉、枸杞等滋补肝肾药。

刘老指出，本病多病情缠绵，病机复杂，治疗过程较长，病难速去，治疗时要有恒心，对有效方药可配成胶囊或散剂以缓图收功，也甚为重要。

（九）以补肾温阳、益气活血法治疗脑损伤神经功能缺损

神经修复是目前脑损伤后神经功能缺损治疗的热点、难点。脑外伤、缺血缺氧性脑病、脑卒中等脑部疾病发生后患者神经功能缺损为迫切需要解决的临床问题。西医拟采用间充质干细胞移植、神经营养因子等方法，期待替代病灶受损神经元或促进其功能恢复，但目前仍处在基础研究、临床试验阶段，并存在移植后免疫反应等问题。而中医药在治疗脑损伤后遗症方面则具有较为明显的优势。

刘老依据脑病"六辨七治"辨治体系中提出的脑病"髓虚络瘀"的基础病机及脑窍"气阳主用"、脑髓"阳生阴长"的生理特点，根据"肾主生髓"的传统中医理论，提出补肾温阳、益气活血法促进脑损伤后神经功能修复，经过临床反复验证，疗效显著。

补肾生髓为基础。刘老认为，肾虚髓亏是脑损伤后神经功能缺损的病理基础。脑，又名髓海，是精髓和神明汇集和发出之处，也称为元神之府。《灵枢·海论》说："脑为髓之海。"肾生精，精生髓，髓藏于脑，肾足则精旺，

精旺则髓盈，髓盈则脑得所养，其所主精神意识和感觉运动的功能则正常；肾亏则精少，精少则髓亏，髓亏则脑失所养，其主精神意识和主感觉运动的功能则发生异常。故肾、精、髓、脑联系紧密，形成肾－精－髓－脑系统，其中，肾是肾－精－髓－脑系统的起始因子，肾虚是神经功能缺损的基础。《素问·逆调论》指出："肾不生，则髓不能满。"这种肾虚既与先天体质相关，也是病后的机体状态，患者可能没有典型的肾虚症状，但肢体乏力、活动困难、语言不利等为脑窍灵机失用，甚而阴虚阳亢，肢体抽动频发，亦为肝肾不足、水不涵木所致，其根本原因都是肾虚髓亏。因此，临床上，常选用熟地、山茱萸、制首乌、枸杞、黄精、桑椹等补肾生髓药。

益气温阳为关键。《素问·阴阳应象大论》云："阳生阴长，阳杀阴藏"，指明阳主升发，阴主敛藏，这既是四季气候变化的规律，亦是生命盛衰之由。阴精为生命构成的物质基础，而生命体生长的过程，同样需要阳气的孕育、催化、推动。张景岳指出："先天因气以化形，阳生阴也；后天以形以化气，阴生阳也。"提出了阴阳互根互用的生命规律、生理特点，并指出"阴阳互济"的治疗方法："善补阳者，必于阴中求阳，则阳得阴助而生化无穷；善补阴者，必于阳中求阴，则阴得阳升而源泉不竭……善治精者，能使精中生气；善治气者，能使气中生精。"点明了阴阳互根的妙用。因此，补肾填精益髓时同样需要阴阳二气相互鼓荡，阳化气，阴成形，其中阳气的生发、推动作用十分关键，即脑窍"气阳主用"、脑髓"阳生阴长"。再从临床表现看，刘老指出，脑损伤后偏瘫，特别是后遗症期常由阳气衰弱所致，其偏侧肢体不温、反应迟缓，为"阳虚寒凝"的征象，宜温补阳气。因此，刘老在治疗卒中偏瘫、脑外伤等脑损伤后神经功能缺损时常在补肾生髓药的基础上加入益气温阳药物，如黄芪、淫羊藿、巴戟天、仙茅、锁阳、鹿角霜、菟丝子、沙苑子等，意在助阳生精，益阳生髓。

活血通络为辅助。刘老受"久病入络"理论的启示，结合长期的临床实践，发现"瘀阻脑络"是脑卒中、脑外伤后遗症等脑损伤后神经功能缺损的病理机制。当脑络出现瘀阻、血气运行不通畅时，脑部失于濡养，便可影响脑的正常功能，出现精神意识、语言障碍或感觉运动等神经功能缺损症状。故刘老在补肾生髓、益气温阳药的基础上，亦常辅以丹参、川芎、葛根、山楂、三七粉、醋延胡索、蒲黄等活血化瘀药以及全蝎、蜈蚣、地龙、土鳖虫、水蛭、露蜂房、乌梢蛇等活血通络药，以助瘀血的消散、脑络的通畅，促进脑髓的充养生长。

（十）偏头痛从肝风、血瘀论治

偏头痛在临床上十分常见，目前，本病病因及发病机制尚不清楚，西医亦无有效治疗方法，头痛常反复发作，严重影响患者正常的生活与工作。中医认为本病属于"脑风""头风"范畴，有虚实之分。刘老治疗偏头痛多从肝风、血瘀论治，或平肝息风为主，或活血通络为主，或平肝通络并重。《素问·至真要大论》曰："诸风掉眩，皆属于肝。"本病好发于中青年，且多由心情不畅、发怒等情志因素诱发，而肝主疏泄，调畅情志，体阴而用阳，郁怒伤肝导致肝阳上亢、肝阳化风，风阳上扰清窍而发病，故刘老认为本病病位主要在肝，以实证多见；另外"久病络瘀"，瘀阻脑络、脑络不通常导致本病反复发作、经久不愈。脑为元神之府，刘老指出，无论风阳上扰或瘀阻脑络均会导致脑神受扰，出现心神不宁的症状，而神不宁反过来又会引动肝风为虐，加重脑络瘀阻，所以在治偏头痛之时，常配伍夜交藤、酸枣仁养心安神之品和生龙骨、生牡蛎重镇安神之品以形神同治，同时加入味辛性走窜之全蝎，既平肝息风，又通络止痛，可谓一举两得。

临床上，对于本病，刘老一般分为三型辨治：风阳阻络、瘀血阻络及肝风血瘀。如为风阳阻络者，症见头顶疼痛，呈发作性掣痛、胀痛或刺痛，严重时头痛难忍，须服止痛药方可渐缓，伴头胀、烦躁、口苦咽干，头痛多反复发作，舌偏红，苔黄，脉弦。治以平肝潜阳，息风通络，选用天麻钩藤饮加减：天麻10g，钩藤15g，山栀10g，黄芩10g，夜交藤10g，川芎6g，石决明30g，决明子30g，益母草10g，全蝎（研末冲兑）3g，甘草5g，生龙骨30g，生地15g。

如属瘀血阻络者，症见头痛，部位较固定，伴昏眩、失眠、乏力等症，症状明显时伴恶心、眼胀等表现，舌淡黯有瘀斑，脉细弦。治以益气活血，通络止痛，选用黄参通络汤加减：黄芪30g，丹参15g，川芎10g，生蒲黄15g，醋延胡索10g，白芍10g，钩藤15g，炒酸枣仁30g，全蝎（研末兑入）3g，山楂10g。加减方法：乏力、便溏者，去白芍，加党参、炒白术；入睡难，加大酸枣仁用量；头痛经久不愈，瘀血证候明显者，加土鳖虫、蜈蚣；血压偏低者，加人参、玉竹等。本方为刘老根据多年临床经验研制成的治疗偏头痛瘀阻脑络证的有效方剂，方中黄芪益气以助气血运行，丹参活血通络，二药相合，气旺则血行有力，血脉通畅，通则不痛，共为君药；生蒲黄、川芎、醋延胡索助君药以活血通络，并可止痛；酸枣仁、白芍、钩藤养血柔肝，平肝息风，共为臣药；全蝎平肝息风、通络止痛，为佐药；山楂活血助化，为使药。本方组方特色有三：一是气血同治，方中在大量活血通络药中配伍黄芪，一入血分，一入气分，因气为血之帅，气旺则运血有力，黄芪益气的目的，即在于增强活血通络药的作用，所谓"治瘀先调气"；二是形神同治，脑为元神之府，就临床所见，脑络瘀阻多见脑神不安症状，神不安则必然影响脑络的正常功能，因此在用大量活血治形药的基础上配伍酸枣仁等安神，脑神安宁则有助于脑络瘀阻的疏通；三是心肝同治，头为诸阳之会，惟风可到，瘀阻脑络，脑神不宁，每易引动肝风为虐，用诸药活血宁心的同时，加全蝎平肝息风以心肝同治。正因为注意到气与血、形与神、心与肝之间的关系，所以本方治疗瘀阻脑络证，每可使瘀血化、脑络通、神气宁而症状消失，头痛病亦有可愈之机。

如属肝风血瘀者，症见头痛呈跳痛、搏动或如锥刺样痛，痛有定处，多因心情不畅、精神紧张、暴怒等因素诱发，女性多在经前发作或加剧，伴头昏或晕、心烦易怒、口干苦、失眠等症，舌黯红，苔薄黄，脉弦（滑）或细涩。治以平肝息风，活血通络，选用平肝通络汤加减：白芍30g，天麻（另包，蒸兑）10g，钩藤12g，丹参15g，川芎10g，石决明（布包，先煎）30g，白蒺藜15g，全蝎5g，酸延胡索15g，山楂30g，甘草10g。加减方法：巅顶痛，加蔓荆子、藁本、吴茱萸；前额痛，加白芷；疼痛明显，可加重川芎、醋延胡索用量；寐差多梦，加酸枣仁、夜交藤；经前发作明显者，加柴胡、郁金；肝火重者，加白菊花、夏枯草。方中白芍，酸苦微寒，入肝经，柔肝阴以抑肝阳为君。天麻平肝、钩藤凉肝、白蒺藜疏肝、石决明镇肝，四药合用助君药以平上扰之风阳；丹参、川芎活血通络，共为臣药。全蝎平肝息风、通络止痛，山楂、醋延胡活血止痛，共为方中之佐药。甘草得白芍酸甘化阴，濡养经脉，缓急止痛，又能调和诸药，为使药。诸药配合，使肝风息、脑络通、经脉缓，则头痛可止。其中，山楂除有活血作用外，还可消导和中，因刘老临证时尤其注重患者胃气盛衰，使用山楂意在强壮胃气，防止药食伤中，故患者虽无脾胃不和之证亦常用之，正如华佗所言："胃者，人之根本也。胃气壮，五脏六腑皆壮。"

（十一）从瘀分三期治疗脑震荡

脑震荡是头颅受暴力打击，大脑组织一过性功能障碍，出现以短暂性意识丧失、逆行性遗忘、头痛头晕为主要症状，无严重器质性病变的颅脑损伤性疾病。属于中医学"头痛""眩晕"等病症范畴。

刘老认为本病由瘀血阻滞脑络所致，早中期以实证为主，晚期则虚实夹杂，而血瘀贯穿本病早、中、晚三期始终，但瘀在不同时期又各有差异，因此，主张从瘀分三期辨治。

早期瘀热阻络，治宜活血凉血。刘老指出，脑震荡早期瘀血初聚，壅遏化热，症常见头痛，夜间潮热，或头部烘热，时盗汗烦躁，口干苦，尿黄便干，舌黯红，苔少，脉弦细数。常以经验方凉血通络汤加减治疗，以凉血活血。药用生地黄12g，牡丹皮10g，地骨皮12g，白芍12g，女贞子15g，丹参15g，蒲黄15g，川芎10g，全蝎5g，钩藤10g，山楂12g。加减法：头痛甚者，加醋延胡索、川牛膝以活血止痛；眩晕恶心，加法半夏、陈皮以和胃降逆；失眠多梦，加酸枣仁、夜交藤、龙骨、牡蛎以重镇安神；大便秘结，加草决明以润肠通便。

中期瘀血阻络，治宜活血通络。脑震荡中期热得宣泄，独留其瘀，瘀血阻滞脑络，动扰脑神，故见头痛而胀，或头部刺痛，目胀，失眠，舌质黯，苔薄白，脉弦。常用经验效方黄参通络汤加减治疗，以活血通络。药用丹参15g，蒲黄15g，川芎10g，全蝎5g，延胡索10g，黄芪30g，山楂10g。加减法：彻夜不寐者，加生龙骨、生牡蛎、磁石、酸枣仁、夜交藤以重镇安神；恶心欲呕，加法半夏、陈皮以和胃降逆；嗜睡，加石菖蒲、郁金、炙远志以开窍醒神；大便秘结，加女贞子、草决明以润肠通便；夜尿频繁，加枸杞子、山茱萸、益智仁以补肾缩泉；记忆力减退，加沙苑子、枸杞以补肾填精。

后期肾虚血瘀，治宜补肾活血。刘老认为，脑震荡后期瘀久伤正，由实转虚，虚实夹杂，常见头昏沉而痛，或空痛，记忆力下降，耳鸣，腰酸足软，舌淡黯，苔薄，脉细弦。常用经验效方益肾通络汤加减治疗，以补肾活血。药用淫羊藿15g，枸杞子10g，山茱萸10g，沙苑子10g，丹参15g，蒲黄15g，川芎10g，山楂10g。加减法：头痛甚者，加全蝎、醋延胡索以活血止痛；失眠多梦，加酸枣仁、夜交藤、龙骨、牡蛎以安神；神疲气少，加黄芪、葛根以益气升阳；纳少脘胀，加佛手、麦芽以理气助化；夜尿多，加仙茅、巴戟天、益智仁以温肾缩尿；头目作胀，烦躁，脉弦，加天麻、钩藤以平肝。

（十二）以潜阳息风、活血通络法为主治疗高血压病

刘老认为此病相当于中医病名国家标准的"风眩"，亦属中医学"头痛""肝风"等病症范畴。其发病乃因情志失调、饮食不节、劳逸过度、禀赋不足与体质偏盛偏衰，引起脏腑阴阳气血失调，气机升降失常，风火内生，痰瘀交阻所致。其病位在肝、肾，与心、脾有关；其病性为本虚标实，虚在肝、脾、肾，实在风、火、痰、气、瘀。提出此病以阳亢风动与脉络瘀滞为基本病机，在不同的发病阶段又兼痰、火、气虚、肾虚等不同的病机变化。其治疗宜潜阳息风与活血通络并重，并重视养心安神，再根据标本虚实缓急的不同和虚实相互兼夹的多少，采取相应的治疗方法。临床上，刘老常分为以下六型辨治。

一是阳亢化风，脉络瘀滞证。此乃原发性高血压的基本证候和最常见证候，最常见于无明显临床症状的高血压患者。症见头目作胀，时作头晕，心烦难寐，口干稍苦，大便偏干，小便黄赤；舌黯红，苔黄，脉弦滑。治以平肝潜阳，活血通络，养心安神。方用天麻钩藤饮合丹参饮加减。药予天麻10g，白芍12g，钩藤15g，酸枣仁15g，首乌藤15g，生龙骨15g，生牡蛎15g，丹参15g，生蒲黄15g，山楂10g。加减方法：若晕痛目胀明显者，加夏枯草、地龙、白蒺藜、苦丁茶；胸闷胸痛者，加葛根、三七；形体肥胖者，加泽泻、玉米须；大便干结者，加决明子。

二是阳亢化火，脉络瘀滞证，常见于有明显热象的高血压患者。症见头晕头痛，烦躁易怒，面红目赤，口干口苦，溲黄便秘；舌黯红，苔黄，脉弦数。治以平肝泻火，活血通络，宁心安神。方用龙胆泻肝汤合天麻钩藤饮加减。药予龙胆草6g，泽泻10g，天麻10g，钩藤15g，白芍15g，石决明30g，夏枯草10g，丹参30g，生蒲黄15g，酸枣仁30g，首乌藤30g，山楂15g。加减方法：若胸闷刺痛者，加郁金、醋延胡索；大便秘结者，加酒制大黄、决明子；腰膝酸软者，加杜仲、桑寄生、怀牛膝。

三是肝风痰浊，脉络瘀滞证，常见于以眩晕呕恶为主要症状的高血压患者。症见眩晕目胀，恶心呕吐，胸闷心悸，食少；舌黯，苔白腻，脉弦或弦滑。治以平肝化痰，活血通络。方用息风化痰通络汤加减。药予天麻10g，钩藤15g，生龙骨30g，生牡蛎30g，法半夏10g，泽泻6g，丹参30g，葛根30g，

白蒺藜 10g，山楂 15g。加减方法：若呕吐较甚者，加旋覆梗、代赭石、竹茹；胸闷食少者，加麦芽、石菖蒲。

四是阴虚阳亢，脉络瘀滞证，常见于阴虚体质和伴动脉粥样硬化的高血压患者。症见头晕头痛，头重脚轻，心烦失眠，手足心热，耳鸣心悸；舌尖红，苔薄白，脉细弦数。治以滋阴潜阳，活血通络。方予以杞菊地黄丸合天麻钩藤饮加减。药予熟地黄 15g，枸杞子 30g，桑椹 15g，菊花 10g，天麻 10g，钩藤 15g，生龙骨 15g，生牡蛎 15g，丹参 30g，首乌藤 30g，山楂 15g。加减方法：若面红目胀者，加夏枯草、地龙、蒺藜；肢体麻木者，加豨莶草、鬼箭羽；腰膝酸软、夜尿多者，加杜仲、桑寄生。

五是气虚风动，脉络瘀滞证，常见于气虚体质的高血压患者。症见眩晕以上午为甚，劳累后尤为明显，神疲心烦；舌淡或紫黯，苔薄，脉濡。治以益气升清，息风通络。方用补中益气汤加减。药予生黄芪 30g，党参 10g，当归 10g，白术 10g，天麻 10g，钩藤 15g，陈皮 6g，升麻 6g，生龙骨 30g，生牡蛎 30g，甘草 3g。加减方法：若眩晕明显者，加葛根、蒺藜、蔓荆子；胸部刺痛者，加红花、川芎；目涩眼花者，加黄精、制首乌；失眠多梦者，加五味子、酸枣仁；大便不实者，加山药、茯苓。

六是阳虚风动，脉络瘀滞证，常见于阳虚体质和围绝经期高血压患者。症见头痛头晕，耳鸣，视物昏花，腰膝酸软，劳累则气短，畏寒足冷，夜尿增多；舌淡或紫黯，苔白，脉沉弦或沉细。治以温阳息风，活血通络。方用二仙汤加减。药予仙茅 15g，淫羊藿 15g，当归 10g，巴戟天 10g，杜仲 25g，桑寄生 30g，天麻 10g，钩藤 15g，丹参 30g，生龙骨 30g，山楂 15g。加减方法：若有时畏寒、有时烘热者，加地骨皮、墨旱莲、黄柏、知母；夜尿频多者，加山茱萸、桑螵蛸。

二、内科杂病辨治特色

（一）从气虚络瘀论治冠心病

冠心病是一种因冠状动脉粥样硬化导致管腔狭窄或闭塞，心肌缺血缺氧或坏死所引起的心脏病，属于中医"胸痹心痛"范畴。该病因其发病率、病死率和复发率均高而尤为医家所重视。刘老认为本病的发病起于心气亏虚，成于脉络瘀滞，有阴阳痰水风之变，宜以益气通络贯穿治疗始终，擅用芪丹护心饮加减治疗，取得了很好的临床疗效。

心主血脉，有主持血液、脉管和推动血液在脉管中运行等三方面的作用，正如《医学入门·脏腑》所谓："人身动则血行于诸经……心乃内营运之，是心主血也。"血液丰盈，脉管通畅，血液在脉管中运行的动力旺盛，全身能得到充足的血液濡养，则身体健康，心脏自然无病。一旦血液不足以充盈脉管，或脉管狭窄甚至闭塞，血行不畅，则疾病蜂起，冠脉病变也就难以避免了。从心主血脉，到冠心病的发生，刘老认为存在三个环节，即起始于心气亏虚，成病于脉络瘀滞，有阴阳痰水风之变。

起始于心气亏虚。刘老认为在冠心病诊断成立之时，冠脉早已出现病变，要溯其源，追踪冠脉出现病变的起始阶段，乃起病于心气亏虚。如果心气旺盛，自然能化生血液，使之充盈冠脉，自然能推动血液在脉管中运行，使之冠脉血行流畅，此即"气能生血"（《读医随笔·气能生血血能藏气》）、"气行乃血流"（《黄帝内经·素问·五脏生成篇》王冰注）之意。同时冠状动脉也因为心气的充盈，"正气存内，邪不可干"（《黄帝内经·素问遗篇·刺法论》），却邪防病能力得以上升，冠心病也就难以发生。一旦心气不足，生血不足则致血液难以充盈冠脉，行血无能则令冠脉血流不畅，却邪无力亦使诸邪易犯冠脉为病，逐渐引起冠心病的形成，从而成为该病的起始因素。这是冠心病发病的第一个环节。

成病于脉络瘀滞。冠心病以胸痛为主症，《灵枢·经脉》曰："心主手厥阴心包络之脉，起于胸中，出属心包络。"若心脉充盈、通畅，则心得其养，胸中无痛，一旦心脉因虚而不能充盈或因邪而失于通畅，则心失所养，出现胸痛，此即《素问·藏气法时论》所谓"心病者，胸中痛"之意。因此刘老认为，只要确立了冠心病的诊断，就一定存在脉络瘀滞这一发病机制。冠脉通畅，则病情好转；冠脉失畅，则病情加重。这是该病发病的第二个环节。

有阴阳痰水风之变。所谓阴阳痰水风，分别指阴虚、阳虚、痰浊、水饮和内风。主要指在冠心病的发病过程中，可能出现合并阴虚、阳虚，兼夹痰浊、水饮、内风等病机变化。阴虚和阳虚通常与患者体质有关，亦可因气虚而损及阴阳所致；痰浊和水饮乃心气亏虚而水津不化、脉络瘀滞而津液留滞所致，常见于肥胖患者；内风与阴虚阳亢的体质有关，此五者乃冠心病发病的第三个环节。

正因为刘老认为冠心病的发病机制，起始于心气亏虚，成病于脉络瘀滞，有阴阳痰水风之变，其病机关键在于气虚络瘀，因此在治疗中主张以益气通络为主，通常用自拟方芪丹护心饮贯穿于整个治疗过程之中，再根据所合并的阴虚、阳虚，所兼夹的痰浊、水饮、内风等病情变化进行加减，常分以下六个证候进行辨治。

心气亏虚，脉络瘀滞证，此乃冠心病的基本证候和最常见证候。症见心胸疼痛，痛有定处，劳累或活动后明显，伴神疲懒言，乏力自汗，心悸不宁；舌质淡黯，苔薄，脉细涩。治宜益气活血，蠲痹通络。方用刘老自拟方芪丹护心饮加减。药用：黄芪30g，生晒参10g，葛根30g，丹参30g，水蛭10g，山楂30g。方中用黄芪、生晒参大补元气；丹参、葛根活血通脉；水蛭深入络脉，逐瘀通经；山楂助化消食。全方共奏益气通络之效。该方为刘老治疗冠心病基础方，临床加减运用，除可有效改善心绞痛症状外，坚持服用，还有软化斑块作用。

气阴两虚，脉络瘀滞证，多见于气阴两虚体质和合并各种期前收缩、高血压病的患者。症见胸闷而痛，气少乏力，心烦易怒，口干苦，大便干；舌质黯红，苔薄白，脉细弦数。治宜益气养阴，活血通络。方用生脉散合芪丹护心饮加减。药用：黄芪30g，生晒参6g，葛根30g，丹参30g，水蛭10g，麦冬10g，五味子10g，山楂30g。若头胀痛者，加天麻、钩藤；心悸不宁者，加灵芝。

阳气亏虚，脉络瘀滞证，常见于阳虚体质或合并心动过缓、房室传导阻滞的患者。症见卒然心痛，背痛彻心，或感寒痛甚，心悸气短，形寒肢冷；舌淡黯而胖，苔薄白，脉沉细而迟。治宜温阳益气，活血通络。方用桂枝甘草汤合芪丹护心饮加减。药用：桂枝10g，黄芪30g，丹参30g，水蛭10g，降香10g，山楂10g，甘草5g。形寒肢冷明显者，加红参、附子。

心气亏虚，痰瘀阻络证，常见于痰湿偏重的肥胖体质和合并高脂血症、脂肪肝的患者。症见胸闷而痛，痛有定处，形体肥胖，痰多气短；舌质黯红，苔厚腻，脉弦滑。治宜益气化痰，活血通络。方用瓜蒌薤白半夏汤合芪丹护心饮加减。药用：黄芪30g，丹参30g，降香10g，郁金10g，瓜蒌皮10g，法半夏10g，薤白10g，甘草5g。

心气亏虚，瘀水互结证，常见于冠心病合并心力衰竭的患者。症见心悸而痛，胸闷气短，动则更甚，下肢水肿；舌质淡黯，苔滑腻，脉细弦。治宜益气活血，化气利水。方用苓桂术甘汤合芪丹护心饮加减。药用：桂枝6g，茯苓 30g，白术 10g，黄芪 30g，丹参 30g，降香 10g，山楂 10g，甘草 5g。

气虚络瘀，阳亢风动证，常见于冠心病合并高血压病的患者。症见胸闷而痛，头晕而眩，劳累后更甚，心烦气少；舌质黯，苔薄，脉弦细。治宜益气活血，平肝息风。方用天麻钩藤饮合芪丹护心饮加减。药用：天麻 10g，钩藤 15g，白芍 15g，龙骨 30g，丹参 30g，黄芪 30g，葛根 30g，刺蒺藜 10g，山楂 10g。若气虚症状不明显者，去黄芪；气坠脱肛者，加升麻。

（二）以益气养阴、活血通络法治疗糖尿病

糖尿病是一种终身存在并缓慢进展的内分泌疾病，临床多表现为多尿、多饮、多食、乏力、消瘦，或尿有甜味，属于中医学"消渴"病症范畴。中医认为该病多由先天禀赋不足，素体阴虚，复因饮食失节、情志不遂或劳欲过度所致。病初以燥热伤津为主，渐致阴精不足，病久则阴伤及气，气阴两虚，进一步阴损及阳，最后阴阳气血俱衰。其病位在肺、胃、脾、肾，病性多虚实夹杂。

刘老认为，本病主病机当为脾肾气阴两虚、瘀血阻滞脉络。《灵枢·五变》云："五脏皆柔弱者，善病消瘅。"他指出，五脏虚损中以脾肾二脏为主，因肾、脾分别为先后天之本，系五脏气血生化之源、阴液之根，脾气虚则运化失常，肾阴虚则五脏失濡。同时，瘀血阻络贯穿疾病的始终，一方面，糖尿病的发生与瘀血密切相关，瘀血是糖尿病的致病因素，《金匮要略》有云："瘀血久积体内，化火伤阴，致津亏液损，使人烦渴多饮，病者如热状，烦渴，口干燥而渴，其脉反无热，此为阴伏，是瘀血也。"另一方面，瘀血阻络又是糖尿病发展、变化，导致多种血管并发症的病理基础，瘀血是糖尿病的病理产物，糖尿病阴津亏耗，络脉干涩，血行不利，复以燥热偏盛，灼伤阴液，血液黏稠而运行迟缓，另外，阴虚则津不载气，燥热则耗伤正气，而导致气虚，气虚无力行血，更助瘀血产生，此外，本病病程缠绵，久病入络而成瘀血，导致津液的生成与输布失常而使肌肤筋脉失养，脏腑功能失调而变生他证，进而加重糖尿病的发展演变，导致多种大血管、微血管并发症。最后，形成糖尿病加重瘀血，瘀血又加重糖尿病的恶性循环。总之，刘老强调，糖尿病除有"阴虚燥热"的一般性特点，更有五脏皆虚，尤以脾肾气阴两虚为本，脉络空虚，血脉瘀阻的特殊性，发病过程病因复杂，症状轻重不一，起病缓慢，病情隐匿，常常随着病程延长、瘀血阻滞逐渐加重，正气逐渐虚

衰，从燥热伤津，阴津亏虚，到气阴两虚，终致阴阳两虚，形成难以逆转的病理改变，此过程也是胰岛功能逐渐衰退的过程。

刘老指出，本病并不完全等同于古代消渴病，在临床表现上存在一定差异，大部分糖尿病患者并不一定存在典型的"三多一少"症状，或仅以化验血糖时"发现血糖升高"为主诉，不乏"无证可辨"之情况，因此，在诊治时亦不必套用三消分证的思路。对于糖尿病的治疗，刘老提出"辨病与辨证相结合""专病专机、专法专方"的诊疗思路，先抓主症，辨别疾病，根据疾病主病机，确立基础治法及主方，然后结合症状、证候和（或）利用传统中药学、中药的现代药理研究，对主方进行药味加减治疗。

根据脾肾气阴两虚、瘀血阻滞脉络之主病机，脾肾气阴两虚为其本，瘀血阻滞脉络为其标。刘老主张，以益气养阴、活血通络为糖尿病的治疗大法，因法制方，创立了治疗本病的专方养胰通脉饮：生地 30g，山茱萸 15g，怀山药 30g，枸杞子 30g，鬼箭羽 30g，丹参 30g，葛根 30g，水蛭 6g。方中生地、山茱萸、山药、枸杞益气养阴、滋肾健脾以治其本，再加鬼箭羽、丹参、葛根、水蛭活血通络以治其标。加减方法：气虚甚者，选加黄芪、太子参、西洋参、生晒参、人参叶；瘀血重者，选加刘寄奴、地龙、山楂、蒲黄、桃仁、红花、益母草等破血通经药；阳气不足者，选加菟丝子、益智仁、制附片等；口渴明显者，加天花粉、荷叶；能食易饥甚者，加黄连、生石膏；下肢麻木、疼痛者，加川牛膝、木瓜；见蛋白尿者，选加泽泻、薏苡仁、石韦、玉米须；尿频者，加覆盆子、金樱子、桑螵蛸。诸药配合，随症（证）加减，经反复临床及实验验证，发现其具有很好的降血糖、保护胰岛功能、促进胰岛细胞修复和再生、防治糖尿病血管并发症的作用。

（三）咳嗽辨治

咳嗽是指外感或内伤等因素，导致肺失宣肃，肺气上逆，冲击气道，发出咳声或伴咯痰为临床特征的一种病症。常见于西医学的上呼吸道感染、急慢性支气管炎、支气管扩张、肺炎等。

刘老认为，咳嗽的病位主脏在肺，无论外感六淫或内伤所生病邪，皆侵及于肺而致咳嗽。咳嗽的治疗应分清邪正虚实。外感咳嗽，为邪气壅肺，多为实证，故以祛邪利肺为治疗原则；内伤咳嗽，多属邪实正虚，邪实有"痰浊"与"火热"之别，正虚有阴虚与气虚之分，总以祛邪扶正、标本兼顾为治疗原则。刘老指出，咳嗽的治疗，除直接治肺外，还应从整体出发，注意治脾、治肝、治肾等，同时，内伤咳嗽应防宣散伤正，注意调理脏腑，顾护正气。总之，刘老辨证治疗咳嗽的经验可概括为疏风散寒、疏风散热、清暑化痰、清燥化痰、清热化痰、疏肝清肺、健脾化痰、养阴降逆、补肾益肺九法。

疏风散寒法，主治风寒束肺证。症见咳嗽频，咯痰白，咽痒或痛，恶寒，全身酸楚，无汗，鼻塞，流清涕；舌淡红，苔薄白而润，脉浮紧或浮数。治以宣肺散寒，止咳化痰。选用经验方苏杏止咳汤：苏叶10g，防风10g，杏仁9g，前胡10g，重楼15g，矮地茶15g，薄荷5g，甘草7g。加减法：咽痛者，加马勃、射干；口干，苔薄干，有化热之象者，加连翘、金银花；咽痒者，加蝉蜕；咽痛者，加桔梗、射干；痰黏难出者，加川贝母、瓜蒌仁；恶寒，身体酸痛，加荆芥；感冒新起，咳嗽甚者，去苏叶，加麻黄；鼻塞声重者，加辛夷。

疏风散热法，主治风热犯肺证。症见咳嗽痰少而黏，色白或黄，咽痒或痛，口干；舌尖红，苔薄或薄黄，脉浮滑数。治以疏散风热。选用经验方银蚕宣肺汤：金银花10g，重楼10g，鱼腥草30g，苏叶7g，薄荷10g，蝉蜕10g，前胡10g，百部10g，桔梗10g，紫菀10g，杏仁10g，甘草5g。加减法：咳痰多者，加法半夏、矮地茶；容易感冒者，加黄芪。

清暑化痰法，主治暑邪犯肺证。症见暑月咳嗽，痰多，恶寒身痛，全身困倦，纳食少，小便黄；舌苔黄腻，脉浮细滑。治以清暑化痰。选用新加香薷饮加减：香薷10g，厚朴10g，金银花10g，连翘12g，薄荷10g，苏叶7g，杏仁10g，法半夏10g，矮地茶15g。加减法：身痛明显者，加羌活、独活；口干渴者，加沙参、麦冬。

清燥化痰法，主治温燥犯肺证。症见秋季咳嗽，痰少而黏，口鼻干燥，大便干结燥；舌红，苔少，脉浮细数。治以清燥化痰。选用桑杏汤加减：桑叶10g，杏仁10g，浙贝母10g，沙参10g，薄荷10g，金银花12g，女贞子10g，佛手10g，甘草5g。加减法：若痰多者，加矮地茶、桔梗；纳食减少者，加麦芽、山楂。

清热化痰法，主治痰热壅肺证。症见咳嗽气促，痰黄稠而量多，胸闷，口干或苦；舌红，苔黄，脉滑数。治以清热化痰。选用经验方茶蒌清肺汤加减：矮地茶15g，全瓜蒌10g，重楼10g，金银花15g，薄荷10g，蝉蜕10g，百部 10g，桔梗 10g，甘草 5g。加减法：胸部憋闷者，加冬瓜子、旋覆花；气促不能平卧者，加葶苈子；口干渴者，加芦根、沙参。

疏肝清肺法，主治肝郁肺热证。症见胸胁闷胀时痛，嗳气，咽中异物感，咳痰黄稠，口干口苦，大便偏干；舌红，苔黄，脉弦数。治以疏肝清肺。选用经验方柴郁清肺汤：柴胡 10g，郁金 10g，佛手 10g，桑叶 10g，薄荷 10g，蝉蜕 10g，重楼 10g，金银花 15g，鱼腥草 30g，甘草 5g。加减法：胸胁满闷者，加旋覆花、降香；胃脘灼痛者，加酒川楝子、蒲公英；纳食减少者，加麦芽、谷芽；泛吐酸水者，加海螵蛸。

健脾化痰法，主治脾虚痰壅证。症见咳嗽日久，咯痰质稀，动则气短，受凉后加重，或咽部不适而咳，口中和，纳食少，大便偏溏；舌淡，苔薄白，脉细滑。治以益气健脾，化痰止咳。选用经验方芪苏宣肺汤：黄芪 30g，党参 10g，苏叶 7g，前胡 10g，杏仁 10g，桔梗 10g，旋覆花 10g，茯苓 15g，炒麦芽 30g，甘草 6g。加减法：痰量多者，加矮地茶、法半夏；胸闷者，加丹参、瓜蒌皮；大便稀溏者，加炒白术、山药。

养阴降逆法，主治肺胃阴虚证。症见咳嗽气促，无痰或痰少，胸胁满闷或胀痛，或伴呃逆；舌淡红，苔少，脉细弦。治以养阴降逆。选用经验方养阴肃肺汤：沙参 10g，石斛 10g，麦冬 10g，玉竹 10g，百部 10g，旋覆花 10g，款冬花 10g，紫菀 10g，佛手 10g，甘草 5g。加减法：咽痒而痛者，加浙贝母、木蝴蝶；咳痰多者，加法半夏、矮地茶；纳食少者，加谷芽、麦芽；大便干结者，加女贞子、瓜蒌仁。

补肾益肺法，主治肺肾两虚证。症见咳嗽痰白，气促，活动后尤甚，口不干苦，纳食可，大便正常，小便量多，腰酸足软；舌红，苔少，脉细数。治以补肾益肺。选用七味都气丸加减：熟地黄 20g，山茱萸 10g，山药 30g，泽泻 10g，茯苓 10g，五味子 10g，法半夏 10g，紫菀 10g，矮地茶 10g，桔梗 10g，甘草 5g。加减法：胸闷者，加砂仁、桑白皮。

（四）以和胃五法治疗胃脘痛

胃痛是指由于胃气阻滞，胃络瘀阻，胃失所养，不通则痛导致的以上腹胃脘部发生疼痛为主症的一种病症。常见于西医学中的急慢性胃炎、消化性溃疡、胃痉挛、胃下垂、胃黏膜脱垂症、胃神经官能症等。

胃痛病因，初则多由外邪、饮食、情志不遂所致，病因多单一，病机也较单纯，常见寒邪客胃、饮食停滞、肝气犯胃、肝胃郁热、脾胃湿热等证候，表现为实证；久则常见由实转虚，如寒邪日久损伤脾阳，热邪日久耗伤胃阴，多见脾胃虚寒、胃阴不足等证候，则属虚证。因实致虚，或因虚致实，皆可形成虚实夹杂证，如胃热兼有阴虚，脾胃阳虚兼见内寒，以及兼夹血瘀、食积、气滞、痰饮等。

刘老认为，本病的病位在胃，与肝脾关系密切。基本病机为胃气阻滞，胃络瘀阻，胃失所养，不通则痛。胃痛的治疗，当以理气和胃止痛为基本原则。旨在疏通气机，恢复胃腑和顺通降之性，通则不痛，从而达到止痛的目的。此外，治疗胃痛，刘老特别强调，应遵叶天士"远刚用柔"和"忌刚用柔"之说，理气不可损伤胃阴，同时，要特别注意饮食和精神方面的调摄，这是治疗及预防不可或缺的措施。据此，刘老根据"胃以通降为顺"理论，提出和胃五法论治胃痛的观点，应用于临床，取得了很好的疗效。

解郁和胃法，此法适用于肝气犯胃证。症见胃脘胀痛，或牵引两胁，嗳气后减轻，情志不畅时加重，纳食减少，大便不爽；舌淡红，苔薄白，脉弦。常用自拟解郁和胃汤加减：柴胡 10g，酒白芍 12g，八月札 30g，青木香 6g，乌药 10g，酒制川楝子 10g，薏苡仁 30g，炒麦芽 30g，甘草 10g。加减法：泛吐酸水者，加乌贼骨或瓦楞子；胃脘灼热者，加蒲公英。

降逆和胃法，此法适用于肝胃气逆证。症见胃脘胀痛，恶心呃逆，嗳气泛酸，纳食减少，大便干结；舌淡红，苔薄白，脉弦。常用自拟降逆和胃汤加减：旋覆花 10g，代赭石 30g，八月札 30g，法半夏 10g，竹茹 10g，薏苡仁 15g，鸡内金 10g，炒麦芽 30g，甘草 10g。加减法：胃痛较甚者，加延胡索、九香虫；痞胀明显者，加大腹皮、乌药；泛吐酸水者，加乌贼骨；胃中灼热者，加蒲公英。

化痰和胃法，此法适用于肝郁痰滞证。症见胃脘痞满胀痛，嗳气频繁，进食后尤甚，时有泛酸，大便不畅；舌淡红，苔腻，脉弦滑。常用自拟化痰和胃汤加减：柴胡 10g，酒白芍 12g，炒枳壳 10g，法半夏 10g，陈皮 10g，竹茹 10g，酒制川楝子 10g，炙甘草 6g。加减法：痞胀明显者，加乌药、莱菔子；痰气上逆者，加旋覆花；痰郁化热者，加蒲公英；痛处固定，舌偏黯者，加丹参、延胡索；纳食减少者，加鸡内金、麦芽；失眠多梦者，加酸枣仁、夜交藤。

养阴和胃法，此法适用于阴虚气滞证。症见胃脘隐痛或灼痛，口干咽燥，知饥不欲食，大便偏干；舌红，苔少，脉细数。常用自拟养阴和胃汤加减：

生地黄 10g，北沙参 12g，麦冬 10g，石斛 10g，蒲公英 15g，制川楝子 10g，佛手 10g，炙甘草 3g。加减法：痞胀明显者，加枳壳、大腹皮；纳少者，加砂仁、生谷芽、生麦芽；大便干结者，加玄参、火麻仁；泛酸者，加乌贼骨、浙贝母、瓦楞子。

温中和胃法，此法适用于脾虚寒滞证。症见胃脘隐痛或冷痛，腹胀不适，口干不欲饮，大便偏溏；舌淡，苔白，脉细弦无力。常用自拟温中和胃汤加减：黄芪 30g，党参 10g，八月札 30g，乌药 10g，高良姜 6g，薏苡仁 30g，鸡内金 10g，炒麦芽 30g，甘草 10g。加减法：泛吐酸水者，加乌贼骨或瓦楞子；痛处固定者，加延胡索、生蒲黄、五灵脂；腹中冷者，加肉桂。

（五）以清热解毒利湿法治疗类风湿性关节炎

类风湿性关节炎属于中医学"尪痹""痹证"等范畴，其典型症状为持续性关节肿胀、疼痛，伴晨僵，中晚期患者常出现手指"天鹅颈"及"纽扣花"样畸形，甚至关节强直和掌指关节半脱位等表现，与古代医籍所载"历节病""风湿病"等相类。

《素问·痹论》篇指出："痹之安生……风寒湿三气杂至，合而为痹也。"对后世影响甚大，唐以前多遵此论，用祛风散寒除湿之法治疗痹证。现代许多医家认为，尪痹多由风、寒、湿之邪阻滞经脉、筋骨所致，属风寒湿痹多见，以先天禀赋不足为内因，常治以补肝肾、健脾胃、祛风散寒、除湿通络之法，而从热痹治之，则较少应用。究热痹之名，《素问·四时刺逆从论》最早提及："厥阴有余，病阴痹；不足，病生热痹。"但此论为后世医家所忽视，至宋代《太平圣惠方》《圣济总录》等书才在风寒湿痹之外，另列专篇阐述。明清医家对热痹有深入认识，如吴鞠通认为"痹有寒热，热湿尤多"，提出苦辛通法、辛凉淡渗法，创制宣痹汤、加减木防己汤两方，进一步完善了痹证的证治体系。

刘老认为，本病多属热痹之类，湿热毒邪痹阻常贯穿疾病始终，以邪实为主。其病之所生，以患者禀赋特异、热毒内伏为病机基础。如王肯堂在《证治准绳·痹》中详述热痹乃由"脏腑移热，复遇外邪，客搏经络，留而不行"所致，又因居处潮湿，或因卫虚不固，风湿之邪侵入，与伏毒搏结，痹阻筋脉而为病。其病理因素重在湿热毒邪互结，病机关键在于湿毒痹阻筋脉。热毒、湿浊浸淫筋脉、骨节之间，留着不去，诸症丛生。因湿邪作祟，其性黏滞难化，复与热毒胶结，故病势缠绵；湿性重浊，沉着于经络，则营气不通，故有疼痛且痛处多固定，肢节屈伸不利；湿热毒邪阻滞筋脉气血，营气不畅，不通则痛，故见骨节疼痛；热毒与湿浊相熏蒸，积液于骨节之间，故见关节肿胀、发热，甚则其肿如脱；湿毒胶结，蚀损骨骼，故关节疼痛尤剧、屈伸不利，甚至废用；热毒内蕴，炼灼津血，化痰成瘀，正如《类证治裁·痹证》所论，痹久"必有湿痰败血瘀滞经络"，故出现皮下结节、关节畸形。

刘老指出，"痹"意为"闭"，临床上，治疗本病当以通为用，正如《临证指南医案·痹》谓："湿热入络而为痹者，用舒通脉络之剂，使清阳流行为主。"总以清热解毒、利湿通络为主要治法，并拟定经验方五藤蠲痹饮治疗，疗效颇佳。该方组成为：忍冬藤30g，络石藤30g，鸡血藤15g，海风藤15g，青风藤30g，威灵仙30g，秦艽10g，豨莶草10g，露蜂房10g，全蝎10g，桑枝15g。方中忍冬藤、络石藤清热解毒、利湿通络除痹，为君药；青风藤、威灵仙解毒利湿、通络止痛效佳，鸡血藤、海风藤养血活血、祛湿通络，共为臣药；秦艽、豨莶草助君、臣药祛风湿、清热毒、利关节，露蜂房、全蝎解毒搜剔，可加强通络止痛之力，共为佐药；桑枝祛湿除痹，引药上行为使药。临证加减：如痛甚者，加乳香、没药；晨僵明显者，加乌梢蛇；关节畸形者，加胆南星、法半夏、土鳖虫。

治疗本病，刘老喜选藤类药、动物药为主组方，因其善走行于筋脉、骨节之间，除湿通络之力尤佳。另外，值得指出的是，湿为阴邪，若用药过凉，则湿邪凝结难解，病必难除。故方中虽以清热为主，但仍佐用温药，临床实践表明，寒温并用，并无化热、加重病情之弊。

刘老强调，本病临床辨证时当需注意如下几点：如有关节红肿疼痛、舌苔黄腻等典型证候，则辨为湿热证多无疑虑；部分患者并无关节发热等症状，又可见天气变化时疼痛明显，此时症状及舌象如无明显寒象，则仍应以辨病为主导，按湿热证治之，因此类患者，刘老曾用温通之法治疗，病情反而加重；尤其是合并干燥综合征者，更宜以凉通为主，刘老曾治一病例，因患者肩关节疼痛难止，加用桂枝汤，药后不仅症状未缓解，反而口、眼干燥症状加重，撤换桂枝后，症状又得到缓解。

（六）以温肾益精法治疗围绝经期综合征

围绝经期综合征指妇女在绝经前后由于卵巢功能衰退、雌激素波动或减少引起的一系列血管舒缩功能、生殖系统、躯体和精神心理等方面症状的一组症候群。可归属于中医学"绝经前后诸证""脏躁"等范畴。

临床上，本病多见于"七七"之年的女性，除了月经紊乱（量少或稀发、淋漓不尽）外，常表现出烘热、汗出、烦躁易怒等一系列热象表现，同时，《素问·上古天真论》有云："女子……七七任脉虚，太冲脉衰少，天癸竭，地道不通，故形坏而无子也。"明确指出女子"七七"之年"天癸竭"，故出现了"地道不通""形坏"表现，而中医理论有"天癸属阴，有癸水之称"，因此，现代多数医家大都认为本病病机以肝肾阴虚为主。但刘老遵张仲景《金匮要略》之论结合现代中医学认识，认为本病基本病机应为天癸竭、肾中精气亏虚。如《金匮要略》中有曰："先天天癸，谓肾间之动气。"提出天癸肾气说，直指天癸为肾中精气，为脏腑功能的动力源泉。同时，现代中医学认为，天癸为肾精主生长发育、主生殖、主骨等功能的具体执行者，对女性而言，天癸不仅作用于任脉、太冲脉，促进月经的形成并启动、维系生殖机能，还能促进脏腑机能的发育、成熟。故天癸以肾精为体，其功能重在"化"阴以用阳，使月事按期而行，或化醇而受孕，有从精化气之妙。所以，刘老认为天癸之属性当为肾中精气，又偏于肾阳，而非肾阴。

因此，对于围绝经期妇女，天癸衰竭后肾中精气渐亏，出现阴阳俱虚，且以偏阳虚为其表现，从本病患者的症状分析同样可反证，虽见面赤、烘热、汗出等热象，但又兼见汗出后畏冷，或乏力倦怠、足冷身寒等阳气虚表现，故其证既非真热、实热，更非单纯阴虚，当为真寒假热。盖肾为封藏之本，主藏精，肾精亏极乃致下焦虚冷、真阳虚衰，又肾精亏虚，失于封藏，则可致虚阳上越，出现真寒假热证。

基于以上病机认识，刘老总结多年临床实践经验，提出温肾益精法为本病的治疗大法，并自拟经验方温肾复癸方：熟地黄 10g，山茱萸 10g，菟丝子15g，覆盆子 15g，枸杞子 15g，黄柏 7g，仙茅 7g，生牡蛎 15g，生龙骨 15g。该方由五子衍宗丸合二仙汤加减而成。方中选用五子衍宗丸之菟丝子、覆盆子、枸杞子为主药，其中菟丝子辛甘化阳，具温肾益精之效，覆盆子，《外台秘要》谓其"治丈夫阳气不足，不能施化"，枸杞子甘平，《神农本草经集注》谓其能"补益精气，强盛阴"，与菟丝子、覆盆子合用，助温肾益精之效。又"善补阳者，必于阴中求阳，以阳得阴助，则生化无穷"，且本病患者亦有肾中阴精不足表现，故方中又配伍熟地黄、山茱萸，以益肾补精、益阴助阳。

再黄柏、仙茅相伍，取二仙汤之意，寒温并济，既益肾中真阳，又清上浮之虚火，更佐生龙骨、生牡蛎益阴潜阳。全方共奏温肾益精、燮理阴阳、调理冲任之功。以此方为基础，可随证（症）加减，阳虚甚者，可重用菟丝子、熟地黄，加淫羊藿、巴戟天等；偏阴虚者，则将熟地黄易为生地黄，并可加女贞子、墨旱莲、龟甲等；如盗汗身热明显者，可加知母、地骨皮、浮小麦；伴骨质疏松出现腰背痛者，加续断、杜仲、丹参；月经量少或稀发者，可加益母草、泽兰；不寐者，加酸枣仁、夜交藤、三七等；大便干结者，去生牡蛎、生龙骨，加珍珠母；面赤、烘热、汗出阵作明显者，重用仙茅、黄柏；足冷者，则伍用交泰丸引火归元。

刘老指出，本病患者多以月经紊乱、身痛、烘热汗出阵作、烦躁易怒、不寐等症为主诉，具备典型临床表现，按上法辨治即可。但需注意的是，若精气虚甚者，可出现阴阳两虚，而阴阳偏胜常各有不同。若偏于阳气虚，则足冷、背寒等症明显，而偏于阴虚，则见身热盗汗较重，且伴口干便结、舌红而少苔等，故应分辨寒热偏性，酌情加重温阳、益阴之力。复因阴阳俱虚，不耐攻伐，故其制方用药以平和为贵，不宜过于刚燥或阴柔，以防重伤阴阳。亦有部分患者不以本病主要症状为主诉，辨证时尤当注意，如患者因体内激素水平紊乱，体质减退，常致旧症复作，或新症蜂起，多脏腑症状杂陈，乃至齿痛、耳鸣、头痛、胸闷、颈肩不适等均可为主诉。而其症或繁多或简单，但常不以本病主症为主诉，导致误判，治疗亦多乏效。此时当详细询问病症，如确有烘热汗出等症又排除其他器质性疾病者，按本病调治，常可使多种症状得到缓解。值得一提的是，虽然临床遵温肾益精法治疗本病，大多获效甚著，但亦有少数患者来诊时伴见明显的纳差、便溏、面色不华等症，则又当从脾胃论治。如脾肾同虚，则当以调理脾胃为先，运化健行，则病势自可向愈。临证需灵活辨治，不可胶柱鼓瑟，而贻误病情。

（七）分型辨治颈椎病

颈椎病是一种多因外伤或劳损导致颈椎发生退行性改变，导致颈部患椎失稳或发生移位，产生椎间盘突出或膨出、韧带钙化、骨质增生，引起颈部肌肉、神经、脊髓、血管受累而产生的综合征，属于中医学"痹证""痿证""眩晕"病症范畴。

颈椎病的临床表现多样，西医学根据其受累部位，常分为颈型、神经根型、椎动脉型、交感神经型、脊髓型共五型。刘老认为，不同类型的颈椎病，其发病人群及病理机制各具特色，但中医治疗，常根据其主症的不同，可分为痹证型、眩晕型及痿证型以分型辨治。

颈型和神经根型，常以颈痛、肢麻为主症，刘老认为此两型属于中医学"痹证"范畴，以实证为主，中青年多见，病程较短，多由风寒湿邪痹阻太阳膀胱经脉，外传上肢、体表经络，导致气血瘀滞、经络不通，故而出现颈项疼痛僵硬、上肢麻木等症，当以温经解肌、通络止痛为法。痹证日久，可耗伤气血，出现气血不足表现，此时当兼补益气血。症见颈肩板紧不适，甚则疼痛，臂痛肢麻，受寒则加，得温稍缓，舌淡，苔白，脉细涩或弦紧。拟方葛桂舒筋饮加减治疗：葛根 40g，桂枝 12g，姜黄 12g，威灵仙 30g，鹿衔草 10g，露蜂房 10g，桑枝 30g，甘草 7g。方中葛根、桂枝，取葛根汤意以散寒解肌，且桂枝入血分，可通络止痛，共为君药；姜黄行气活血，威灵仙、鹿衔草祛风湿、通经络，助君药以止痛除痹，共为臣药；伍露蜂房入络散邪而止痛，桑枝引药走于上肢，为佐使药。诸药相伍，风寒湿邪得解，经气复利，则其症自消。加减方法：痛甚者，加白芍、青风藤；气血不足者，加黄芪、当归、党参；外受风寒者，加麻黄、羌活、细辛；眩晕者，加天麻、半夏、泽泻；气血瘀滞甚者，加丹参、川芎、鸡血藤、三七粉、醋延胡索。

椎动脉型和交感神经型，常以眩晕、转动颈部出现或加重为主要表现，可伴有头颈疼痛、僵硬、眼花、耳鸣、猝倒以及心悸、恶心呕吐、失眠等植物神经功能紊乱症状。刘老认为此两型属于中医学"眩晕"范畴，以中老年人多见，病程较长，多合并椎动脉硬化，常虚实夹杂、内外合邪，虚主要责之于肾精亏虚、气血不足、脾胃虚弱，实主要责之于风、寒、湿、痰、瘀、火，外邪主要指风寒湿邪，内邪主要指痰浊、瘀血、火热、肝风。其中风寒湿邪痹阻经络，导致气血瘀滞、经络不通贯穿疾病始终，但常不是疾病主要矛盾，治疗当以扶正为主兼以祛邪。

刘老指出，此类病症证治虽然非常复杂，但亦有规律可循。凡老年人、形体偏瘦者，多为肝肾亏虚、气血不足兼夹风寒湿痹阻、痰瘀阻滞或肝阳偏亢、肝风上扰，而对于寒、痰、瘀实邪则有偏寒、偏痰、偏瘀之别，偏寒者常伴阳虚表现，偏痰者常伴脾虚或化火表现，偏瘀者常伴气滞或气虚较甚表现。治疗常在葛桂舒筋饮的基础上加减，肾精亏虚、气血不足，加用熟地、枸杞、制首乌、淫羊藿、巴戟天、肉苁蓉、鹿角霜以温肾益精以及黄芪、当归、党参以益气补血；寒邪偏重者，则用干姜，重用桂枝以温经散寒；痰邪偏甚者，则用法半夏、白术、泽泻、陈皮、茯苓、枳实、竹茹、党参、焦三仙以健脾祛湿化痰；血瘀偏甚者，则用丹参、川芎、三七粉、醋延胡索以活血祛瘀；兼夹肝风者，加天麻、钩藤、白蒺藜、珍珠母以平肝息风；失眠多梦者，加酸枣仁、夜交藤、合欢皮、龙骨、牡蛎以宁心安神。凡青年人、形体偏胖者，此类人群大多从事脑力劳动，长时间伏案工作，缺乏体育锻炼，因脾主四肢，平常肢体活动较少，易导致中气不健，聚湿生痰，痰湿阻滞中焦，清阳不升，同时土虚木乘，脾胃不健可招致肝阳偏甚、肝风内生，在风寒湿外邪侵袭诱导下，导致肝风夹痰浊上扰清窍，发为此病。症见眩晕、颈部转动时明显，颈部酸胀疼痛，头重痛如裹，纳呆，恶心呕吐，神疲乏力，舌淡胖或黯红，苔厚腻，脉弦滑或弦细。常用半夏白术天麻汤或温胆汤合葛桂舒筋饮加减，药用法半夏、天麻、钩藤、白蒺藜、白术、陈皮、茯苓、党参、枳实、竹茹、白芍、威灵仙、姜黄、鸡血藤、柴胡、葛根、焦三仙、炙甘草。刘老强调，对于眩晕型颈椎病，眩晕均为清阳不升、脑窍失养所致，因此无论何类人群、何种类型，均可适当加用黄芪、升麻、葛根、柴胡等升阳之品以引清阳、药物上行。

脊髓型，常在颈项部疼痛不适的基础上，出现双下肢痿软、麻木，甚则行走困难，跛行。刘老认为此型发病虽少，但最严重，属于中医学"痿证"范畴，以虚证为主，多由风寒湿邪痹阻太阳膀胱经脉，传及督脉，导致督脉受损，气血不通，而督脉贯脊属肾，督脉不通、气血瘀滞容易耗伤肾精，另外，此型患者，肾中精气早已亏虚，如此内外相合，导致肾不能主骨生髓，筋骨肌肉失养，而成痿证。治宜温肾益气、活血通络兼以祛风散寒除湿。拟方温肾益气通络方合葛桂舒筋饮加减，药用黄芪、生晒参、当归、葛根、桂枝、白芍、川芎、羌活、细辛、独活、威灵仙、川牛膝、淫羊藿、巴戟天、枸杞、鹿角霜。

（八）腰痛论治当辨虚实缓急

腰痛是指腰部感受外邪，或因劳伤，或由肾虚导致腰部气血运行不畅，或失于濡养，引起腰脊或脊旁部位疼痛为主要症状的一种病症。临床上，腰痛可伴有下肢疼痛、麻木或活动受限等表现。常见于西医学中的"急性腰扭伤""腰肌劳损""腰椎退行性变""腰椎间盘突出""腰椎椎管狭窄""腰椎滑脱”“强直性脊柱炎”等疾患。

刘老认为，腰痛属于中医学“痹证”范畴，治疗腰痛时，当以《素问·痹论》“风寒湿三气杂至，合而为痹”理论为纲。刘老指出，此句话有三层含义：首先，“风寒湿三气”表明了致病的邪气；其次，“杂”字表现了痹证是由多种邪气共同作用而非单一邪气导致；最后，“合”字表现了内外合邪，所谓“邪气不能独伤人，必两虚相得”，即外在的邪气与体内脏腑虚损相合。刘老经过多年的临床反复验证，发现确实如此，因“肝主筋、肾主骨”“腰为肾之府”，“风寒湿邪气”往往在人体肝肾不足的情况下，侵犯腰部肌肉筋骨，痹阻经络气血而发为腰痛，而邪气痹阻日久可以化热，形成风湿热之邪。另外，痹久可以耗伤肾中精气，导致腰部络脉瘀滞，所谓“久病及肾”“久病络瘀”。所以，刘老认为，腰痛的基本病机为风寒湿（风湿热）痹阻腰部经络，气血瘀滞，腰府失养，属本虚标实、虚实夹杂之疾，需特别注意的是，根据疾病起病缓急，虚实有多少之别，新（急）病多实，久（缓）病多虚，实在“风寒湿邪气”以及“腰部络脉瘀滞”，虚在“肝肾不足、尤其肾中精气亏虚”。

根据“内外合邪”“虚实夹杂”理论，刘老在治疗腰痛之时，急起之腰痛常用祛风散寒除湿以及行气活血通络之法。对于无明显腰部闪挫史或外伤史者，症见腰痛急起，行走困难，甚则卧床不起，或伴下肢窜痛、麻木，舌淡黯，苔白或腻，脉弦缓或滑，治以祛风散寒除湿为主，兼以活血通络、益肾强腰。拟方重订独活寄生汤：独活 12g，桑寄生 30g，青风藤 15g，威灵仙 30g，汉防己 15g，寻骨风 10g，金狗脊 15g，川牛膝 10g。方中取独活寄生汤治疗风湿之主药独活、桑寄生，祛下焦风寒湿兼补肝肾，二者共为君药；青风藤、防己通利小便，祛风渗湿，威灵仙、寻骨风祛风湿，止痹痛效佳，共为臣药；狗脊、川牛膝祛风湿，补肝肾，强腰膝，且川牛膝能引药下行，共为佐使药。全方共奏祛散寒除湿、强腰止痛之效。本方用于急起非扭伤或外伤性腰痛疗效颇佳。加减方法：腰部冷痛，得温则缓，遇寒则加者，加制附片；腰重痛，苔白腻者，加薏苡仁；腰腿刺痛、麻木，舌紫黯者，加土鳖虫；疼痛明显者，加三七、醋延胡索；神疲乏力者，加黄芪。对于有明显腰部扭伤史或外伤史者，症见痛处固定，或胀痛不适，或痛如锥刺，活动受限，日轻夜重，面晦唇黯，舌紫黯或有瘀斑，脉多弦涩或细数，治以行气活血通络法为主，兼以祛风散寒除湿、益肾强腰。拟方身痛逐瘀汤合重订独活寄生汤加减：当归 10g，川芎 10g，醋延胡索 10g，三七粉 5g，地龙 10g，香附 10g，川牛膝 10g，续断 10g，汉防己 10g，独活 10g，桑寄生 10g。加减法：疼痛剧烈者，可酌加土鳖虫、全蝎活血通络；肾虚明显者，加杜仲、狗脊以强壮腰肾。

对于缓起之慢性腰痛，常反复发作，迁延不愈，以中老年人多见。刘老指出，除了风寒湿或风湿热之邪痹阻经络、络脉瘀滞外，肝肾不足，尤其是肾中精气亏虚是其重要内因，因此，治疗之时首当温补肾中精气，常用的药物有黄芪、枸杞、熟地、山药、山茱萸、淫羊藿、菟丝子。若见明显阳虚表现，如四肢或腰部冰凉，面色㿠白，神疲乏力，舌淡，苔白，脉沉细，则加用大辛大热之附片以温肾散寒；若见明显阴虚症状，如心烦失眠，口燥咽干，面色潮红，手足心热，舌红，少苔，脉细数，则将熟地改为生地，减少温阳益气药物，加麦冬、石斛等滋阴清热之品。此外，"内外合邪"才会引发腰痛，因此，外邪致病同样是至关重要的因素，治疗时常会应用祛风除湿、散寒或清热方法。若症见腰部冷痛重着，转侧不利，每遇阴雨天或腰部感寒后加剧，痛处喜温，得热则减，苔白腻而润，脉沉紧或沉迟，偏于风寒湿痹阻者，则常用老鹳草、透骨草、威灵仙、独活、徐长卿、寻骨风、鹿衔草、海风藤、青风藤、千年健等祛风散寒除湿之品；若症见腰痛，痛处伴有热感，每于夏季或腰部受热后痛剧，遇冷痛减，口渴不欲饮，尿色黄赤，或午后身热，微汗出，舌红，苔黄腻，脉濡数或弦数，偏于风湿热痹阻者，则常用汉防己、忍冬藤、络石藤、秦艽、豨莶草、川牛膝、薏苡仁等祛风除湿清热之药；若腰痛寒热表现不明显，则寒热并用，常用独活、汉防己、老鹳草、透骨草、威灵仙、川牛膝等药物。同时，刘老指出，治疗慢性腰痛，无论何种证型，均可加用祛风湿、补肝肾、强腰膝及活血通络药，如桑寄生、续断、杜仲、狗脊、鸡血藤、醋延胡索、三七粉、土鳖虫、全蝎、地龙、乌梢蛇等。另外，刘老特别重视胃气的顾护，所谓"有胃气则生，无胃气则死"，他认为所有祛风湿药物长期服用均容易损伤脾胃，因此，无论患者既往有无胃部疾患，均可使用山楂以强壮胃气，防止药食伤中。总之，在此思想指导下，刘老在治疗腰痛时总能得心应手，取效甚捷。

（九）以疏肝温肾法为主治疗乳癖

乳癖是指以乳房有形状、大小不一的肿块，疼痛，与月经周期相关为主要表现的乳腺组织良性增生性疾病。常见于西医的乳腺增生。

刘老认为，乳房为肝经循行之处。女性多思善感，常由情志不遂而致肝气郁结，造成乳络不通，瘀血、痰浊凝滞，结成乳房肿块。其乳房疼痛与月经周期有关，乃因冲脉隶于阳明而附于肝，经前期冲脉气血开始充盈，亦有赖于肝气疏泄，今肝气郁结，则冲脉气血运行不畅，故出现经前期乳房疼痛。此外，肝肾同源，肾水受肾阳温煦蒸腾之力，方能上承于肝木，使肝木条达，若肾阳亏虚，则肝木易失其条达之性，郁滞加重。另肾阳亏虚，津血失于温煦，则导致痰凝瘀血阻于肝经，形成乳房肿块。

总之，本病病位在乳房，但与肝肾二脏密切相关，病性属虚实夹杂，多为肝郁肾虚夹杂痰瘀为患。治疗之时，当以疏肝温肾法为主，药常用柴胡、白芍、香附、郁金等疏肝理气药以及枸杞、熟地、山药、山茱萸、淫羊藿、鹿角霜、仙茅等温肾益精药，同时辅以王不留行、甲珠、漏芦、莪术、泽兰、山楂以活血通经，选用牡蛎、海藻、昆布、夏枯草、橘核等以化痰散结。

刘老强调，本病虽以疏肝温肾法为主，但临证时需区分肝郁、肾虚的主次轻重，或疏肝为主兼以温肾，或温肾为主兼以疏肝。温肾时，当"阴中求阳"，在少量补肾益精药基础上，加用温肾助阳药，治疗方能切中肯綮。

（十）从"风"论治荨麻疹

瘾疹是一种皮肤出现红色或苍白风团，时隐时现的瘙痒性、过敏性皮肤病。本病以皮肤上出现瘙痒性风团，发无定处，骤起骤退，消退后不留任何痕迹为特征，临床上可分为急性和慢性，急性者骤发速愈，慢性者可反复发作。相当于西医的荨麻疹。

刘老根据风邪特性，认为此病乃因风邪搏结肌肤所致，如《金匮要略·水气病脉证并治》所云："风气相搏，风强则为瘾疹，身体为痒。"但风有"外风""内风"之分，"外风"又有风热、风寒之别。风热外壅者，风热之邪常入里客于营血，导致血热炽盛，内外相搏结于肌肤而发病，常遇热加重，可伴咽痛、口干等风热征象；风寒外袭者，常因肺卫气虚，卫表不固，风寒之邪外袭，搏结于肌表而发病，常遇风寒加重，得暖则减。"内风"则有"血热生风""血虚生风"之异。血热生风者，乃因湿热蕴积于脾胃，热扰营血，血热生风扰动湿热为患，具有风团常遇饮酒、食热性食物则发作或加重，对多种食物过敏，瘙痒甚，夜间明显，心烦寐差特点；血虚生风者，多因气血不足，肌肤失养，日久化燥生风，搏于肌肤所致，常反复发作，迁延不愈，可伴有神疲乏力、少气懒言、面色萎黄无华、唇舌浅淡等气血不足征象。因此，辨治之时，总以祛风止痒入手，药常用白鲜皮、徐长卿、地肤子等祛风止痒药，另外，刘老经过长期的临床实践，发现乌梅治疗本病具有很好的疗效，而现代研究表明乌梅具有很好的抗过敏及减少组胺释放的作用，因此临证之时，除分为以下四型辨治外，多加用乌梅以抗过敏。

风热外壅，血热生风证。症见风团鲜红，灼热剧痒，遇热加重，色红瘙痒，口干喜饮，或伴咽痛、发热；舌红，苔薄白少津或黄，脉浮数或细数。治以凉血活血，祛风清热。处方消风散合犀角地黄汤加减，药用升麻、白鲜皮、防风、苦参、蝉蜕、生地黄、赤芍、牡丹皮、乌梅等。

肺卫气虚，风寒外袭证。症见风团每遇风寒发作或加重，得暖则减，口不渴，自汗易感冒；舌淡红，苔白润，脉细。治以益气固表，祛风散寒。处方桂枝汤合玉屏风散加减，药用黄芪、白术、防风、桂枝、白芍、大枣、生姜、徐长卿、乌梅、甘草等。

湿热内蕴，血热生风证。症见风团色红，瘙痒难忍，遇饮酒、食热性食物则发作或加重，对多种食物过敏，瘙痒甚，夜间明显，心烦寐差，尿黄便结；舌红或黯红，苔黄，脉弦滑或数。治以凉血祛风，清热利湿。处方自拟经验方凉血祛风止痒汤加减，药用生地黄、赤芍、牡丹皮、白鲜皮、徐长卿、乌梅、黄连、黄柏、黄芩等。病久皮疹色暗，久治不愈者，加水蛭、地龙、丹参；血热甚，加紫草、水牛角；痒甚者，加苦参。

气血不足，血虚生风证。症见风团反复发作，迁延不愈，神疲乏力，少气懒言，面色萎黄无华；舌淡，苔白，脉细弱。治以益气养血，祛风止痒。处方当归饮子合四君子汤加减，药用黄芪、党参、白术、茯苓、甘草、熟地、当归、白芍、川芎、防风、白鲜皮、生姜、大枣、乌梅等。

（十一）分期辨治风湿性心脏病

刘老认为风心病相当于中医病名国家标准的"心痹"，亦属于中医学"心悸""喘证""水肿""咳血"等病症范畴。其发病乃因素体气阴两虚，加之湿热之邪反复侵入，阻滞脉络，内舍于心所致。其病位在心，影响肺、脾、肾；其病性为本虚标实，发病早期以实邪伤正为主，实多湿热，虚在气阴，中期以气虚血瘀为主，后期有阳虚、瘀滞、水停之变。

此病治疗刘老主张分期论治，早期重在清利湿热以祛其邪，益气养阴以扶其正，调和营卫以宁其心；中期尚未并发心力衰竭、心律失常，其治疗重在补气活血；后期已伴发各种并发症，应针对并发症所出现的阳虚、瘀滞、水停之变进行治疗。治疗方面常分以下五型证治。

湿热内舍证。见于发病早期，风湿热痹阻经络的临床表现仍然存在。症见低热，关节肿痛，心悸自汗，胸闷烦乱，舌质红，苔腻，脉细滑数。治以利湿清热，益气养阴，调营宁心。方用土茯苓汤合桂枝汤合防己黄芪汤加减。药予土茯苓 15g，忍冬藤 30g，桂枝 6g，白芍 15g，黄芪 30g，生地黄 15g，鸡血藤 30g，甘草 6g。加减方法：若口干口苦者，加麦冬、蒲公英；多汗明显者，加浮小麦；皮肤红斑者，加牡丹皮、紫草；胸痛时作者，加丹参。

气虚络瘀证。见于风心病中期，外无风湿热见症，内无明显心力衰竭、心律失常并发症。症见两颧紫红，唇甲青紫，心悸怔忡，疲乏气少，活动后加重，时作胸痛，甚则咯血，舌质淡紫或见瘀斑，脉细数或结代。治以益气活血，化瘀通络。予以补阳还五汤加减。药予黄芪 30g，川芎 10g，当归 10g，赤芍 12g，党参 10g，丹参 15g，石菖蒲 10g，酸枣仁 15g，甘草 6g。加减方法：若口干咽燥者，加麦冬、五味子；胸闷明显者，加瓜蒌皮；腹胀纳呆者，加砂仁、麦芽。

阳虚络瘀证。常见于合并缓慢心律失常者。症见面唇青紫，心悸怔忡，胸痛时作，形寒肢冷，舌质淡或见瘀斑，苔薄，脉沉细缓或结代。治以益气温阳，活血通络。方用桂枝甘草汤合补阳还五汤加减。药予桂枝 6g，黄芪 30g，当归 10g，川芎 10g，丹参 15g，党参 10g，甘草 6g。加减方法：若气少而头汗出者，加人参、附子；心悸明显者，加五味子。

阳虚水泛证。见于合并心力衰竭者。症见面唇青紫，心悸怔忡，喘咳倚息动则加剧，畏寒肢冷，全身水肿或有腹水，舌质淡或见瘀斑，苔薄，脉沉细或结代。治以温阳化瘀，利水消肿。方用参附汤合苓桂术甘汤加减。药予人参 6g，制附子 6g，桂枝 6g，白术 10g，茯苓 30g，丹参 30g，车前子 30g，甘草 6g。加减方法：若喘促不能平卧者，加葶苈子。

（十二）以温肾固摄法为主治疗小儿遗尿

小儿遗尿是指 3 岁以上的小儿在睡眠中不自觉地发生排尿现象，又称"尿床"。刘老指出，遗尿多为先天肾气不足，下元虚冷所致。《素问·宣明五气》谓："膀胱不利为癃，不约为遗尿。"肾与膀胱相表里，膀胱的固摄作用依赖于肾阳的温煦，肾阳充足则可温煦膀胱，行气化水，膀胱固摄有权，开合有度；肾阳气虚则命门火衰，阴寒偏盛，下元虚冷，固摄无权，膀胱失约而遗尿。因此，刘老常以温肾固摄法为主治疗本病，自拟经验方五子缩泉止遗汤为基础方进行辨治，屡试不爽，其组成为：菟丝子30g，覆盆子15g，枸杞子15g，金樱子15g，熟地黄10g，怀山药10g，山茱萸10g，益智仁15g，乌药10，桑螵蛸10g。本方由五子衍宗丸、六味地黄丸、缩泉丸灵活化裁而来。方中菟丝子、覆盆子、枸杞子温肾固精，合熟地黄、山药、山茱萸滋阴生精，以"阴中求阳"，使肾中精气充盛，阳有所化；益智仁、乌药性温，暖下焦而助气化，调气机以散阴寒，并伍桑螵蛸、金樱子助固精缩尿之用。诸药配合，使肾中阳气复盛，则可行其主膀胱、司固摄之职，则遗尿可止。

另外，刘老发现，若临床上仅用温肾固摄法疗效不显时，可结合"提壶揭盖"法，疗效更佳。他认为遗尿亦为水道不利表现，而肺主行水，通调水道，若肺气郁闭，水道不利，则会导致病症顽固，遗尿久治不愈。因此，对于此类患儿，若无热证表现，可加用麻黄、肉桂以宣肺缩泉。

（十三）刘老辨治小儿病毒性心肌炎经验

小儿病毒性心肌炎是一种在上呼吸道或消化道感染后1~3周，出现以心悸、气促、心前区不适或隐痛、剧痛、心律失常、心脏扩大、双份血清特异性病毒抗体阳性为主要表现的小儿常见心脏病，属于中医"心瘅""心悸""胸痹"等病症范畴。此病临床表现多样，轻者可无症状，重者心律失常，心脏扩大，甚至发生心力衰竭、心源性休克而死亡。刘老认为此病病机为内外相合，邪正交争，虚实夹杂，论治重在分期辨治，虚实兼顾。

病机之本为内外相合。刘老认为心瘅患儿多为气阴两虚体质，《黄帝内经》云："正气存内，邪不可干"，心之气阴充足，神魂安宁，则能抵御风热、湿热等外邪侵袭，以致伤风感冒，但淫心无门，心瘅无由而发；若先有禀赋不足或病后失养导致心之气阴两虚者，当外邪入侵机体之时，邪毒内淫于已虚之处，损害心肌，扰乱心神，神魂失守，故发心瘅，而有惊悸、怔忡等症，所谓"邪之所凑，其气必虚"。病机关键为正邪交争，虚实变化。当邪毒乘虚淫心之初，邪毒盛，正虚少，为七实三虚之候；在邪毒淫心过程中，因"壮火食气"，进一步消耗心之气阴，心之气阴渐虚，此时正邪交争，乃为虚实各半之候；病情进一步发展，邪毒渐退，而衍生内生之瘀血，则成为气阴两虚、瘀血阻络或阳虚络阻证，则成为三实七虚之候。

论治重在分期辨治，虚实兼顾。刘老认为本病在初期，当以祛邪为主，兼顾其虚；疾病中期，虚实并重；后期，当以扶正为主，兼祛余邪。常分为急性期、恢复期、后遗症期三期，五个证候进行辨治。急性期见于热毒淫心证及湿热侵心证；恢复期为邪伤气阴证；后遗症期分气阴两虚证及心阳亏虚证。

热毒淫心证 多见于疾病急性期，外感风热，热毒侵心，七分邪三分虚者。症见发热恶寒，咳嗽咽痛，汗出口干，胸闷时痛，心悸不宁，舌尖红，苔薄黄，脉浮数或细数。治以清热透表，益心安神，方用银翘散合丹参饮加减。药用金银花、连翘、薄荷、荆芥、淡豆豉、牛蒡子、芦根、淡竹叶、甘草、桔梗、丹参、降香、砂仁、山楂。邪热炽盛者，加黄芩、生石膏；胸闷胸痛者，加三七、红花；心悸、脉结代者，加五味子、柏子仁；腹痛腹泻者，加木香、藿香；口渴舌红者，加生地黄、麦冬。

湿热侵心证 多见于疾病急性期，肠道病毒感染后，湿热侵心，七分邪三分虚者。症见寒热起伏，全身肌肉酸痛，恶心呕吐，腹痛腹泻，心慌胸闷，肢体乏力，舌质红，苔黄腻，脉濡数或结代。治以清热化湿，解毒透邪。方用葛根黄芩黄连汤合丹参饮加减，药用葛根、黄芩、黄连、甘草、苦参、木香、石菖蒲、郁金、丹参、降香、砂仁、山楂。胸闷气憋者，加瓜蒌、薤白、甘松；肢体酸痛者，加独活、羌活；心慌、脉结代者，加柏子仁、煅龙骨。

邪伤气阴证 多见于疾病恢复期，邪毒渐解，气阴受损，虚实各半者。症见胸部憋闷，心悸气短，多汗，咽干口苦，大便干，舌质红，苔少，脉细数或结代。治以益气养阴，清热解毒。方用生脉散合五味消毒饮加减，药用麦冬、五味子、西洋参、金银花、蒲公英、丹参、郁金、降香。若气虚明显者，加党参、黄芪；胸部憋闷明显者，加旋覆花、紫苏梗；胸痛者，加红花、川芎；大便干者，加玄参、火麻仁；心悸不宁者，加灵芝、酸枣仁；脉细数或结代者，加炙甘草。

气阴两虚证 多见于疾病后遗症期，邪毒已去，气阴受损，新的病理产物瘀血衍生，痹阻心络者，为三分邪七分虚证。症见心悸气短，头晕，胸闷，全身乏力，少寐多梦，多汗，口干，劳则加重，舌质淡红，苔薄白，脉细数无力或结代。治以益气养阴，活血通络。方用生脉散合芪丹护心饮加减。药用黄芪、生晒参、葛根、丹参、郁金、降香、麦冬、五味子、山楂。心脏扩大、心力衰竭者，加桂枝、葶苈子、附子；心悸、心律失常者，加龙骨、牡蛎、苦参、北五加皮。

心阳亏虚证 多见于疾病后遗症期，邪毒已去，气损及阳，新的病理产物瘀血化生，痹阻心络者，为三分邪七分虚证。症见胸闷气短，心悸不安，面色㿠白，形寒肢冷，或见下肢浮肿，舌质淡胖，脉沉弱无力或沉细迟。治以温补心阳。方用桂枝甘草汤合芪丹护心饮加减。药用桂枝、黄芪、丹参、郁金、降香、山楂、甘草。形寒肢冷明显者，加红参、附子；面色晦暗者，加红花、三七；胸痛较剧者，加细辛、鹿角片、川椒；汗出不止者，加山茱萸、龙骨、牡蛎。若心阳虚损、心神浮越而见烦躁不安，心悸怔忡，自汗，或不寐，舌淡苔白，脉虚数者，则宜温通心阳，潜镇安神，方用桂枝甘草龙骨牡蛎汤加减。若气短者，加人参、柏子仁、五味子；肢冷、头汗出者，加人参、附子、五味子。

医案精选

一、脑病案

中风案一（脑梗死）

伍某，女，66 岁。初诊日期：2010 年 4 月 12 日。

[主诉] 左侧肢体偏瘫 2 天。

[病史] 患者 2 天前晨起时发现左上下肢乏力，活动不遂，讲话吐词不清，在当地医院诊以"中风"，服中西药物未效，今日来我院求诊。现症见：左侧肢体偏瘫，不能行走，语言不利，口角歪斜，头晕且胀，烦躁不安，口干苦，舌红，苔黄，舌下络脉青紫，脉弦。既往有高血压病史 5 年。查体：血压 140/90mmHg（服降压药后）。神清，口角右歪，伸舌偏左，左上肢肌力 1 级，左下肢肌力 2 级，左上下肢肌张力增强，左 Babinski 征（+）。头部 CT 示：右侧外囊区脑梗塞。

[中医诊断] 中风（中经络）急性期。

[西医诊断] 脑梗死。

[辨证] 风阳阻络。

[治法] 平肝潜阳，息风通络。

[处方] 天麻钩藤饮加减，钩藤 15g，决明子 25g，天麻（另包，蒸兑）12g，山栀 10g，地龙 12g，丹参 25g，胆南星 6g，僵蚕 10g，川芎 10g，赤芍 10g。7 剂，每日 1 剂，水煎，早晚分服。配合针灸、理疗、脑循环仪治疗；吲达帕胺片 2.5mg/ 次，每日 1 次。

二诊：服上方 7 剂后患者诸症明显好转，血压平稳，唯仍口干，于原方中加制首乌 15g，天冬 10g，以滋养肝肾。

【按】诊断正确、辨证准确、用药精当是产生良好临床疗效的前提。刘老治疗中风，主张分期辨治，对于中风中经络急性期，主要分为风阳阻络证和风痰阻络证两型论治。本案患者，既往有高血压病史，突发偏侧肢体活动不利，但神志清楚，诊断当归属于中医中风中经络急性期，同时伴有头晕头胀，烦躁不安，口干苦，舌红，苔黄，舌下络脉青紫，脉弦等症，故辨证为风阳阻络证。治以平肝潜阳，息风通络，方用天麻钩藤饮加减治疗。服药后，症状明显减轻，血压平稳，故加用制首乌、天冬以滋养肝肾助潜阳息风，而获速效。

中风案二（腔隙性脑梗死）

于某，男，53 岁。初诊日期：2010 年 6 月 12 日。

［主诉］右上肢乏力 2 天。

［病史］患者诉 2 天前晨起时发现右上肢乏力，不能握物，右上肢及口角发麻，口角流涎，舌黯红，苔黄腻，脉弦滑。查体：血压 120/80mmHg，右上肢肌力 3 级，肌张力正常。头部 CT 示：左侧大脑腔隙性脑梗塞。

［中医诊断］中风（中经络）急性期。

［西医诊断］腔隙性脑梗死。

［辨证］风痰阻络。

［治法］平肝息风，化痰通络。

［处方］涤痰汤加减，法半夏 10g，陈皮 10g，茯苓 15g，胆南星 5g，枳壳 10g，钩藤 15g，蝉蜕 10g，僵蚕 10g，丹参 15g，地龙 10g。7 剂，每日 1 剂，水煎，早晚分服。嘱进行患肢功能锻炼。

二诊：服上方 7 剂后患者右上肢乏力明显好转，已能握物，持筷进食大致正常，右上肢及口角不麻，有时流涎，舌黯，苔薄黄，脉弦。查体：右上肢肌力 4 级，肌张力正常。原方继服 7 剂。嘱继续进行患肢功能锻炼。

【按】本案患者突发右上肢无力、麻木，口角流涎，但神志清楚，故诊断为中风中经络急性期，同时其舌黯红，苔黄腻，脉弦滑，刘老认为，辨证为风痰阻络证依据充分，方选涤痰汤加减化痰，另加钩藤、蝉蜕、僵蚕、丹参、地龙以平肝息风、活血通络，药证吻合，丝丝入扣，故起效迅速。另外刘老强调，缺血中风患者早期进行各种康复锻炼，有利于促进患肢功能恢复。

中风案三（脑梗死后遗症）

刘某，男，60岁。初诊日期：2005年3月18日。

[主诉] 右手指活动不利伴言语蹇涩1年余。

[病史] 患者诉1年前突发右侧肢体活动不利，语言蹇涩，经某省级医院CT扫描，诊断为脑梗死，经住院治疗后，右下肢乏力好转，但仍遗留有右手指活动欠灵活，言语蹇涩欠流利，遂来求诊。刻下见：右手指活动不灵活，语言欠流利，记忆力减退，计算力减退，心烦，入睡困难，舌黯红，苔厚腻，脉沉细。

[中医诊断] 中风（中经络）后遗症期。

[西医诊断] 脑梗死后遗症。

[辨证] 肾虚血瘀。

[治法] 补肾温阳，益气活血。

[处方] 芪仙通络方加减，黄芪30g，枸杞子50g，制首乌30g，巴戟天10g，合欢皮15g，酸枣仁30g，葛根30g，丹参30g，川芎15g，水蛭7g，赤灵芝15g，龙齿30g，山楂30g，全蝎6g，白芍30g，钩藤15g。7剂，每日1剂，水煎，早晚分服。

二诊：服上方7剂后右手活动较前灵活，言语较清楚，记忆力、计算力好转，心烦减轻，舌淡红，苔白腻，脉细。继续以上方加减，处方：黄芪60g，枸杞子50g，制首乌30g，巴戟天10g，酸枣仁60g，合欢皮15g，葛根30g，丹参30g，赤芍15g，川芎15g，水蛭10g，全蝎6g，钩藤15g，桑寄生30g，石决明30g，山楂30g。继服7剂。随访1个月，诸症好转。

【按】中风属顽症之一，尤其在后遗症期，病程日久，虚实错杂，缠绵难愈。刘老在长期的临床实践中认识到，中风后遗症病因病机虽然复杂，但多为肾虚血瘀，可兼夹气虚、肝风、痰阻等。治疗之时，当注重补肾温阳，因脑窍"气阳主用"、脑髓"阳生阴长"，补肾填精时，辅以温补肾中阳气，有助于脑髓生长。本案患者半身不遂，伴记忆力减退，舌黯红，脉沉细，辨证为肾虚血瘀证为主，方用经验效方芪仙通络方加减治疗以补肾温阳，益气活血。因患者入睡困难，故加用赤灵芝、龙齿、合欢皮、酸枣仁宁心安神，又见心烦、舌红，故选用白芍、桑寄生、钩藤、石决明以柔肝息风。

中风案四（脑出血并破入脑室）

凌某，男，67 岁。初诊日期：1997 年 8 月 19 日。

[主诉] 突发意识障碍、右侧半身不遂 3 天。

[病史] 患者于 1997 年 8 月 16 日晨 5 时起床小便后，突然出现不能言语、神志欠清，右侧肢体活动不利，伴恶心呕吐、烦躁。家属立即送往某医科大学附属医院急诊，经 CT 检查诊断为脑出血，给予甘露醇、七叶皂苷钠、醒脑静、硫酸萘替米星注射液等治疗后，患者一直躁动不安，神志不清，呈嗜睡状，遂转入本院。收住院后请刘老会诊。入院后症见：嗜睡，呼之能应，躁动不安，口角歪斜，言语蹇涩，右侧肢体瘫痪，大便干结，小便难出。素嗜饮酒，曾患酒精中毒性肝硬化、上消化道出血、高血压病、冠心病、前列腺肥大，余无特殊。舌质红，苔黄厚而腻，脉弦滑。查体：嗜睡状态，瞳孔右侧大于左侧，对光反射不灵活；右侧鼻唇沟变浅，口角向左歪斜；右侧上下肢肌力 0 级，肌张力减退，腱反射消失；左侧上下肢肌力 5 级，肌张力及腱反射正常；右侧巴氏征阳性。头部 CT：左侧基底节—丘脑区可见 32mm×21mm 大小高密度灶，边界较清，CT 值为 80Hu，周围有轻度水肿带，病灶出血破入左侧第三脑室及第四脑室内，中线稍右移，诊断为左基底节—丘脑区脑出血并破入脑室系统。

[中医诊断] 中风（中脏腑）急性期（阳闭）。

[西医诊断] 脑出血并破入脑室。

[辨证] 风火上旋，痰瘀闭窍。

[治法] 息风清热，化痰通络，辅以开窍醒神。

[处方] 羚角钩藤汤加减，羚羊角（另煎分兑）3g，钩藤（后下）15g，石决明（先煎）30g，珍珠母（先煎）30g，大黄（后下）9g，天麻（蒸兑）10g，僵蚕 10g，地龙 10g，法半夏 10g，石菖蒲 10g，郁金 10g，炙远志 10g，丹参 30g，陈皮 10g，佛手 10g。6 剂，每日 1 剂，水煎，早晚分服。另加用清开灵注射液，并结合吸氧、甘露醇降颅压等内科综合治疗措施。患者入院第 3 天躁动不安减轻，瞳孔等大等圆。第四天神志较前清楚，右上肢肌力恢复至 1 级。

二诊：第 6 天右上肢肌力恢复至 2 级，下肢肌力恢复至 1 级，继服 24 剂。

三诊：服药后右上下肢肌力均恢复至 4 级以上。复查头部 CT：见左侧基底节区有小类圆形高密度阴影，大小为 19.9mm×12.0mm，与前片相比，血肿明显吸收，左侧脑室受压情况好转。

【按】刘老指出，本病证的关键有四：其一为风证，即《临证指南医案·中风》所载："肝阳偏亢，内风时起"，故见肢体瘫痪、口歪言蹇等症；其二为火证，见昏迷、大便秘结、心烦、舌质红等症，即《素同玄机原病式·火类》所谓："心火暴盛，而肾水衰弱不能制之，热气怫郁，心神昏冒，则筋骨不用，卒倒而无所知"；其三为痰湿，可见苔黄厚而腻，即《丹溪心法·中风》所谓："湿土生痰，痰生热，热生风也"；其四为窍闭症状，即神志昏迷，乃由风火上旋，加之痰迷心窍所致，即《临证指南医案·中风》之"风阳上僭，痰火阻窍，神志不清"。但这四者之中有主次之分。从患者症状看，一派风火上旋之象，无痰声辘辘，仅见苔腻脉滑，可知应该以风证、火证为主，以痰证为辅。窍闭的症状，是由风、火、痰内闭清窍所致。风、火、痰是疾病的根本，窍闭仅仅是疾病的表现。一旦风得息、火得清、痰得化则神志自然复苏，因此在用药时只要注意开窍的问题即可。本证治疗要以息风清热为主，以化痰醒神为辅。中医认为离经之血为瘀，脑出血之后，血肿积聚于脑组织内，亦为瘀血，在治疗中还要加用一定的活血化瘀药，以促使血肿的吸收消散。

头痛案一（偏头痛）

陈某，女，36 岁。初诊日期：1998 年 7 月 2 日。

[主诉] 反复左侧额颞部胀痛 1 年。

[病史] 患者因反复左侧额颞部疼痛 1 年就诊。现症见：头痛，呈中度胀痛，于劳累后诱发，伴头昏目眩，失眠多梦，神疲乏力，舌淡黯，苔薄白，脉细涩。脑血流图示：左侧大脑前、中动脉痉挛。

[中医诊断] 头痛。

[西医诊断] 偏头痛。

[辨证] 气虚血瘀。

[治法] 益气活血，通络止痛。

[处方] 黄参通络汤加减，黄芪 30g，丹参 15g，生蒲黄 15g，延胡索 15g，川芎 10g，酸枣仁 15g，首乌藤 30g，生龙骨（先煎）30g，生牡蛎（先煎）30g，全蝎（为末兑入）3g，甘草 5g。14 剂，每日 1 剂，水煎，早晚分服。嘱调情志，勿过劳，注意休息。

二诊：头痛减轻，头昏及神疲乏力消失，失眠多梦减轻，舌淡黯，苔薄白，脉细。处方：上方加灵芝30g。再服14剂。随访1个月，头痛、头昏及神疲乏力消失，睡眠基本正常。

【按】刘老辨治偏头痛多从肝风、血瘀论治。本案患者头痛，劳累后诱发，伴神疲乏力，舌淡黯，苔薄白，脉细涩，辨证属气虚血瘀证。故方用刘老经验效方黄参通络汤加减（黄芪、丹参、川芎、生蒲黄、延胡索、白芍、钩藤、酸枣仁、夜交藤、生龙骨、生牡蛎、全蝎、山楂）以益气活血，通络止痛，药证相符，故获痊愈。

头痛案二（功能性头痛）

黄某，女，77岁。初诊日期：2013年11月25日。

[主诉] 反复头痛2年余，复作1个月。

[病史] 患者近2年来无明显诱因头痛阵作，以前额胀痛为主，时或头顶痛，每于下午3点时发作，5~6小时方止，疼痛明显，夜不能安寐，常须服用止痛片。经头部MRI等检查，未见明显异常。迭经中西药物治疗，无明显效果。现头部怕冷，不论白天、夜间均需戴棉帽，舌淡红，苔薄，脉弦滑。查体：血压135/75mmHg。

[中医诊断] 头痛。

[西医诊断] 功能性头痛。

[辨证] 风阳上扰，瘀血阻络。

[治法] 息风潜阳，活血止痛。

[处方] 白芍20g，全蝎10g，天麻（蒸兑）10g，白菊花10g，钩藤10g，苦丁茶10g，羌活6g，黄芩10g，白芷10g，石决明30g，醋延胡索30g，三七颗粒9g，山楂30g。7剂，每日1剂，水煎，早晚分服。

用此方加减治疗1个月余，头痛明显缓解，仅间断隐痛，不影响生活。再予加首乌、枸杞、当归等益肝肾养血药物，调理收功。

【按】该患者头痛明显，且伴怕冷，需包裹头部，多考虑为头痛寒证，采用温肝散寒法。曾用桑叶、菊花等凉肝轻剂，稍好转，但仍头痛难忍。刘老考虑其疼痛虽久，但发作剧烈，且以胀痛为主，为风阳上扰所致。《临证指南医案·头痛》指出："头为诸阳之会，与厥阴肝脉会于巅，诸阴寒邪不能上逆，为阳气窒塞，浊邪得以上踞，厥阴之风火乃能逆上作痛。"故该患者头部怕冷，为阳气窒塞，不得辨为寒证。刘老指出，主症是患者的主要的病痛，更是诊断的主要依据，可能是关键病机的反映。因此，在诊疗时，应注重主症的作用，善于抓住和确定主症。这里患者所诉的独特表现，不是主诉，可能与疾病无直接联系，但往往是对主要病机的提示，由此切入治疗，常可事半功倍。

头痛案三（高血压病）

李某，男，47岁。初诊日期：1991年5月24日。

[主诉] 反复头胀痛2年。

[病史] 患者近2年因头痛去多家医院就诊，发现血压增高，最高达160/110mmHg，服西药降压药（不详）后血压可以降至正常，但停药又再升高，为求治疗，遂来求诊。现症见：头部胀痛，面热目胀，口苦烦躁，纳食可，大便偏干，眠差多梦，舌黯红，苔黄，脉弦数。查体：血压155/100mmHg。

[中医诊断] 头痛。

[西医诊断] 高血压病。

[辨证] 阳亢化火，脉络瘀滞。

[治法] 平肝潜阳，清热降火，活血通络。

[处方] 天麻钩藤饮合龙胆泻肝汤加减，白芍15g，钩藤30g，石决明（布包，先煎）30g，夏枯草7g，丹参30g，生蒲黄（布包）15g，酸枣仁30g，首乌藤30g，延胡索（醋制）15g，龙胆草7g，泽泻15g，山楂15g。7剂，日1剂，水煎，早晚分服。

二诊：诉服药期间及停药1个月血压都稳定在正常范围，但近5天因情绪不好血压又升高，现头胀痛，目胀，心烦易怒，口苦，大小便可，舌黯红，苔薄，脉细弦而数。血压150/105mmHg。用上方去夏枯草，加生龙骨（布包，先煎）30g，续服7剂以巩固疗效。

【按】此案亦起病于阳亢风动、脉络瘀滞，故有头部胀痛、目胀、舌质黯红、脉弦数等症状，但此案有明显的面热、口苦烦躁、大便干、苔黄，显系化火所致，此即《医述·眩晕》所引朱震亨言"肝枯木动，复挟相火上踞高巅而作眩晕，所谓风胜则地动，火得风而焰旋也"。其治宜用白芍、钩藤、石决明、夏枯草平肝潜阳息风；龙胆、泽泻清肝泻火，引热下行；丹参、生蒲黄、延胡索活血通脉；酸枣仁、首乌藤养心安神；山楂和胃助运，并防肝病传脾。全方以潜阳、降火、通脉为主，与此案病机丝丝入扣，故见效甚捷。

脑髓震荡案一（脑震荡）

文某，女，16岁。初诊日期：2005年12月16日。

［主诉］头胀痛16天。

［病史］患者因车祸撞伤头部后头胀痛16天而就诊。受伤时昏迷约3分钟，现头部胀痛，无眩晕，面部阵作烘热，右眼视力下降，口干苦，纳差，舌黯红，苔薄白，脉细数。

［中医诊断］脑髓震荡。

［西医诊断］脑震荡。

［辨证］瘀热阻络。

［治法］凉血活血通络。

［处方］凉血通络汤加减，生地黄10g，牡丹皮10g，赤芍10g，白芍10g，丹参15g，蒲黄15g，川芎10g，全蝎5g，钩藤15g，菊花10g，蝉蜕8g，石斛10g。7剂，每日1剂，水煎，早晚分服。

二诊：服上方后头痛明显减轻，局部烘热感消失，视力好转，口不干，纳增，仍稍口苦，舌黯红，苔薄白，脉细。改用活血通络法以善后，方选黄参通络汤加减。处方：桃仁10g，红花6g，川芎10g，赤芍10g，丹参15g，地龙10g，全蝎5g，川牛膝10g，郁金10g，石菖蒲10g，菊花10g，石斛10g。

【按】脑震荡早期瘀血初聚，壅遏化热，常见头痛、夜间潮热，或头部烘热，乃瘀热阻络所致，治宜凉血活血，故初诊选用经验方凉血通络汤加减治疗，以凉血活血。方中生地、牡丹皮、赤芍、蒲黄、丹参凉血活血；川芎、全蝎理气活血，通络止痛；白芍柔肝缓急止痛，菊花清肝明目；全蝎、钩藤、蝉蜕祛风止痉；石斛益胃生津，滋阴清热。二诊热象已不明显，故以活血通络法治之，方选经验方黄参通络汤加减，去甘温之黄芪，加桃仁、红花、地龙等以加强活血化瘀，另加郁金、石菖蒲以开窍醒神。

脑髓震荡案二（脑震荡）

郑某，女，12岁。初诊日期：2009年7月3日。

［主诉］嗜睡伴头顶痛1周。

［病史］患者因被铅球打伤头部后嗜睡 1 周而就诊。受伤当时昏迷 5 分钟左右，苏醒后嗜睡，每日睡眠时长达 15 小时以上，伴头顶疼痛，纳差，乏力，舌淡黯，苔薄，脉细。

［中医诊断］脑髓震荡。

［西医诊断］脑震荡。

［辨证］气虚血瘀络阻。

［治法］益气活血通络。

［处方］黄参通络汤加减，丹参 10g，石菖蒲 10g，酸枣仁 15g，天麻（另包，蒸兑）10g，山楂 10g，麦芽 30g。7 剂，每日 1 剂，煎汤冲服黄参通络颗粒。

二诊：服上方后嗜睡时间减少，头已不痛，纳增，舌转淡红。于前方中加当归 10g，三七粉 15g，党参 10g，枸杞子 10g，煎汤冲服黄参通络汤颗粒，继服 14 剂。

三诊：再服上方 14 剂后，嗜睡已不明显，唯外伤处头发脱去，余无不适，仍守前法变化以善后。

【按】脑震荡中期热得宣泄，独留其瘀，瘀血阻滞脑络、动扰脑神，故见头痛而胀，或头部刺痛，瘀血阻滞脑络，阳气受阻，久留于阴故嗜睡。《杂病源流犀烛·跌仆闪挫源流》云："忽然闪挫，必气为之震，震则激，激则壅……血本随气以周流，气凝则血亦凝矣……诸变百出。"本案患者除头痛、嗜睡外，尚可见纳差、乏力、舌淡、脉细等气虚之象，治宜益气活血通络，开窍醒神。用经验方制剂黄参通络颗粒，加当归、三七、党参等助益气活血之力，气血调畅，其病乃愈。

脑髓震荡案三（脑震荡）

马某，男，42 岁。初诊日期：2011 年 5 月 20 日。

［主诉］头痛、头晕 1 个月。

［病史］患者因车祸撞伤头部后头痛头晕 1 个月而就诊。受伤当时昏迷约 5 分钟，清醒后一直头晕头痛，视物模糊，用脑后加重，伴失眠多梦，腰膝酸软，舌淡黯，苔薄白，脉细弦。

［中医诊断］脑髓震荡。

［西医诊断］脑震荡。

［辨证］肾虚血瘀。

［治法］补肾活血通络。

［处方］益肾通络汤加减，淫羊藿10g，枸杞子12g，山茱萸10g，丹参30g，川芎10g，醋延胡索12g，全蝎5g，钩藤15g，山楂15g，佛手10g，黄芪30g，酸枣仁50g，夜交藤30g，龙骨30g，牡蛎30g。7剂，每日1剂，水煎，早晚分服。

二诊：服上方14剂后，头已不痛，视物好转，但仍头部昏胀不适，用脑后加重。上方加沙苑子15g，14剂。

三诊：服药后，头胀痛消失，用脑时无明显不适，前方再加益智仁15g，14剂以善后。

【按】脑震荡晚期瘀久伤正，由实转虚，虚实夹杂，常见头昏沉而痛，或空痛，记忆力下降，耳鸣，腰膝酸软，证属肾虚血瘀，治宜补肾活血通络。刘老治疗脑震荡肾虚血瘀证常以经验方益肾通络汤（淫羊藿、枸杞子、山茱萸、沙苑子、丹参、蒲黄、川芎、山楂）。本案以益肾通络汤加减补肾活血通络，加黄芪、全蝎以助益气活血通络之功，因伴失眠多梦，故同时予以酸枣仁、夜交藤、龙骨、牡蛎安神定志，头晕、脉弦，故加钩藤以平肝息风。全方通补结合，取效迅速。

呆病案（阿尔茨海默病）

潘某，女，65岁。初诊日期：2015年4月30日。

［主诉］记忆力下降伴头痛半年。

［病史］患者家属代诉，半年前无明显诱因出现记忆力下降，常丢三落四，交流时重复话语，伴阵发性头痛，持续约几秒钟，以头顶部空痛为主，当时未予重视。后出现计算力减退，简单加减法都不能准确算出，定向力障碍，表现为如厕找不到方位，遂来寻求刘老就诊。刻下症见：记忆力、计算力下降，定向力障碍，时有头部空痛，精神欠佳，面色晦暗，畏寒嗜睡，腰膝酸软，夜尿频多，舌淡黯，苔薄白，脉弦细。既往有糖尿病病史。查头部MRI示：多发腔隙性脑梗塞，脑白质轻度疏松，脑萎缩。

［中医诊断］呆病。

［西医诊断］阿尔茨海默病。

［辨证］肾虚髓亏，阳气不足，瘀血阻络。

［治法］补肾益髓，温补阳气，活血通络。

［处方］温肾健脑通络汤加减，炙黄芪 30g，熟地黄 30g，枸杞 30g，五味子 10g，黄精 30g，灵芝 15g，葛根 30g，石菖蒲 10g，郁金 9g，山楂 15g，淫羊藿 15g，地龙 9g，巴戟天 12g，川芎 12g，丹参 30g，益智仁 12g，醋延胡索 15g，菟丝子 30g。21 剂，每日 1 剂，水煎，早晚分服。

二诊：服上方后，患者偶有头痛，情景对话能力增强，可在帮助下如厕。处方：炙黄芪 70g，枸杞 30g，葛根 30g，石菖蒲 10g，郁金 9g，黄连 9g，山楂 15g，淫羊藿 15g，地龙 9g，巴戟天 12g，川芎 12g，刘寄奴 30g，丹参 30g，益智仁 12g，醋延胡索 15g，菟丝子 30g。21 剂。

三诊：患者夜尿减少，可自行如厕，头痛未作，学习表达能力增强，定向力及记忆力较前明显改善。处方：炙黄芪 80g，枸杞 30g，葛根 30g，石菖蒲 10g，郁金 9g，黄连 9g，山楂 15g，淫羊藿 15g，巴戟天 15g，川芎 12g，丹参 30g，益智仁 12g，水蛭粉 9g，菟丝子 30g，刘寄奴 30g。21 剂，以巩固疗效。

【按】本案患者年过六旬，肾精亏损，不能生髓，髓海空虚，如《灵枢·海论》记载"髓海不足，则脑转耳鸣，胫酸眩冒，目无所见，懈怠安卧……"；同时肾精亏虚，无以化生元气，气虚则不能行血，致瘀血痹阻脑络，脑失所养，脑窍蒙蔽，神明失用，而成痴呆，正如《类证治裁》所言："若血瘀于内，而善忘如狂。"刘老指出，本案患者除肾虚髓亏、瘀血阻络外，还伴有精神欠佳，畏寒嗜睡，夜尿频多，舌淡苔白等肾中阳气不足之象，故治宜补肾益髓，温补阳气，活血通络。方用温肾健脑通络汤加减，方中炙黄芪大补元气，以促行血，熟地黄、枸杞、黄精、淫羊藿、巴戟天、菟丝子填精益髓、温补阳气，益智仁缩泉止尿，川芎、丹参、葛根、醋延胡索、地龙活血通络止痛，石菖蒲、郁金、五味子、灵芝散收并用，开窍醒神，山楂活血助运。二三诊时，因患者合并糖尿病，故加用黄连以降血糖，刘寄奴、水蛭防止糖尿病血管病变。

颤证案（帕金森病）

黄某，男，53 岁。2015 年 12 月 24 日初诊。

［主诉］右上肢抖动 2 年余。

［病史］患者于 2 年前突然出现右上肢静止性震颤，不能自主，经某医

院查头部 CT、MRI 未见明显异常，诊断为"帕金森病"，一直服多巴丝肼片、艾地苯醌片、普拉克索片等药物，疗效不佳，遂来求诊。现症见：右上肢远端震颤，行动迟缓，表情欠丰富，记忆力减退，伸舌抖动，时有瞬间昏矇感，噩梦，偶梦游，阳痿，口干，舌黯、齿痕，苔薄滑，脉细略滑数，体格中等，面色红润，脸长圆目细。

［中医诊断］颤证。

［西医诊断］帕金森病。

［辨证］肝肾亏虚，肝阳化风，痰瘀阻络。

［治法］滋补肝肾，祛痰通络，息风止颤。

［处方］制首乌 15g，枸杞 30g，龟甲 9g，石菖蒲 9g，葛根 30g，丹参 30g，地龙 9g，天麻 12g，蝉蜕 7g，珍珠母 30g，牡蛎 30g，陈皮 9g，山楂 15g。14 剂，日 1 剂，水煎，早晚分服。

二诊：舌体、肢体抖动减，噩梦、夜游、头昏未作，阳痿减，自行将西药多巴丝肼、艾地苯醌减至每日 2 次，症状未加重，舌黯、齿痕，苔薄滑，脉细略数。处方：初诊方改制首乌 30g，加淫羊藿 15g。15 剂。

电话随访，患者间断服用上方，肢体抖动未见进展。

【按】刘老指出，帕金森病常以肢体不自主摇动、颤抖为主要临床表现，多为肝阳、阴虚、血虚、血瘀、痰浊等引起肝风内动所致。其病位在肝肾与筋脉；其病性以虚实夹杂为多。本例患者中老年体虚，肝肾亏虚，故见阳痿、记忆力减退、头昏；阴血亏虚，水不涵木，阳亢化风，肝风内动，筋脉失养，故见肢颤、舌抖，行动迟缓；舌黯、齿痕，苔薄滑，脉细略滑数为痰瘀阻络之象。首诊时药用制首乌、枸杞、龟甲补益肝肾，天麻、蝉蜕、珍珠母、生牡蛎平肝息风止颤，地龙、丹参、葛根活血通络，石菖蒲、陈皮健运脾胃以化湿祛痰，辅以山楂消食健胃助其运化。二诊患者症状减，加淫羊藿，阳中求阴，乃受张景岳"善补阴者，必于阳中求阴，则阴得阳升而源泉不竭"启发，后以该方善后，顽疾终得控制。

痫病案一（难治性癫痫）

程某，女，19 岁。初诊日期：2015 年 7 月 23 日。

［主诉］反复发作性四肢抽搐 5 年余。

［病史］自诉约 5 年前无明显诱因出现发作性四肢抽搐，表现为突然仆

倒，意识模糊，四肢抽搐，握拳，头及口角偏向一侧，无口吐白沫及口中怪叫，发作前有头晕，持续约 10 分钟后神志转清，西医院诊断为病毒性脑炎、海马体硬化。后多方求医，联合服用德巴金（丙戊酸钠缓释片）、拉莫三嗪、妥泰（托吡酯片）抗癫痫药，效果不显，仍反复发作，慕名来刘老处就诊。现症见：晨起吐涎沫多，记忆力减退，纳寐可，二便一般，舌淡红，苔白，脉弦细数。

[中医诊断] 痫病。

[西医诊断] 难治性癫痫。

[辨证] 肝阳上亢，风痰上扰，脾虚湿盛。

[治法] 平肝息风，化痰定痫，健脾祛湿。

[处方] 天麻 15g，钩藤 15g，法半夏 12g，胆南星 9g，蝉蜕 9g，白术 15g，茯苓 15g，枳壳 9g，砂仁 9g，龙骨 15g，生牡蛎 40g，山楂 15g。7 剂，每日 1 剂，水煎，早晚分服。

二诊：本周痫病未作，昨夜曾有头晕感，纳呆，大便结，多梦，舌淡红，苔薄白，脉细数。原方加当归 15g，黄芪 30g，丹参 15g，麦芽 15g，鸡内金 15g。21 剂。

三诊：本次因感冒曾小发作 3 次。现纳呆，多梦，大便时溏，舌淡红，苔白，脉细滑。上方去法半夏、砂仁、龙骨、黄芪、丹参，加全蝎 6g，合欢皮 30g，陈皮 9g。7 剂。

四诊：本周小发作数次。现感神疲乏力，纳呆，食入则吐，大便溏，平日胆小易惊，偶有心慌，舌红，苔薄白，脉细滑。处方：天麻 12g，钩藤 15g，珍珠母 30g，全蝎 3g，蝉蜕 7g，黄连 6g，野菊花 15g，法半夏 12g，竹茹 9g，枳壳 12g，郁金 12g，合欢皮 30g，佛手 9g，丹参 15g。7 剂。

五诊：患者本周自行停服西药后发作 6 次，睡眠时发作，意识较前模糊，不自知。现感神疲乏力，两侧太阳穴疼痛，记忆力差，食欲减退，厌食油腻，食则欲吐，解大便费力，多梦，心慌，易受惊，情志不舒，舌红，少苔，脉细滑。处方：天麻 9g，钩藤 15g，蝉蜕 7g，僵蚕 9g，川芎 12g，白芷 9g，法半夏 12g，竹茹 9g，龙骨 15g，牡蛎 30g，黄芩 12g，山楂 15g，枸杞 30g，五味子 9g。25 剂。

六诊：近 4 日发作数次，发作时神志较前清楚，记忆力差。现神疲，怕冷，晨起吐涎沫黄，纳差，寐噩梦，胆小易惊，小便频，舌淡红，苔薄白，脉细数。处方：天麻 15g，钩藤 15g，牡蛎 40g，法半夏 12g，竹茹 9g，僵蚕 9g，黄连 5g，枳壳 9g，桂枝 6g，干姜 5g，五味子 9g，蝉蜕 7g，神曲 15g。10 剂。

七诊：痫病未作，晨起咳黄脓痰，食欲差，嗜睡，多梦，记忆力差，舌淡红，苔薄白，脉细数。处方：天麻 12g，法半夏 12g，竹茹 9g，僵蚕 9g，莲子心 15g，黄连 6g，枳壳 12g，桂枝 6g，干姜 7g，五味子 9g，蝉蜕 7g，牡蛎 30g，合欢皮 30g，神曲 12g，麦芽 15g，山楂 15g。7 剂。

【按】难治性癫痫属于中医学"痫病"范畴，常经多种抗癫痫药治疗无效，仍反复发作。刘老认为，此病多为风、痰作祟，所谓"诸风掉眩，皆属于肝""怪病多痰"，基本病机为肝风夹痰，上充脑窍，神机失用，平肝息风化痰法贯穿治疗始终。但临床上，常虚实寒热夹杂，虚以脾肾亏虚为主，实以肝郁、肝风、痰浊、瘀血为主，热责之于肝火、心火、痰热，寒责之于脾肾虚寒，同时存在虚实夹杂者实多于虚，寒热错杂者热多于寒的特点。因此，治疗时，除治风、治痰之外，根据辨证情况当辅以调肝、清肝、健脾、温中、清心、宁心、补肾等。本案患者初诊时，伴随晨起吐涎沫多、苔白脉弦等脾虚湿阻之象，故予以平肝息风，化痰定痫，辅以健脾祛湿。药用天麻、钩藤、龙骨、牡蛎、蝉蜕息风，法半夏、胆南星化痰，白术、茯苓、枳壳、砂仁健脾除湿以除生痰之源。初诊方证对应，二诊初显疗效，但兼见头晕、多梦、大便结、脉细数等气血津液不足之象，故加当归养血兼润肠，黄芪益气以生血，丹参活血养血兼除烦安神，患者纳呆故加麦芽、鸡内金消食。三诊病情反复，上方去法半夏、龙骨、砂仁、黄芪、丹参，加全蝎息风，合欢皮解郁安神，陈皮理气燥湿。四诊时，有小发作，神疲乏力，纳呆，食入即吐，大便溏，胆小易惊，偶有心慌，舌红，苔薄白，脉细滑，辨为风痰上扰、肝郁化热、木不疏土，故除予以天麻、钩藤、珍珠母、全蝎、蝉蜕平息肝风外，加野菊花清肝，合欢皮、郁金、佛手疏肝，丹参除烦安神，黄连、法半夏、竹茹、枳壳清热化痰止呕。五诊时，停服西药后，亢盛之肝阳化风引动顽痰发病，将珍珠母、全蝎改为龙骨、牡蛎、僵蚕以息风化痰，加白芷祛风散寒，川芎行气活血以止痛，加山楂消食，黄连改为黄芩清热，加枸杞、五味子补益肝肾。六诊继续予以平肝息风、清热化痰之法，因患者出现怕冷症状，恐苦寒药伤及脾胃阳气故加用桂枝、干姜温中散寒。七诊肝阳较前潜降，减缓平肝息风之力，以黄连、莲子心、法半夏、竹茹、枳壳、桂枝、干姜、神曲、麦芽、山楂以辛开苦降，寒热并用，调和脾胃杜绝生痰之源以善后。

痫病案二（难治性癫痫）

才某，女，15 岁。初诊日期：2015 年 4 月 16 日。

[主诉] 反复发作性仆倒、四肢抽搐 10 个月。

[病史] 患者诉于 10 个月前开始因拔牙后出现突然仆倒，四肢抽搐，神志不清，两目上视，牙关紧闭，口吐白沫，持续约 3 分钟后停止，约 20 分钟后神志完全转清，醒后感头昏头痛，偶有后颈部疼痛不适。于某三甲医院查脑电图示中度异常脑电图，头部 MRI 示未见明显异常，予以口服抗癫痫药（具体不详）治疗，仍反复发作，共计 12 次。平素性格急躁，行经时恶心呕吐剧烈。现症见：面白无华，精神欠佳，纳寐可，二便一般，舌红，苔黄腻，脉弦细。

[中医诊断] 痫病。

[西医诊断] 难治性癫痫。

[辨证] 肝阳化风，痰热扰神。

[治法] 平肝息风，清热化痰。

[处方] 柴胡 9g，郁金 15g，法半夏 12g，竹茹 9g，白术 15g，僵蚕 9g，白芍 15g，石菖蒲 9g，龙骨 30g，牡蛎 30g，钩藤 15g，全蝎颗粒 3g，枳壳 9g，蝉蜕 7g，甘草 7g。14 剂，每日 1 剂，水煎，早晚分服。

二诊：近 2 周发作 1 次，发作时神志较前清楚，发作后头痛减轻，现入睡难，白日困倦，心烦易怒，舌黯红，苔黄腻，脉细数。处方：上方加丹参 30g，三七粉 10g，夜交藤 15g。21 剂。

三诊：此 20 日发作 2 次，发作时间、程度大致同前，约 2 分钟后神志转清，一如常人。现感后枕部疼痛，情绪不定，易怒，记忆力下降，纳寐可，二便调，舌黯红，苔白厚腻，脉细数。处方：天麻 15g，钩藤 15g，法半夏 15g，僵蚕 9g，栀子炭 9g，枳壳 9g，郁金 10g，胆南星 12g，全蝎颗粒 9g，瓜蒌皮 15g，三七粉 10g，珍珠母 30g，地龙 10g，丹参 30g。17 剂。

四诊：昨日发作 1 次，发作时四肢抽搐持续约 1~2 分钟，约 30 分钟后神志完全转清如常人。现感后枕部疼痛剧烈，烦躁不安，舌红，苔白腻，脉细。上方去瓜蒌皮，加蝉蜕 6g。28 剂。

五诊：本月发作 1 次，神志不清、四肢抽搐持续约 3 分钟，醒后痛哭，心情抑郁，发作后枕部疼痛较前减轻。现夜寐欠安，入睡难，梦稍多，舌红，少苔，脉弦细。处方：天麻15g，法半夏15g，僵蚕9g，钩藤15g，枳实15g，郁金9g，胆南星10g，珍珠母30g，地龙9g，蝉蜕6g，丹参30g，合欢皮30g，牡丹皮15g，茯神30g，石菖蒲9g，莲子心12g，全蝎颗粒6g。30剂。

后患者连续服药50余剂，电话随访，患者偶有发作，发作时神志不清、四肢抽搐约30秒至1分钟不等，较前明显缩短。

【按】刘老指出，此案患者平素情绪急躁，情志不畅，肝气郁结，肝阳上亢化风化热，加之顽痰内蕴，痰热相伍，风动痰升，蒙蔽清窍，发为痫病。故首诊时，以钩藤、蝉蜕、全蝎、龙骨、牡蛎平肝息风，法半夏、竹茹、枳壳、白术、石菖蒲、僵蚕清热化痰，辅以柴胡、郁金、白芍、甘草疏肝柔肝。二诊时发作次数及程度减轻，说明治疗方向准确，因伴心烦失眠，头痛舌黯，故加丹参、三七粉、夜交藤以活血化瘀止痛、清心除烦安神。后继续遵前法治疗，药物随症加减，痫病发作终得控制。刘老强调，本病虽已获效，但为顽疾，平素要多注意情绪的调节，勿劳累，治疗时要有信心和恒心，也为关键。

眩晕案一（梅尼埃病）

刘某，男，65岁。初诊日期：2017年5月4日。

［主诉］眩晕反复发作2年，加重20天。

［病史］患者于2015年10月间睡前洗脚时突然出现头晕、呕吐、行走不稳，当地医院查血压正常。头部、颈部CT平扫示：多发腔隙性脑梗死，脑白质疏松，轻度脑萎缩；C4/5、C5/6椎间盘轻度膨出。TCD示颅内血管弹性减退，血管流速正常。诊断为梅尼埃病，于住院治疗后好转。此后常出现一过性头晕，约1秒~1分钟可缓解，伴行走不稳或有黑朦。于今年4月11日至20日期间，发作次数增加，已作5次，自行增加运动后未作。现症见：体瘦长，面色暗，左耳鸣，时声音高，有堵塞感，舌淡黯，苔薄稍腻，脉弦。

［中医诊断］眩晕。

［西医诊断］梅尼埃病。

［辨证］肝风夹痰瘀阻络。

［治法］平肝息风，活血化痰。

［处方］息风化痰通络汤加减，法半夏12g，白术15g，天麻12g，葛根30g，丹参30g，泽泻25g，牡蛎30g，醋延胡索15g，威灵仙20g，龙骨30g，

钩藤 12g，蝉蜕 7g，山楂 15g。14 剂，每日 1 剂，水煎，早晚分服。

二诊：服药后第 4 天曾出现走路不稳、摇晃感，休息 30 秒后缓解，次日起床时出现黑矇，视物不清，走路不稳，左耳鸣，但无旋转感及恶心呕吐，后无发作，舌淡红，苔薄，脉弦稍滑。处方：黄芪 30g，葛根 40g，丹参 30g，枸杞 30g，地龙 15g，天麻 10g，白术 15g，法半夏 9g，威灵仙 20g，蒲黄 10g，巴戟天 12g，淫羊藿 15g，山楂 15g。14 剂。

三诊：近半月来头晕、行走不稳未发，纳寐可，二便调，舌淡红，苔薄，中裂纹，脉弦。处方：黄芪 40g，枸杞 30g，巴戟天 15g，淫羊藿 15g，葛根 40g，丹参 30g，地龙 15g，威灵仙 20g，蒲黄 15g，天麻 10g，白蒺藜 15g，山楂 15g。14 剂。

四诊：头晕、行走不稳未发，一般情况可，舌黯红，苔少，脉弦。处方：黄芪 40g，制首乌 15g，枸杞 30g，仙灵脾 15g，巴戟天 15g，葛根 40g，川芎 15g，地龙 15g，威灵仙 20g，蒲黄 15g，天麻 10g，白蒺藜 15g，山楂 15g。21 剂。

五诊：头晕、走路不稳未发作。7 月 16 日坐公交车时有一过性黑矇，1 分钟后缓解，舌淡红、少津，苔薄，脉弦。处方：黄芪 45g，制首乌 15g，枸杞 30g，仙灵脾 15g，巴戟天 15g，葛根 40g，蒲黄 15g，威灵仙 15g，地龙 15g，天麻 12g，丹参 30g，石斛 12g，山楂 15g。21 剂。

【按】经云"诸风掉眩，皆属于肝"，丹溪力主"无痰不作眩"，明代杨仁斋则有"瘀滞不行，皆能眩晕"之语，同时张景岳提出"无虚不作眩"之说。刘老博采众长，根据多年临床实践发现并证实，老年人眩晕多为本虚标实之证，实在肝风、痰浊、瘀血，虚在脾肾不足，本案患者首诊前发作频繁，治疗时以泻实为主，故予以平肝息风、活血化痰法治之，方用刘老经验方息风化痰通络汤加减。二诊时发作减少，说明肝风渐息，痰浊渐化，因患者已年过六旬，且体瘦长，面色暗，伴耳鸣，考虑为肾精亏虚、元气不足所致，此时当以治本虚为主，故加用黄芪、枸杞、巴戟天、仙灵脾以温补肾中精气，同时减息风化痰药。随后总以补肾益精、益气温阳、活血通络为法，随症加减治疗，眩晕终得控制。

眩晕案二（后循环缺血）

陈某，女，65 岁。初诊日期：2015 年 12 月 5 日。

[主诉] 眩晕反复发作 1 年余。

[病史]患者诉 1 年前无明显诱因突发眩晕，发作时视物旋转，恶心欲呕，持续约 1 分钟，无耳鸣耳聋，无颈部不适，曾行脑血流图检查示脑动脉硬化。未系统服药，后反复发作，平素腰酸足软，偶有头昏，昨日眩晕再次发作，为求诊治，遂来我处。现症见：头晕，恶心，乏力，腰酸感，纳差，寐可，二便一般，舌黯红，苔白腻，脉弦细。否认高血压病、糖尿病病史。

[中医诊断]眩晕。

[西医诊断]后循环缺血。

[辨证]肾精气亏虚，肝风上扰，痰瘀阻络。

[治法]平肝息风，化痰通络，辅以补肾益气温阳。

[处方]黄芪 30g，仙灵脾 15g，制首乌 15g，桑椹 15g，白芍 15g，杜仲 10g，钩藤 15g，天麻 10g，生龙骨 30g，生牡蛎 30g，法半夏 10g，泽泻 15g，白蒺藜 15g，丹参 15g，山楂 10g。7 剂，水煎，日 1 剂，早晚分服。

二诊：眩晕、恶心消失，但时有头昏，将上方减平肝化痰药后改成袋泡剂以善后。

【按】本案患者辨证为肾精气亏虚，肝风上扰，痰瘀阻络，因属眩晕发作期，故治疗以泻实为主，予以平肝息风，化痰通络，辅以补肾益气温阳。药用天麻、钩藤、生龙骨、生牡蛎、白芍、白蒺藜平肝息风，法半夏、泽泻化痰，丹参、山楂活血通络，黄芪、仙灵脾、制首乌、杜仲补益肾中精气，药证对应，故疗效显著。二诊时仅偶有头昏，故总以补肾治本为主善后。

眩晕案三（颈性眩晕）

罗某，女，82 岁。初诊日期：2015 年 7 月 16 日。

[主诉]头晕 3 年，加重 10 天。

[病史]患者诉近 3 年头晕反复发作，表现为头昏沉，如坐舟车，每于转动颈部、上下抬头及低头时明显，查头颈部 CT 示：腔隙性脑梗，脑萎缩；C2/3–6/7 椎间盘突出。10 天前头晕加重，发作频繁，故来求诊。现症见：头晕，转动颈部时明显，行走不稳，颈部僵硬不适，耳鸣，视物模糊，纳寐可，口干不苦，喉中有痰，大便干结，4~5 日 1 行，小便一般，舌淡黯，苔白腻，脉细滑。

[中医诊断]眩晕。

[西医诊断]颈性眩晕。

[辨证] 肾精亏虚，气血不足，痰瘀阻络。

[治法] 温肾益精，益气养血，化痰通络。

[处方] 熟地黄 20g，制首乌 20g，鸡血藤 30g，枸杞 30g，淫羊藿 15g，肉苁蓉 15g，当归 15g，巴戟天 15g，白芍 15g，黄芪 30g，莱菔子 15g，法半夏 10g，陈皮 10g，葛根 30g，地龙 9g，火麻仁 30g。7 剂，日 1 剂，水煎，早晚分服。

二诊：头晕稍改善，仍转动颈部、上下抬头及低头时明显，耳鸣、视物模糊稍缓解，感乏力，余同前。一诊方加党参 15g，白术 15g。7 剂。

三诊：头晕较前明显减轻，耳鸣、视物模糊、乏力明显缓解，夜寐最近 1 周欠安，大便干结较前有所改善，2~3 日 1 行，舌淡黯，苔白腻，脉沉滑。二诊方加入酸枣仁 30g，合欢皮 15g，丹参 30g。7 剂。

【按】临床上，对于以眩晕、转动颈部出现或加重为主症者，西医常诊断为"颈性眩晕"。临证时，刘老指出，此类病症病机较复杂，多为肝肾亏虚、气血不足兼夹风寒湿痹阻、痰瘀阻滞或肝阳偏亢、肝风上扰，为虚实夹杂之证。本案患者年过八旬，见头晕、转颈时明显，伴耳鸣、视物模糊、口干、大便干，舌淡黯，苔白腻，脉细滑，辨证为肾精亏虚，气血不足，痰瘀阻络，治以温肾益精，益气养血，化痰通络，标本同治。首诊药用熟地黄、制首乌、枸杞、淫羊藿、肉苁蓉、巴戟天温阳补肾，黄芪、当归、白芍益气养血，鸡血藤、葛根、地龙、法半夏、陈皮活血化痰通络，莱菔子、火麻仁行气通便，药证相符，疗效渐显。二三诊，效不更方，在前方基础上随症加减，顽疾渐愈。

不寐案一（神经衰弱）

周某，男，36 岁，初诊日期：1992 年 4 月 10 日。

[主诉] 煤气中毒后失眠半年。

[病史] 患者于去年 11 月因煤气中毒而昏迷，经抢救脱险后一直失眠，曾经高压氧治疗未能缓解。现症见：失眠多梦，伴头昏头痛、耳鸣口干，纳食差，易疲乏，舌黯，苔白，脉细弦。

[中医诊断] 不寐。

[西医诊断] 神经衰弱。

[辨证] 气虚瘀血，肝风内扰，心神不宁。

［治法］益气活血，平肝息风，宁心安神。

［处方］枣仁安神饮加减，丹参15g，醋延胡索15g，酸枣仁15g，夜交藤30g，五味子10g，龙骨30g，牡蛎30g，黄芪30g，葛根15g，天麻10g，山楂15g。14剂，水煎，日1剂，早晚分服。

二诊：失眠明显好转，心情较前平静，头痛减轻，但出现眩晕恶心，纳差，舌黯，苔白腻，脉细弦。处方：上方去五味子，加法半夏12g，陈皮10g，泽泻10g，钩藤15g，白蒺藜15g，再服14剂。

【按】枣仁安神饮为刘老治疗失眠的经验效方，由酸枣仁、夜交藤、三七、延胡索、龙齿五味药组成，无论虚证或实证所导致的失眠均可运用。本案患者，煤气中毒后，元气虚弱，瘀血内扰，故见失眠多梦、头痛、疲乏无力、舌黯脉细；肝风上扰，故见头昏、口干耳鸣、脉弦。故治以益气活血，平肝息风，宁心安神。药用黄芪、丹参、醋延胡索、葛根益气活血，天麻息风，酸枣仁、夜交藤、龙骨、牡蛎、五味子宁心安神，山楂活血消食。二诊时，失眠头痛减轻，但出现眩晕恶心，纳差，苔腻，为肝风夹痰浊之象，故去五味子，加法半夏、陈皮、泽泻、钩藤、白蒺藜以化痰祛浊，加强平肝息风之力。

不寐案二（自主神经功能失调）

刘某，女，27岁。初诊日期：2007年3月2日。

［主诉］失眠4个月。

［病史］患者近4个月来常失眠多梦，服安眠药可入睡，但觉疲乏无力。近2周来失眠多梦加重，服地西泮、艾司唑仑、阿普唑仑疗效不显，故前来就诊。现症见：心烦，早醒，神疲乏力，胃脘不适，纳差，注意力不集中，多汗，口干，精神差，舌偏红，苔薄黄，脉细。既往体健。

［中医诊断］不寐。

［西医诊断］自主神经功能失调。

［辨证］心胃阴虚。

［治法］滋阴和胃，宁心安神。

［处方］枣仁安神饮合麦门冬汤加减，酸枣仁30g，夜交藤30g，合欢皮15g，延胡索15g，浮小麦30g，百合15g，珍珠母（先煎）30g，磁石（先煎）30g，郁金10g，莲子心5g，甘草5g，麦门冬10g，玉竹10g，大枣10g，法半夏5g。7剂，每日1剂，水煎，早晚分服。

二诊：服上方 7 剂后，失眠多梦、心烦缓解，仍胃脘不适，乏力，易醒，汗不多，舌偏红，苔薄黄，脉细。上方去珍珠母、磁石，加陈皮 8g，太子参 30g，茯苓 15g，改法半夏 10g，续服 7 剂。

三诊：服上方 7 剂后睡眠明显改善，胃脘不适、乏力等症消失。

【按】本案患者病在心与胃，心主藏神，心阴亏虚，心神失养则不寐。然胃阴不足，胃气不和，升降失常，也可致不寐，如《素问·逆调论》所云："胃不和则卧不安。"本案患者心胃同病，故失眠服多种西药无效，刘老指出，对于此类患者，除使用麦门冬汤滋阴和胃外，当重用重镇安神之品，故将枣仁安神饮中龙齿改为珍珠母、磁石，但其强调，不可久服，中病即止。

不寐案三（睡眠障碍）

武某，女，34 岁。初诊日期：1998 年 2 月 20 日。

[主诉] 失眠 4 个月。

[病史] 患者近 4 个月来失眠反复发作，严重时整夜难眠，心烦，头顶隐痛，纳食可，大便溏，经期延长，量不多，舌淡红，苔薄白，脉细左兼滑，左尺无力。

[中医诊断] 不寐。

[西医诊断] 睡眠障碍。

[辨证] 心脾气血两虚。

[治法] 益气健脾，养心安神。

[处方] 枣仁安神饮合归脾汤加减，黄芪 30g，党参 12g，白术 10g，当归 12g，龙眼肉 15g，炒酸枣仁 30g，合欢皮 20g，夜交藤 30g，延胡索 15g，益母草 15g，丹参 30g，山楂 15g。7 剂，每日 1 剂，水煎，早晚分服。

二诊：服上方 7 剂后，睡眠好转，头已不痛，心烦减轻，大便仍溏，舌淡红，脉沉细滑，上方加川芎 10g，灵芝 30g，续服 7 剂。

三诊：服上方 7 剂后睡眠基本正常，再服 7 剂以巩固疗效。

【按】《景岳全书·不寐》指出："无邪而不寐者，必营气之不足也，营主血，血虚则无以养心，心虚则神不内舍。"刘老认为本案患者出现头顶隐痛，大便溏，经期延长，量不多，心烦失眠为一派心脾气血两虚征象。故用归脾汤合枣仁安神饮加减以益气养血，宁心安神。其中妙用为重用丹参，既能活血调经，又能养血安神，所谓"一味丹参饮，胜过四物汤"。

二、杂病案

胸痹案一（冠心病）

阮某，男，53岁。初诊日期：2005年5月13日。

[主诉] 反复发作胸闷、胸痛4个月。

[病史] 患者近4个月来，因工作学习紧张，出现胸闷、阵发性胸前区刺痛，持续约5分钟，服硝酸甘油可缓解。现症见：胸闷不适，乏力，易烦躁，口苦，头面部出汗，上臂疼痛，尿多，大便结，舌黯红，苔薄白，脉沉。心电图示：ST-T改变，提示心肌缺血。

[中医诊断] 胸痹。

[西医诊断] 冠心病。

[辨证] 气阴两虚，心脉瘀阻。

[治法] 益气养阴，活血通脉。

[处方] 芪丹护心饮合生脉散加减，生晒参10g，黄芪10g，人参叶10g，麦门冬10g，五味子10g，葛根30g，丹参30g，川芎15g，水蛭7g，枸杞子30g，降香10g，炒枳壳10g，三七6g，山楂30g。7剂，每日1剂，水煎，早晚分服。

二诊：服上方后胸闷减轻，胸痛症状已缓，仅轻度心悸、易紧张、乏力，舌黯红，苔薄白，脉沉细。效不更方，原方加赤灵芝30g。续服7剂。

三诊：服前方7剂后胸闷已不明显，其他症状也明显减轻，胸痛未作。原方加减继续调服。

【按】刘老认为，胸痹乃本虚标实之证，虚以气虚为主，或兼阴血虚、阳虚；实以瘀血为常，或有痰浊、水饮、寒凝之变。临床中气阴两虚、心脉痹阻的病例实不少见。本案患者胸痹日久不愈，既有胸部刺痛、舌黯红瘀象，又有劳累（或情绪紧张）时加重、乏力、易疲劳、心烦、汗出、脉沉细等气阴两虚之征，故用益气养阴、活血通络法治疗。方中黄芪、生晒参、人参叶、枸杞子、五味子、麦冬益气养阴，丹参、水蛭、葛根、三七、降香、川芎、山楂活血祛瘀，通络止痛。二诊时胸痹心痛症状已缓，仅轻度心悸、易紧张、乏力，加赤灵芝，赤灵芝为补虚安神之佳品，临床用之，确有疗效。

胸痹案二（冠心病）

徐某，男，49岁。初诊日期：1989年3月9日。

[主诉] 胸闷、心悸反复发作5年。

[病史] 患者近5年经常胸闷、心悸，活动后为甚，多次去多家医院就诊，曾在某医学院附属二医院因运动平板试验阳性而诊断为"冠心病"，在胸闷发作时，服用硝酸甘油或休息后症状可以缓解。现症见：活动后胸闷，偶左肩及左上肢内侧痛，气短心悸，疲乏无力，纳可，口干，大小便可，眠可，舌淡黯，苔薄，脉细。

[中医诊断] 胸痹。

[西医诊断] 冠心病。

[辨证] 气阴两虚，脉络阻滞。

[治法] 益气养阴，活血通络。

[处方] 生脉散合芪丹护心饮加减，黄芪30g，党参12g，丹参15g，生蒲黄（布包）15g，川芎10g，麦冬10g，五味子6g，山楂12g，甘草7g。7剂，日1剂，水煎，早晚分服。

二诊：诉服药期间未发心悸，胸闷减少，左肩及左上肢内侧痛减轻，余均可，效不更方，守上方去川芎，加桂枝7g，续服14剂。

三诊：胸闷心悸均不明显，左肩及左上肢内侧痛未发作，守前法，用复诊方加石菖蒲、川芎各10g，续服14剂。

后患者间断服用上方以巩固疗效，1年后随访，症状未复发。

【按】此案辨证为气阴两虚、脉络瘀滞的原因，乃因其在气短、疲乏等气虚见症和胸痛、舌黯等络瘀见症的基础上，又有口干等阴虚征象，故在芪丹护心饮基础上，合用生脉散加减，取效明显。

胸痹案三（冠心病）

徐某，男，48岁。初诊日期：1989年9月15日。

[主诉] 胸闷痛反复发作7年。

[病史] 患者近7年因胸闷痛多次在多家省级医院就诊，查心电图示窦性心动过缓，心肌缺血改变，超声心动图提示符合冠心病诊断，左心功能正常。服药后胸闷、胸痛仍反复发作，遂来求诊。现症见：胸闷明显，劳累后出现

短暂胸痛，休息后缓解，头部有空虚感，易疲劳，腰痛，阳痿，形寒肢冷，纳可，大小便正常，舌质淡，苔薄白，脉迟弦。查体：心率 56 次 / 分。既往有"颈椎病""脑动脉硬化症"等病史。

［中医诊断］胸痹。

［西医诊断］冠心病。

［辨证］阳气亏虚，脉络瘀滞。

［治法］益气温阳，活血通络。

［处方］桂枝甘草汤合参附汤合芪丹护心饮加减，党参 15g，附子（制，先煎）7g，桂枝 10g，黄芪 50g，麦冬 10g，五味子 7g，石菖蒲 10g，丹参 15g，三七粉（分冲）3g，山楂 15g，甘草 10g。7 剂，日 1 剂，水煎，早晚分服。

二诊：症状稍有减轻，仍守前法，用上方加山茱萸 10g。续服 7 剂。

三诊：胸闷明显减轻，胸痛减少，效不更方，用首诊方去三七粉、山楂，改附子 10g，加生蒲黄（布包）10g，枸杞子、淫羊藿各 15g。续服 14 剂。

四诊：症状明显减轻，仅昨晚胸痛发作 1 次，舌质淡红，苔薄，脉弦缓。用三诊方去生蒲黄，加鹿角霜（先煎）15g。续服 14 剂。

五诊：四诊方加减服药至 1990 年 1 月 12 日，胸闷不明显，但在劳累、情绪激动和天气变化时偶感胸痛，头不痛，腰及下肢酸胀，阳痿，起床小便后出冷汗，余可，舌淡红，苔薄，脉弦。查体：心率 62 次 / 分。仍守温阳活血之法，药用党参 15g，附子（制，先煎）10g，桂枝 10g，黄芪 60g，麦冬 10g，五味子 10g，丹参 10g，益母草 10g，枸杞子 15g，仙茅 15g，锁阳 15g，韭菜子（炒）10g，续服 14 剂。

六诊：间断服上方，胸不痛，仅存劳累后胸闷，仍守前法，药用党参 15g，附子（制，先煎）5g，桂枝 10g，黄芪 50g，石菖蒲 10g，丹参 15g，淫羊藿 15g，仙茅 15g，锁阳 10g，山楂 10g。续服 7 剂。

七诊：仅在劳累后偶见胸闷，余均可，舌淡红，苔薄，脉弦。守六诊方去附子、仙茅、锁阳，加川芎、枸杞子各 15g，五味子 10g。续服 14 剂以善后。

【按】此案辨证为阳气亏虚、脉络瘀滞，以其有明显的形寒肢冷、阳痿等阳虚见症也。其治疗先后两年半，均从温阳益气、活血通络入手，见效明显，可见刘老辨证之准确与守方之独到。

胸痹案四（冠心病）

兰某，男，62 岁。初诊日期：1990 年 9 月 21 日。

[主诉] 胸前区刺痛反复发作 7 年，加重 2 个月。

[病史] 患者近 7 年经常在活动后出现胸前区刺痛，多次在多家省级医院就诊，心电图示左前分支传导阻滞，ST–T 改变，诊断为冠心病心绞痛，经用硝酸甘油治疗，能很快缓解症状，但活动后仍经常发作，近 2 个月发作频繁，故来求诊。现症见：胸闷，活动后出现胸前区刺痛，休息后缓解，伴心悸难寐，头时胀痛，纳差，大小便可，容易感冒，舌质淡黯，苔薄，脉细涩。

[中医诊断] 胸痹。

[西医诊断] 冠心病。

[辨证] 心气亏虚，脉络瘀滞。

[治法] 益气活血，蠲痹通络。

[处方] 芪丹护心饮加减，黄芪 30g，丹参 15g，生蒲黄（布包）15g，石菖蒲 10g，川芎 10g，佛手 10g，山楂 10g，鸡内金 10g，麦芽 30g。7 剂，日 1 剂，水煎，早晚分服。

二诊：胸闷减轻，胸痛减少，精神已好，余同前。效不更方，用上方去川芎、石菖蒲，改黄芪 40g，山楂 15g，加益母草、酸枣仁各 10g，首乌藤 15g。续服 7 剂。

三诊：胸痛未发，余均可，用首诊方改山楂 15g，加党参、白术、益母草各 10g。续服 7 剂。

四诊：患者间断服上方，胸闷不明显，胸痛未发作，夜尿多，舌淡红，苔薄，脉细。用首诊方去生蒲黄、川芎，改黄芪 50g，丹参 30g，加西党参、淫羊藿各 15g，益智仁、枸杞子各 10g。续服 14 剂。

五诊：仍间断服上方，一直病情稳定，胸闷胸痛不明显，但容易感冒，舌淡红，苔薄，脉细。用首诊方去生蒲黄、石菖蒲，改黄芪 50g，丹参 30g，加党参 10g，桂枝、益母草各 10g，甘草 3g，大枣 5 枚。续服 7 剂以善后。

【按】此案乃因心气亏虚、脉络瘀滞所致。所谓气虚者，以其症见胸痛而活动后出现休息后缓解、心悸纳差、容易感冒、舌质兼淡、脉兼细也，乃因"气主煦之"（《难经·二十二难》）、"劳则气耗"（《素问·举痛论》）之故，心气因劳而虚者更虚，不能温养心肌则痛悸时作，不能卫外则容易感冒，不能充盈脉管则脉象兼细；所谓瘀滞为患者，以其胸部刺痛、其脉兼涩也，乃因"脉者，血之府也……涩则心痛"（《素问·脉要精微论》）之故。其治疗用黄芪补气，气旺则推动有力，配合佛手行气，气行有助于运血，乃因"运血者即是气"（《血证论·阴阳水火气血论》）之故；丹参、蒲黄、川芎活血通络；石菖蒲宽胸蠲痹；山楂、鸡内金、麦芽和胃助运。诸药配合，以益气、行气、活血、通络为主，络通而心宁痹止。

胸痹心悸水肿案（房颤，心力衰竭）

莫某，女，67岁。2008年3月19日初诊。

[主诉] 胸闷、心悸10年余。

[病史] 患者10余年来，反复出现胸闷、心悸，走平路亦引起气促，伴背胀，颈肩胀，诊为冠心病、房颤、心力衰竭。本月曾发作房颤两次，每次持续约4小时。由家人搀扶前来就诊。现症见：胸闷，左肩胛处疼痛，心慌，气促气短，乏力，下肢轻至中度水肿，有时大便干结，身形瘦弱，颧红如妆，舌黯红，苔白，脉细结。

[中医诊断] 胸痹，心悸，水肿。

[西医诊断] 冠心病，房颤，慢性心力衰竭。

[辨证] 心阳虚衰，瘀血阻络。

[治法] 益气温阳，活血定悸。

[处方] 芪丹护心饮合桂甘龙牡汤加减，北黄芪15g，生晒参10g，麦冬10g，北五味10g，桂枝10g，制附片6g，葛根30g，丹参30g，水蛭10g，仙鹤草30g，龙眼肉30g，川芎15g，生龙骨30g，生牡蛎30g，山楂30g，甘草7g。7剂，每日1剂，水煎，早晚分服。

二诊：房颤发作减少，心悸减轻，胸闷稍舒，下肢肿，大便结，舌质淡，苔薄白，脉细结。处方：芪丹护心饮合苓桂术甘汤加减，北黄芪15g，生晒参10g，麦冬10g，北五味10g，桂枝10g，制附片6g，葛根30g，丹参30g，仙鹤草30g，龙眼肉30g，地龙10g，生龙骨30g，生牡蛎30g，毛冬青20g，楤木20g，茯苓10g，山楂30g，甘草7g。14剂。

三诊：心悸减，胸闷缓解，气促气短亦减轻，坐久则背肩胀，下肢肿已不显，舌淡，苔薄白，脉细结。处方：北黄芪30g，生晒参10g，麦冬10g，五味子 10g，仙鹤草 30g，龙眼肉 30g，葛根 30g，丹参 30g，水蛭 10g，桂枝 15g，川芎 15g，蜂房 15g，威灵仙 15g，桑枝 30g，鹿角霜 15g，山楂 30g。14 剂。

四诊：服上药后，症状本已缓解，但停药半个月，房颤发作较多，胸闷背胀，纳差，舌黯，苔白，脉细结。处方：北黄芪 20g，生晒参 10g，鹿角霜 15g，桂枝 10g，制附子 10g，仙鹤草 30g，龙眼肉 30g，葛根 30g，丹参 30g，水蛭 10g，酸枣仁 30g，三七粉（兑入）3g，醋延胡索 15g，青龙齿 30g，山楂 30g。30 剂。

五诊：曾住院安装心脏起搏器，但房颤并未减轻，仍拟中药治疗。现心悸，胸闷，入睡难，舌淡，苔薄白，脉沉细结。处方：北黄芪 30g，生晒参 10g，桂枝 10g，制附子 10g，麦冬 10g，仙鹤草 30g，龙眼肉 30g，葛根 30g，丹参 30g，水蛭 10g，三七粉 3g，醋延胡索 15g，酸枣仁 60g，生龙骨 30g，生牡蛎 30g，山楂 30g。30 剂。之后，患者以此方为基础加减调理数月，胸闷、心悸及气短促等明显缓解，再未住院。

【按】本案属中医"胸痹""心悸""水肿"病症范畴。刘老认为胸痹（冠心病）的基本病机为气虚络瘀、心脉痹阻，而本案为冠心病合并房颤、心衰患者，以胸闷、心悸、下肢水肿为主症，其病机当在气虚络瘀的基础上，因气虚较甚，导致气损及阳，出现心阳虚衰，心神失养而心悸；同时，阳不化水，水饮内停而水肿。治疗时，总以益气通络法为主，辅以温阳利水、安神定悸，方用自拟方芪丹护心饮（黄芪、生晒参、葛根、丹参、郁金、降香、水蛭、山楂）合桂甘龙牡汤、苓桂术甘汤加减。本案患者服中药前，几乎每月均因病情加重，需要住院治疗，后因停药复发，服药稳定后住院安装心脏起搏器，以为可保不再服药，但不久房颤发作，较安装前无明显减轻，后再来就诊坚持服中药，此后再未住院，说明中药治病，只要抓住疾病关键病机，用药处方与病机相符，便能获得意想不到的疗效。

风眩胸痹案（高血压病，冠心病）

张某，男，59 岁。初诊日期：1990 年 2 月 22 日。

[主诉] 头晕、胸闷反复发作 12 年，加重半个月。

[病史] 患者曾因头晕、胸闷在多家省级医院就诊，已确诊为原发性高血压、冠心病。半个月前在某医学院附属医院就诊，血液流变学示中风预报

（+++）；超声心动图示左房大，主动脉弹性减退，左室顺应性差。现症见：头晕，胸闷隐痛，心悸口干，纳可，时脘胀，大便偏干，小便可，眠差，舌质黯红，苔薄，脉弦。查体：血压160/95mmHg。

［中医诊断］风眩，胸痹。

［西医诊断］高血压病，冠心病。

［辨证］阳亢风动，脉络阻滞。

［治法］平肝潜阳，息风通络，养心安神。

［处方］天麻钩藤饮合芪丹护心饮加减：白芍12g，钩藤15g，酸枣仁15g，首乌藤15g，生龙骨（布包，先煎）15g，生牡蛎（布包，先煎）15g，三七粉（分冲）1.5g，丹参15g，生蒲黄（布包）15g，佛手10g，山楂10g，麦芽30g。7剂，日1剂，水煎，早晚分服。

二诊：头不晕，胸闷痛减轻，夜间有恐惧感，效不更方，用上方去钩藤、龙骨、牡蛎，改首乌藤30g，加葛根、合欢皮各15g，龙齿（先煎）30g，鸡内金10g。7剂。

三诊：胸不痛，但夜间有闷感，心悸明显减轻，只在受惊后偶见，脘不胀，时有灼热，大小便可，眠可，舌质淡黯，苔薄黄，脉弦细。查血压140/90mmHg。用二诊方去白芍、龙齿，加龙胆草5g。续服7剂。

四诊：胸不闷，偶头晕，仍脘中灼热，用三诊方去龙胆草、合欢皮、三七粉、山楂，加益母草、败酱草各10g，钩藤15g。续服14剂。

五诊：症状本已缓解，但近2日因工作劳累又出现胸闷心悸，脘中无灼热感，大小便可，舌质淡黯，苔白，脉细弦。查血压135/85mmHg。用四诊方去败酱草。14剂。

六诊：近日因劳累而症状复发，用五诊方改葛根30g，加薏苡仁30g，续服7剂以巩固疗效。

【按】《临证指南医案·眩晕门》华岫云按曰："《经》云诸风掉眩，皆属于肝。头为诸阳之首，耳目口鼻皆系清空之窍。所患眩晕者，非外来之邪，乃肝胆之风阳上冒耳，甚则有昏厥跌仆之虞。"此与该患者之病机甚为吻合。患者素体肝阳偏旺，阳亢于上而化风，风阳阻滞于脑络，脑络阻滞而失其用，故头晕眠差；心络不通而失其养，故胸闷、隐痛、心悸；风阳属热，阴津被阳热所伤，失于上承润下，故口干、大便干；此案肝阳偏旺，有侮脾之虞，故时作腹胀；舌质黯红、苔薄、脉弦，乃阳亢化风、脉络阻滞之象。其治用白芍、钩藤平肝潜阳以息内风；丹参、生蒲黄、三七活血化瘀以通脉络；酸枣仁、首乌藤、龙骨、牡蛎养心潜镇以安心神；佛手、山楂、麦芽和胃助运以实脾土。全方以息风、通络、安神为主，内风息，脉络通，心神安则诸症自愈。

心痹案（风湿性心脏病）

吴某，女，13 岁。初诊日期：1994 年 9 月 23 日。

[主诉] 发热后心悸反复发作 2 个月。

[病史] 患者 2 个月前因发热后关节痛、心悸住入某医学院附属医院，检查发现血沉增高、左房室瓣狭窄，出院诊断为急性风湿热、风湿性心脏病，遂来求诊。现症见：多汗、心悸明显，无明显发热，无关节痛，纳可，口干苦，大小便正常，舌红，苔少，脉细滑数。查体：心尖区可听到隆隆样舒张中晚期杂音。

[中医诊断] 心痹。

[西医诊断] 风湿性心脏瓣膜病，左房室瓣狭窄。

[辨证] 湿热内舍。

[治法] 清热利湿，益气养阴，调和营卫。

[处方] 土茯苓汤合桂枝汤合防己黄芪汤加减，桂枝 6g，白芍 10g，土茯苓 15g，蒲公英 15g，忍冬藤 20g，黄芪 30g，生地黄 15g，鸡血藤 10g，甘草 7g。7 剂，日 1 剂，水煎，早晚分服。

二诊：汗出减少，心悸减轻，余无不适。用上方改白芍 12g，甘草 5g，加地骨皮、白扁豆各 10g，浮小麦 15g。7 剂。

三诊：诉无明显不适，舌质淡红，苔薄，脉细。守前法，用首诊方改桂枝、甘草各 5g，白芍 15g，加地骨皮 10g。7 剂。

四诊：无明显不适，但月经已 50 天未潮。用首诊方去白芍、蒲公英、鸡血藤，改桂枝、甘草各 5g，加当归 15g，川芎、益母草各 10g。7 剂。

五诊：月经已潮，无明显不适，改用益气养血、清热宁心法以善后。处方：黄芪 30g，当归 15g，川芎 10g，益母草 10g，桂枝 10g，白芍 10g，忍冬藤 30g，蒲公英 15g，丹参 15g，佛手 10g，甘草 5g。7 剂。

【按】《素问·痹论》曰："风寒湿三气杂至，合而为痹也……以夏遇此者为脉痹……脉痹不已，复感于邪，内舍于心……心痹者，脉不通，烦则心下鼓，暴上气而喘，噎干善噫，厥气上则恐。"此案即心痹之病，乃因风寒湿邪郁遏化热，阻滞于经络、关节，内舍于心脏瓣膜所致。患者起病于夏季，且有发热、关节痛等症状，显系风寒湿郁遏化热所致。心悸相当于心下鼓，乃邪舍于心之明证；多汗、口干苦、舌质红、脉细滑数，是湿热留恋未清之故；苔少乃伤阴之征。其治用土茯苓、蒲公英、忍冬藤清利湿热以祛其邪，黄芪、生地黄、鸡血藤益气养阴以扶其正，桂枝、白芍、甘草调和营卫以宁其心，邪祛则正安，故心痹可宁。

心瘅案一（病毒性心肌炎）

罗某，男，3岁半。初诊日期：1992年10月16日。

[主诉] 心悸反复发作2个月。

[病史] 患者在2个月前因感冒后心悸而在某医学院附属医院住院，经各种检查发现心脏扩大、室上性心动过速、ST-T改变，诊断为病毒性心肌炎，经输液治疗后（具体不详），心悸未见明显好转，遂来求诊。现症见：因心悸而不愿活动，口干，纳可，大小便可，咽红，舌质偏红，苔黄，脉细数。

[中医诊断] 心瘅。

[西医诊断] 病毒性心肌炎，室上性心动过速。

[辨证] 邪伤气阴。

[治法] 清热解毒，益气养阴，养心安神。

[处方] 板蓝根10g，蒲公英10g，黄芪15g，太子参15g，麦冬8g，五味子8g，酸枣仁10g，首乌藤10g，丹参10g，珍珠母（布包，先煎）15g，山楂10g，甘草3g。7剂，日1剂，水煎，早晚分服。

二诊：心悸已不明显，活动自如，口不干，咽不红，舌质偏红，苔薄，脉细。仍用上方去蒲公英，加麦芽10g，续服7剂以善后。

【按】心为人身之所主，心藏神，心之所养者血，心血虚则神气失守，而生惊悸，故《小儿药证直诀》云："心主惊……虚则卧而悸动不安。"此案患儿心悸而不愿活动，口干，咽红，舌质偏红，脉细数，为邪毒淫心，损伤气阴之故；舌苔黄，为温热邪毒羁留之征。故用板蓝根、蒲公英清热解毒；黄芪、太子参、麦冬、五味子、丹参益气养阴，酸枣仁、首乌藤、珍珠母、山楂养心安神；甘草调和诸药。清热毒则淫邪能去，无由损心；益气阴则心神得养，悸动能平，药证相符，故获显效。

心瘅案二（病毒性心肌炎）

刘某，男，10岁。初诊日期：1989年6月2日。

[主诉] 发现心动过缓5年。

[病史] 患者在5年前因感冒后出现心动过缓，在某医学院附属医院诊断为病毒性心肌炎并窦性心动过缓，服阿托品后心率可达60次/分以上，但停药则低于55次/分，遂来求诊。现症见：时有头晕眼花，纳食可，大小便可，舌质淡黯，苔薄，脉细迟。

[中医诊断] 心瘅。

[西医诊断] 病毒性心肌炎后遗症，窦性心动过缓。

[辨证] 阳虚阻络。

[治法] 温阳益气，活血通络。

[处方] 桂枝甘草汤合芪丹护心饮加减，桂枝7g，甘草7g。黄芪30g，党参15g，丹参10g，附子（制，先煎）5g，人参叶5g，麦冬10g，五味子7g，石菖蒲7g。7剂，日1剂，水煎，早晚分服。

二诊：服药时心率达60次/分以上，但停药后心率又减慢，白天56次/分左右，夜间46次/分左右，无明显不适，舌质淡，苔薄，脉细迟。仍守前法，用上方去党参、丹参，加当归10g，仙鹤草、龙眼肉各15g，续服7剂。

三诊：心率已在64次/分左右，稍有口干，无其他不适，用二诊方去石菖蒲、当归，加党参10g，生地黄12g，续服7剂以善后。

【按】此例患儿病程长达5年，病久心阳受损，阳气虚弱，鼓动无力，故心动过缓；头目失荣，故头晕眼花；心阳虚弱则胸阳不振；心脉阻滞，故脉细而迟；舌质淡黯，苔薄，皆阳虚络阻之征。故用桂枝、甘草辛甘化阳，党参、附子扶元气而能振奋心阳，黄芪、人参叶甘温益气，麦冬、五味子养心阴而可阴中求阳，丹参活血通络，石菖蒲通心窍又兼祛痰化浊。诸药相合，共奏温阳益气、活血通络之功。阳气足，胸阳振，则推动有力而心动过缓能治；瘀痰化，心脉通，故经络调畅而心悸、舌黯可疗。

咳嗽案一（慢性支气管炎急性发作）

胡某，男，47岁。初诊日期：2015年1月22日。

[主诉] 反复咳嗽咳痰2个月。

［病史］2个月前受凉后出现咳嗽，咽痒作咳，痰少难咯，色白，伴胸痛，气短，动则出汗，怕冷，唇干，喉中异物感，纳寐可，二便一般，舌淡红，苔薄白，脉细滑。既往有慢性支气管炎病史。

［中医诊断］咳嗽。

［西医诊断］慢性支气管炎急性发作。

［辨证］风寒束肺，痰蕴化热，肺卫气虚。

［治法］宣肺散寒，清热化痰，益气固表。

［处方］苏杏止咳汤合芪苏宣肺汤加减，黄芪30g，党参10g，炙麻黄6g，苏叶9g，杏仁9g，前胡15g，矮地茶15g，重楼12g，郁金15g，连翘15g，桔梗12g，射干12g，甘草7g，瓜蒌皮15g。7剂，每日1剂，水煎，早晚分服。服药后，患者短信告知，咳嗽停止，诸症好转。

【按】关于咳嗽一证，刘老认为咳嗽不能完全分为外感和内伤两大类进行辨治，常相兼为患。在临床上，内伤咳嗽，常因正气不足，肺卫气虚，感受外邪，诱发宿疾急性发作，此类型病机多为邪实正虚，内伤为咳嗽之本，外感为咳嗽之因，治疗总以祛邪扶正、标本兼顾为原则。本案患者，既往有慢性支气管炎病史，本次受凉后出现咳嗽复发，除咳嗽、咳痰、咽痒、咽部异物等风寒束肺、肺气失宣的症状外，尚可见痰少难咯、唇干之痰蕴化热之象，以及怕冷、动则汗出、气短、脉细等肺卫气虚表现，故在宣肺散寒、清热化痰之时辅以益气固表，方用刘老经验方苏杏止咳汤合芪苏宣肺汤加减，方中苏叶、前胡、杏仁、桔梗、麻黄宣肺化痰止咳，瓜蒌皮、矮地茶、郁金清热化痰、理气宽胸，重楼、连翘、射干清热解毒利咽，黄芪、党参、甘草益气固表，药证相符，取效甚捷。

咳嗽案二（急性上呼吸道感染）

曾某，男，3岁2个月。初诊日期：2016年11月10日。

［主诉］咳嗽2天。

［病史］患者2天前受凉后出现咳嗽，咳嗽剧，声闷重，伴鼻塞流清涕，恶寒，无汗，精神可，面黄，食纳减，尿偏黄，大便基本成形，舌淡红，苔薄滑，脉浮紧。

［中医诊断］咳嗽。

［西医诊断］急性上呼吸道感染。

[辨证] 风寒束肺。

[治法] 宣肺散寒，止咳化痰。

[处方] 荆芥 7g，防风 7g，麻黄 5g，矮地茶 10g，杏仁 7g，金银花 10g，连翘 7g，甘草 7g。3 剂，水煎，日 1 剂，早晚温服。

嘱避风寒，注意保暖，服用 3 剂后患者家属反馈诸症已无，病愈。

【按】本案患者因外感寒邪后出现咳嗽，伴鼻塞流清涕，恶寒，无汗，以宣肺散寒、止咳化痰为法。方中除使用荆芥、防风、麻黄、杏仁宣肺散寒之品外，还加入了矮地茶、连翘等清凉之药以解毒。刘老认为小儿外感热病具有发病容易、传变迅速的病理特点，治疗时应及时阻止其传变，他强调伤寒在表，虽未见入里之候，却有传变之潜机存在，其潜机实质为毒邪，热由毒生，毒解则热自清，故加轻凉之药以解毒，毒解热清，则无传变之虞。

咳嗽案三（急性上呼吸道感染）

吴某，男，65 岁。初诊日期：2016 年 7 月 14 日。

[主诉] 咳嗽咳痰半个月。

[病史] 半月前吹空调受凉后出现咳嗽，咳黄色黏痰，喉痒作咳，微恶寒，无发热、汗出，纳寐可，二便调，舌红，苔根黄腻，脉浮细滑。

[中医诊断] 咳嗽。

[西医诊断] 急性上呼吸道感染。

[辨证] 表寒里热。

[治法] 宣肺解表兼清解里热。

[处方] 麻黄 6g，紫苏叶 9g，杏仁 9g，连翘 15g，前胡 9g，蝉蜕 7g，桔梗 12g，矮地茶 15g，甘草 9g，重楼 12g。7 剂，水煎服，日 1 剂，分 2 次温服。

二诊：咳止，仍有黄黏痰，喉痒，舌红，苔腻偏黄，脉细滑数。处方：紫苏叶 9g，桑叶 9g，杏仁 9g，蝉蜕 7g，重楼 15g，连翘 15g，金银花 9g，桔梗 12g，前胡 9g，甘草 9g。7 剂，服完遂愈。

【按】患者因外感寒邪后入里化热，症见微恶寒、咳黄黏痰、舌红、苔根黄腻、脉浮细滑等。治疗上既要散外邪，又要清里热。刘老在临床中多仿麻杏石甘汤化裁。麻杏石甘汤为《伤寒论》名方，原文谓其方证为"汗出而喘，无大热"，为表寒证误下后，表证未解，邪郁化热，但未尚转入阳明之证，故其症见汗出而大热。本案患者虽有微恶寒表证，但仅有苔薄黄，其热势较麻杏石甘汤证为轻，故仅去取其方意，用三拗汤宣肺解表止咳，去石膏，代以轻量之矮地茶、重楼清热解毒。又《伤寒论》注家评："有汗何可更用麻黄，无大热何可更用石膏。"从临床所见，则此条文不误。盖麻黄须与桂枝为伍，发汗之力始显，如麻黄汤；石膏主发泄郁热，旨在清热，热除则汗自止，故无汗、有汗皆可用之，如玉女煎。刘老在临床中体会，即使高热无汗，但见口干、舌红苔黄、脉浮数者，仍旧使用麻杏石甘汤，效果很好，往往能汗出热退。究其原因，乃因寒邪鼻塞，身热不扬，热遏在里。所以，不必拘泥于"无大热"三字。对于发热不甚或者素体脾胃欠佳者，刘老常用重楼代替石膏，既有较好的清热之功，又无矿石伤及脾胃之弊。二诊咳止，故去麻黄。

咳嗽案四（肺部支原体感染）

覃某，女，44岁。初诊日期：2005年6月3日。

[主诉] 反复咳嗽2个月余。

[病史] 患者2个月前出现咳嗽、咯痰、喷嚏，以为是"感冒"，自购感冒药及氨苄西林胶囊等消炎药，症状未见缓解，又在街道诊所就诊，服多种中、西药物（具体不详），均不见效。1周前在某省级医院作支原体抗体检查，结果示IgG（+）、IgM（-），随后在某省级医院复查，结果相同，考虑肺部支原体感染，已使用白霉素等抗生素。现症见：咳嗽，咯痰，质黏、量少，有时痰鸣气粗，神疲乏力，汗多，怕冷，时喷嚏，有时胃脘不适，口稍干，舌淡黯，苔白厚腻，脉滑。既往无肝炎、结核病史。查体：咽不肿，双肺呼吸音稍粗，无啰音。

[中医诊断] 咳嗽。

[西医诊断] 肺部支原体感染。

[辨证] 风寒束肺，营卫不和，气虚痰阻。

[治法] 宣肺散寒，调和营卫，益气化痰。

[处方] 苏杏止咳汤合桂枝汤、玉屏风散加减，黄芪30g，防风10g，白芷10g，紫苏叶10g，桂枝8g，白芍10g，白术10g，矮地茶20g，川贝母10g，苦杏仁10g，射干10g，麦芽30g，陈皮6g，生姜10g，大枣10g。7剂，每日1剂，水煎，早晚分服。

二诊：服上方7剂后患者咳嗽咯痰明显减轻，喷嚏、口干、痰鸣气粗、胃脘不适消除，汗多怕冷减轻，舌淡黯，苔白腻，脉沉略滑。表证已不显，原方去防风、白芷，续服 7 剂而诸症悉平。

【按】咳嗽日久虽有虚象，但只要表证仍存在，当属外感咳嗽，治疗应以祛邪利肺法为主。刘老认为，外感咳嗽均有兼夹邪毒为患，治疗时除使用宣肺散寒之品外，宜早用清解毒邪药，以防止传变，常选用矮地茶、重楼之类，方选自拟经验方苏杏止咳汤加减治疗。本案病例，为虚实夹杂之证，既可见咳嗽、喷嚏等表症，又可见汗多、怕冷、神疲乏力等正虚表现，同时伴随咯痰、苔白厚腻、胃脘不适等脾虚痰阻之症，故治疗时以宣肺散寒法为主，同时结合益气固表、调和营卫、健脾化痰，标本兼治，病获痊愈。

咳嗽案五（特发性间质性肺炎）

李某，男，51 岁。初诊日期：2010 年 8 月 10 日。

[主诉] 咳嗽气促半年余。

[病史] 患者无明显诱因出现咳嗽、气促半年余，于湘雅医院诊断为特发性间质性肺炎（未做病理检查，病理分型不明），经糖皮质激素、抗生素等药治疗，无明显效果。近日外出，又感寒邪，咳嗽加重，经人介绍而来诊。现症见：咳嗽频作，痰多而稠，胸闷，气促，咽部不适，舌淡红，苔中黄白，脉细紧。

[中医诊断] 咳嗽。

[西医诊断] 特发性间质性肺炎。

[辨证] 外感风寒，痰热壅肺。

[治法] 疏风散寒，清热化痰。

[处方] 苏杏止咳汤合茶蓴清肺汤加减，紫苏叶 10g，防风 10g，薄荷（后下）10g，杏仁 10g，前胡 10g，矮地茶 15g，重楼 30g，蝉蜕 7g，甘草 7g。7 剂，日 1 剂，水煎，早晚分服。

二诊：恶寒解，咳嗽减轻。上方去防风，加百部 15g，川贝母 6g。7 剂。

三诊：咳嗽本已减轻，但近日动则汗出，感背冷，咳嗽又加重。宜加固表之品。处方：黄芪 30g，白术 10g，杏仁 10g，前胡 10g，矮地茶 15g，重楼 30g，百部 15g，蝉蜕 5g，甘草 7g。7 剂。

四诊：咳嗽稍减，汗出亦少，仍觉背冷。予上方加桂枝 10g，细辛 3g。7 剂。

五诊：背冷减轻，咳嗽稍缓，察舌红而干。处方：黄芪 30g，百部 15g，川贝母 6g，桑白皮 10g，紫菀 10g，地龙 10g，矮地茶 15g，重楼 20g，全蝎

5g，甘草7g。7剂。

六诊：咳嗽明显减轻，仍微觉背冷、气促。上方加淫羊藿15g。14剂。患者服药后咳嗽、背冷已不明显，因合并糖尿病，其后上方加用活血化瘀之药，气促亦渐有改善。

【按】特发性间质性肺炎属于中医"咳嗽"等病症范畴，本病治疗颇为棘手，每由外感触动，致急性加重，故重点在预防外感。中医在缓解期通过辨证论治，提高机体正气卫外功能，对于缓解病情、延长患者生存率具有独特的优势。本案患者初诊时，素有痰热内蕴，遇外感风寒引动内邪，导致咳嗽加重，属于内外合邪、外寒内热，当疏风散寒，清热化痰，予以刘老经验方苏杏止咳汤疏散风寒，苇蒌清肺汤清热化痰。三诊时外邪渐去，而里虚渐显，故见动则汗出，此为卫阳虚弱，不能固表所致，故仿玉屏风之意，加黄芪、白术大补脾肺之气，益气固表；背冷为阳虚寒邪留恋，故入桂枝、细辛通阳散寒，后宗此法加减收工。

胃脘痛案一（慢性浅表性胃炎）

周某，男，54岁。初诊日期：1998年6月17日。

[主诉] 胃痛反复发作2年。

[病史] 胃脘隐痛，时腹胀且冷，口不干苦，纳食少，大便溏，舌淡，苔白，脉沉细兼弦。胃镜检查诊断为慢性浅表性胃炎、十二指肠球炎。

[中医诊断] 胃脘痛。

[西医诊断] 慢性浅表性胃炎，十二指肠球炎。

[辨证] 脾虚寒凝。

[治法] 健脾益气，温中和胃。

[处方] 温中和胃汤加减，黄芪30g，党参12g，八月札30g，乌药10g，高良姜7g，瓦楞子15g，薏苡仁30g，鸡内金10g，炒麦芽30g，甘草7g。7剂，每日1剂，水煎，早晚分服。

二诊：服上方7剂后，患者胃痛稍减，大便次数减少，精神转佳。上方去瓦楞子、鸡内金，加延胡索、乌贼骨各10g。7剂。

三诊：服药后，胃痛已少，但腹中仍有冷感，上方加肉桂以巩固疗效。

【按】胃脘痛的病位在胃，但与肝脾关系密切，其基本病机为胃气阻滞，胃络瘀阻，胃失所养，不通则痛。治疗总以理气和胃止痛为基本原则。旨在疏通气机，恢复胃腑和顺通降之性，从而达到止痛的目的。临床上，刘老根据"胃以通降为顺"理论，提出和胃五法论治胃痛的观点。本案患者，胃痛伴随腹冷、口不干苦、纳食少、大便溏、舌淡、苔白、脉沉细表现，辨证为脾虚寒凝证，故采用和胃五法之温中和胃法，方用刘老经验方温中和胃汤加减。方中黄芪、党参、甘草健脾益气，乌药、高良姜温中散寒，八月札理气，瓦楞子制酸，鸡内金、麦芽消食助运，薏苡仁缓急利湿，药证相符，故效如桴鼓。

胃脘痛案二（反流性食管炎）

李某，女，69岁。初诊日期：1998年10月16日。

[主诉] 胃脘部疼痛反复发作10年。

[病史] 10年前无明显诱因出现胃脘部疼痛，以隐痛、刺痛为主，胸骨后灼热，恶心欲呕，口干喜温饮，嗳气纳少，大便偏干，舌黯红，苔薄白，脉细弦。经外院胃镜检查诊断为反流性食管炎、浅表性胃炎、十二指肠球炎。

[中医诊断] 胃脘痛。

[西医诊断] 反流性食管炎，浅表性胃炎，十二指肠球炎。

[辨证] 肝胃气逆兼血瘀。

[治法] 疏肝理气，降逆和胃，活血止痛。

[处方] 降逆和胃汤加减，旋覆花10g，代赭石（布包）30g，八月札30g，法半夏10g，竹茹10g，石见穿15g，九香虫10g，丹参30g，灵芝30g，鸡内金10g，炒麦芽30g，甘草10g。7剂，每日1剂，水煎，早晚分服。

二诊：服上方7剂后，患者胃痛及胸骨后灼热感减轻，有泛酸感。上方加瓦楞子10g，续服7剂。服后症状已不明显，守方稍作调整以巩固疗效。

【按】本案为肝郁与胃气上逆、血瘀相兼为患，故选用降逆和胃辅以活血化瘀止痛法治疗，方用刘老经验方降逆和胃汤加少量活血化瘀药。方中旋覆花、代赭石、法半夏降逆和胃；八月札疏肝理气、健脾通腑；竹茹合半夏，仿温胆汤意，化痰和胃开痞；九香虫、丹参、石见穿活血化瘀；灵芝宁心安神；鸡内金、炒麦芽健胃消食。

胃脘痛案三（胃溃疡，慢性浅表性胃炎）

周某，男，45岁。初诊日期：1998年6月12日。

[主诉] 胃脘部胀痛反复发作3年。

[病史] 患者诉近3年胃脘部胀痛反复发作，经胃镜检查诊断为胃溃疡、慢性浅表性胃炎，胃痛饥饿时明显，偶见夜间痛醒，稍有灼热感，时嗳气，纳差乏味，口不苦，大便偏干，舌淡红，苔薄白，脉弦。

[中医诊断] 胃脘痛。

[西医诊断] 胃溃疡，慢性浅表性胃炎。

[辨证] 肝郁化热，横逆犯胃。

[治法] 疏肝解郁，理气和胃。

[处方] 解郁和胃汤加减，柴胡10g，酒白芍12g，八月札30g，乌贼骨10g，蒲公英30g，青木香6g，乌药10g，酒川楝子10g，薏苡仁30g，炒麦芽30g，甘草10g。7剂，每日1剂，水煎，早晚分服。

二诊：服上方7剂后，患者胃痛及灼热感减轻。继服上方巩固疗效。前后服药1个月，半年后随访，胃痛未复发。

【按】此案患者为肝郁气滞、郁而化热、横逆犯胃证。《素问·六微旨大论》曰："出入废则神机化灭，升降息则气立孤危"，指出气的升降出入是维持人体正常的生理活动的前提条件。刘老认为，胃主受纳、腐熟水谷，为水谷之海、传化之府，以通为用，以降为顺，不降则滞，反升则逆；脾主运化，以升为用，以运为贵，不升则滞，反降则陷，脾胃乃人体气机升降之枢纽。然而，脾之升清必赖肝之疏泄功能正常，而胃之降浊亦必赖脾之升清功能正常。肝为风木之脏，体阴而用阳，主疏泄，其气升发，喜条达而恶抑郁，精神刺激、情志抑郁不畅，或病久不愈而因病致郁，或他脏之病理影响于肝之功能，均可使肝失疏泄，气机不畅，形成肝郁气滞之候，气滞日久不解，郁而化热，可见火热之症，横逆犯胃，脾胃功能失调，故又当见脾胃气机失调、腐熟运化失司之症。

此患者肝郁气滞，肝失疏泄，气机不畅，肝气横逆侵犯脾胃，脾胃气机升降失司，不通则痛，故见胃脘部胀痛；饥饿时脾胃虚空，肝木更易侵犯，故见饥饿时痛甚；半夜为肝胆经气最旺之时，肝亦容易犯脾，故见夜间痛醒；气机久郁不解，郁而化热，故见胃脘部灼热感，大便偏干亦为火热伤津之象；脾胃气机因肝木横逆而失调，脾之清气不升，胃之浊气难降，胃气不降逆，故见嗳气；脾之运化、胃之受纳失司，故见纳差乏味；脉弦提示肝胆、疼痛之病。故本例患者辨证为肝郁化热、横逆犯胃证。

解郁和胃汤是刘老治疗肝气犯胃之胃痛的经验方，由柴胡、酒白芍、八月札、青木香、乌药、酒制川楝子、薏苡仁、炒麦芽、甘草组成，功能疏肝理气、和胃止痛。刘老认为，本证肝郁是本，脾胃失于和降、运化是标，故重点在于疏肝理气，肝气一疏，诸症自释。经云："肝苦急，急食甘以缓之，肝欲散，急食辛以散之。"方中柴胡、八月札、乌药、青木香等味辛，奏疏肝理气止痛之功，方中白芍味酸，起柔肝缓急止痛之效，方中川楝子具有苦寒之性，能起疏泄肝热而解郁止痛之功，方中薏苡仁健脾化湿以助脾之运化，麦芽行气消食、健脾开胃，以助胃之受纳、脾之运化，甘草调和诸药，共奏疏肝解郁、理气和胃之效。本例患者在方中加入蒲公英清解郁热，乌贼骨制酸止痛，药证相符，效如桴鼓。

淋证案（难治性腺性膀胱炎）

张某，男，43 岁。初诊日期：2006 年 7 月 14 日。

[主诉] 反复尿频、尿急、尿痛伴排尿困难 1 年余。

[病史] 患者 1 年前无明显诱因出现尿频、尿急、尿痛，伴血尿、腰部胀痛，经抗感染治疗无效，在当地医院行 CT、膀胱镜及静脉肾盂造影检查，均提示膀胱肿瘤，遂行膀胱肿瘤切除术及双侧 D-J 管内置术。术后病理检查示：膀胱炎，黏液囊肿形成，灶性移行上皮轻度非典型增生；诊断为囊腺性膀胱炎。术后给予化疗药物膀胱灌洗治疗，尿急、尿痛等症状一度缓解，但此后反复发作，需每 1 至 2 个月行膀胱镜下手术及药物灌洗，症状方可缓解。2005 年 11 月查 B 超示：膀胱壁局限性增厚，增厚长度约 65mm，最厚处13mm。患者因手术频繁且术中膀胱疼痛明显，遂就诊。症见尿痛，尿频急，尿色深，腰酸胀，舌红有裂纹、瘀点，苔薄、中部焦黄，脉细。

[中医诊断] 淋证。

[西医诊断] 腺性膀胱炎。

[辨证] 热淋（湿热下注，瘀热内停）。

[治法] 凉血活血，清热利湿。

[处方] 生地黄 10g，赤芍药 10g，石韦 30g，海金沙 12g，野菊花 10g，车前草 10g，丹参 10g，白茅根 30g，三七粉（冲）5g，白花蛇舌草 30g，陈皮10g，甘草 7g。每日 1 剂，水煎，早晚分服。

二诊：患者服上方 7 剂后症状改善，未续方治疗，又出现尿痛尿色清，量不多。诊见舌红有裂纹，苔薄黄，脉弦细。上方去海金沙、陈皮、甘草，加蚤休 30g，炒麦芽 30g，北山楂 15g。后患者间断服药 3 年，偶有排尿不适，未行手术治疗。

【按】《素问·灵兰秘典论》曰："膀胱者，州都之官，津液藏焉，气化则能出矣。"膀胱气化功能正常是小便顺畅的基础，刘老认为，湿性趋下，易袭阴位，膀胱处下焦，易为湿邪所伤，湿性黏滞，故见病情迁延反复难愈，湿为阴邪，易阻遏气机，膀胱气机不畅，气化失司，故见排尿困难，湿热合而致病，故见尿频急、尿色深，灼伤尿道，故见尿痛，阻碍膀胱气机，气血不畅而成瘀，久瘀不解，湿热之邪与瘀血郁而化热，故见舌红有裂纹、瘀点、中部焦黄诸症，腰为肾之府，肾与膀胱相表里，膀胱气机不利，故见腰部胀痛。因此，刘老认为中医辨证为湿热下注，瘀热内停。故在首诊时治以清热通淋、凉血活血之法。方中石韦、海金沙清热利尿通淋，车前草、白茅根清热利尿凉血，白花蛇舌草、野菊花清热解毒，生地黄、赤芍药凉血活血，丹参、三七活血化瘀，陈皮理气，甘草调和诸药。患者服药后症状改善，说明药证相符，由于治疗不彻底，故停药后反复。二诊时尿色清，考虑湿邪减轻，热毒仍重，故去海金沙，伍以蚤休以加强清热解毒之功，同时伍以麦芽、山楂意在助脾胃运化，顾护中焦，兼防寒凉药损伤脾阳。其后患者经中药调治 3 年，病情基本控制，无需再行手术治疗。

月经前后诸证案一（围绝经期综合征）

患者，女，45 岁。初诊日期：2012 年 5 月 10 日。

[主诉] 烘热汗出阵作 3 个月。

[病史] 近 3 个月来，患者无明显诱因出现烘热汗出阵作，月经量少，经色暗，伴头痛腰酸，足冷，面红，舌淡红，苔薄白，脉短滑。既往有高血压病史 10 年余，现服降压药，血压控制良好。

[中医诊断] 月经前后诸证。

[西医诊断] 围绝经期综合征。

[辨证] 肾精不足，虚阳浮越。

[治法] 益肾潜阳。

[处方] 菟丝子 30g，覆盆子 15g，枸杞 15g，仙茅 7g，黄柏 7g，生地黄 15g，山药 15g，丹参 15g，续断 15g，龙骨 25g，牡蛎 30g，黄连 4g，肉桂 3g。7 剂，每日 1 剂，水煎，早晚分服。

二诊：烘热汗出缓解，足冷减轻，舌淡红，苔薄，脉细。上方去黄连、肉桂，加巴戟天 12g，14 剂。患者守方调治 1 个月余，诸症愈，月经量基本复常。

【按】此案患者之证候以烘热汗出、月经量少、面红足冷为特征。刘老认为肾为先天之本，中藏真水真火，而真火宜藏不宜露，藏则内寓生机，露则为病征。真火不藏，多因元阳虚于下，阴寒盛于内，故见足冷、腰酸等，虚阳上越，故见烘热、面红之热证，肾精不足，无以化生精血，故见月经量少。治当温阳益精为法，如《景岳全书》所云："善补阳者，必于阴中求阳，则阳得阴助而生化无穷。"方用自拟温肾复癸方加减。方中菟丝子、覆盆子、枸杞子为君药，以温肾益精；生地黄、山药、续断、丹参益肾养阴，俾阴生则阳长；佐以仙茅、黄柏寒热并济；龙骨、牡蛎相须为用，潜摄浮阳，更配交泰丸（黄连、肉桂）以引火归元。全方寒热并用，但以温为主，壮阳伏火，配阴敛阳，则诸症自愈。

月经前后诸证案二（围绝经期综合征）

患者，女，46 岁。初诊日期：2008 年 7 月 3 日。

[主诉] 月经未潮 3 个月。

[病史] 患者近 1 年来，月经量减少，近 3 个月经闭未行，并伴潮热汗出、烦躁不安、腰部酸楚。察虽潮热，但汗后怕冷，舌淡红，苔薄白，脉细弱。

[中医诊断] 月经前后诸证。

[西医诊断] 围绝经期综合征。

[辨证] 肾精气不足，冲任虚衰。

[治法] 益肾调冲任。

[处方] 菟丝子 15g，覆盆子 10g，枸杞子 10g，熟地黄 10g，山药 15g，丹参 15g，续断 10g，仙茅 7g，黄柏 7g，当归 10g，川芎 10g，山楂 10g。7 剂，每日 1 剂，水煎，早晚分服。

二诊：月经已潮，烘热汗出亦止。续进 7 剂。此后患者月事如常，两年后又经停，复见潮热汗出，自服上方，月经仍复如常。

【按】此案患者为肾精不足，冲任虚衰证。患者年龄 46 岁，《黄帝内经》曰："七七，任脉虚，太冲脉衰少，天癸竭，地道不通。"肾之阴精不足，肾阳浮越，故见潮热盗汗，肾精不足，肾阳已亏，汗出伤阳，故见汗后怕冷，腰为肾之府，精亏腰府失养，故见腰部酸楚，舌淡红、苔薄白、脉细弱均为肾阳亏虚之证。故以温肾复癸方为主，方中菟丝子、覆盆子、枸杞子为君药，以温肾益精，易生地黄为熟地黄以加强补益肾精，续断、丹参补肝肾强筋骨，当归、川芎养血调经，佐以仙茅、黄柏寒热并济，温肾阳清虚火，山药、山楂建运脾胃，补后天以促先天。方证相符，故疗效显著。

痹证案一（类风湿性关节炎）

刘某，男，51岁。初诊日期：2008年10月9日。

[主诉] 双上肢多关节游走性肿痛、活动不利、畸形3年。

[病史] 患者因工作环境潮湿，3年前出现手指、腕关节疼痛，始则痛处游走，久而手指、腕、肘关节肿痛，甚而僵硬变形。某医院诊断为类风湿关节炎，多方治疗未效来诊。现症见：手指、腕、肘多个关节肿大畸形，肿胀热痛，有晨僵，舌紫黯，苔白黄，脉沉滑。

[中医诊断] 痹证。

[西医诊断] 类风湿性关节炎。

[辨证] 湿热痹阻。

[治法] 清利湿热，蠲痹止痛。

[处方] 五藤蠲痹汤加减，忍冬藤30g，络石藤30g，秦艽10g，豨莶草10g，青风藤30g，威灵仙30g，桑枝15g，露蜂房10g，全蝎10g，川芎10g。7剂，每日1剂，水煎，早晚分服。

二诊：服上方7剂后，患者手指、腕关节肿胀、热痛减，晨僵亦缓。续上方去桑枝，加乌梢蛇15g。7剂。

三诊：手指、腕关节肿胀、热痛明显缓解，晨僵已无，因其痛已久，故加化瘀之品。处方：忍冬藤30g，络石藤30g，青风藤30g，鸡血藤30g，威灵仙30g，乌梢蛇15g，全蝎10g，制乳香（布包）10g，制没药（布包）10g，川芎10g。7剂。

四诊：关节痛已除，手指、腕关节屈伸已利。续上方加黄芪15g，当归10g，以补益气血。后以此方调理半年余，关节痛未再发。

【按】本案以关节肿胀热痛为主要表现，属于中医"痹证"范畴。"痹者，闭也"，刘老认为本病乃气血亏虚，风、寒、湿、热之邪侵袭机体，闭阻经络，气血运行不畅，日久成瘀，导致以肌肉、关节酸痛麻木、重着、僵直、畸形、肿大灼热等为主要临床表现。本案患者久处潮湿之地，卫外不固，湿邪侵入而起病，闭阻经络，不通则痛，故见手指、腕关节疼痛，湿邪阻滞，气血运行不畅而成瘀，湿浊、瘀血互结，郁而化热，故见关节肿胀热痛，日久不解，更损伤筋骨，故而关节肿大畸形，舌紫黯乃瘀血之候，脉沉滑提示痰湿之象。刘老指出，其治疗当抓住"闭"的病机关键，以通为重，药物以藤类药为主，因其郁而化热，为热痹，故选清通之品如忍冬藤、络石藤、豨莶草清热通痹，又湿为阴邪，寒凉之药，不利化湿，故伍辛温之威灵仙、秦艽助祛湿通经之力，其中威灵仙祛风除湿，通络止痛，秦艽润而不燥，为风中之润剂，既能祛风除湿，又能通络舒筋，青风藤通络止痛力强，为风湿病常用，再佐以川芎活血化瘀而止痛，更入露蜂房、全蝎，因久病入络，取虫类药善搜风通络镇痛之功，以桑枝为使，引药行于上肢。二诊时，更入乌梢蛇，以加强通络祛风止痛之力；三诊时关节诸症缓解，遂去秦艽、豨莶草，入鸡血藤以加强养血荣络之力，更入乳香、没药化瘀通络止痛为治；至四诊时，关节肿痛已消失，但仍不能改弦更张，须巩固疗效，守通泄之法，加黄芪、当归以益气补血，扶正以助祛邪。坚持守方调理半年，多年顽疾，终于得解。

痹证案二（类风湿性关节炎）

高某，女，61岁。初诊日期：2009年3月3日。

[主诉]全身多关节疼痛、活动不利、畸形12年。

[病史]患者于12年前出现全身关节游走性疼痛，可能与住处潮湿有关。继则指、腕、膝关节及腰部疼痛，着而不移，经检查诊为类风湿性关节炎，西药治疗无效。久而出现手指关节、腕关节变形、僵硬，腰痛，起坐不便，渐至生活不能自理，至今卧床已3年。其有亲戚亦因此病在我处治疗获效，2009年春节时探访患者，见其行动困难，将处方交其试用，服用半月，可起床活动，遂在家人扶持下来诊。就诊时见其形体羸瘦，面黄无华，全身多关节疼痛、活动不利、畸形，舌淡，舌下青筋迂曲，苔白滑，脉沉细弱。

[中医诊断]痹证。

[西医诊断]类风湿性关节炎。

[辨证]肾虚寒湿痹阻。

［治法］益肾壮筋骨，祛寒湿通经脉。

［处方］淫羊藿 30g，鹿角霜（布包）30g，鹿衔草 10g，续断 15g，青风藤 30g，威灵仙 30g，附片 10g，细辛 3g，乌梢蛇 15g，防己 10g，桑枝 30g。14 剂，每日 1 剂，早晚分服。

二诊：服上方 14 剂后，患者关节疼痛大减，就诊时已不用家人扶持，可独自行走，因指腕关节僵硬，进食仍需要他人帮助。此乃久病入络，须增加活血化瘀之品。处方：黄芪 30g，淫羊藿 30g，鹿角霜（布包）30g，附片 10g，鸡血藤 30g，青风藤 30g，威灵仙 30g，乌梢蛇 15g，制乳香（布包）10g，制没药（布包）10g，三七片 10g，土鳖虫 10g，川芎 10g。7 剂。

三诊：服上方后关节疼痛已不明显，腕指关节僵硬减轻，用餐已能勉强自理。守方不变，续服 14 剂。

四诊：关节疼痛消失，指腕屈伸已利，用餐时手指活动自如。继以上法加减调治经年，随访无关节疼痛，生活自理，一如常人。

【按】本案患者年龄大，病程长，病情重，有关节活动受限，并出现关节畸形，当处于类风湿性关节炎的严重期、活动期。老年类风湿性关节炎全身症状、晨僵等较明显，并可出现风湿性多肌痛样表现，其治疗颇为棘手，通常西药治疗效果不佳。本案患者亦因关节强直、腰痛等，严重影响日常活动，卧床不起，但经中药治疗，疗效甚为显著。患者病已淹留十余载，就诊时患者骨槁肉陷、面萎无华，此由年届五旬，常年劳作损伤，复因寒湿邪气久留，更伤精气，致肾精亏虚，无以濡养筋骨；更因阳气虚疲，无力行卫外、固护之职，遂使寒湿之邪留着，凝滞于骨节、筋骨，终形成虚实夹杂之顽痹痼疾。故治宜扶正祛邪并施，予补益肾精、祛湿通经。其补肾者，经云："形不足者，温之以气；精不足者，补之以味。"患者精气皆亏，刘老仅用大剂量淫羊藿、鹿角霜两味，药简而力宏，直以温肾填精，使精旺而神复，未用熟地黄、山茱萸等厚味之品者，因味厚者为阴，患者已阳气衰而阴邪盛，用阴药恐重伤阳气而恋邪也。因腰为肾之府，且肾主骨，肾中精气充实，则先天之气壮，腰背强痛大减，一诊后即可下床行走。二诊时，因其仍形体倦怠、瘦削，故更入黄芪，既补形气之不足，又能补脾益肺，促后天以奉养先天，此"气归精，精归化"之谓。其祛寒湿者有三：一用藤类药如青风藤、鸡血藤之属，其中青风藤止痛效佳，鸡血藤有养血通经之用；二用虫蛇类动物药如乌梢蛇、土鳖虫之类，可深入经络，搜剔顽邪积垢，并可行引经药之责，引诸祛湿药直达病所；三用附子、细辛诸温通药，鼓舞肾阳，通行十二经，并除少阴寒湿而止痛。此外，用防己、桑枝利湿通络，更用乳香、没药、三七、川芎活血止痛。由本案可见，对于严重的类风湿性关节炎，甚至是导致关节畸形，严重影响肢体功能的患者，通过温补肾中精气、祛寒湿、利经脉等中药治疗后，不仅可以起到减轻疼痛、麻木、晨僵等症状的作用，而且还能起到改善已经畸形的关节功能的作用，未见明显不良反应。

痹证案三（类风湿性关节炎）

刘某，女，47岁。2011年7月8日初诊。

[主诉] 双手指、腕关节肿痛、屈伸不利，伴晨僵、口眼干燥1年。

[病史] 患者1年前出现手指关节、腕关节肿痛、屈伸不利，伴晨僵，继而出现口眼干燥，在某医院诊断为类风湿性关节炎合并干燥综合征，曾用糖皮质激素等药物治疗，症状稍缓解，但因其副作用较大而停药，并转求中医治疗。症见：双目干涩，如有异物，口干，指、腕关节疼痛、肿胀、屈伸不利，有晨僵现象，舌红，苔薄，脉细。

[中医诊断] 痹证。

[西医诊断] 类风湿性关节炎，干燥综合征。

[辨证] 脾肾阴虚，湿热痹阻。

[治法] 滋阴为主，佐以蠲痹通络。

[处方] 生地黄30g，山药30g，石斛30g，忍冬藤30g，夜交藤30g，络石藤15g，青风藤15g，乌梢蛇15g，露蜂房10g。7剂，每日1剂，早晚分服。

二诊：服上方7剂后，患者口、眼干燥减轻，但关节痛未缓解。仍以养阴为主，续原方14剂。

三诊：患者口眼干燥已不明显，舌有津液，关节痛稍减。阴精渐生，可稍加重蠲痹之品。处方：生地黄15g，山药30g，石斛30g，忍冬藤30g，青风藤30g，威灵仙30g，全蝎10g，乌梢蛇15g，透骨草15g，露蜂房10g，醋延胡索10g。7剂。

四诊：关节痛明显减轻，已无晨僵。仍按原法，药用生地黄15g，山药30g，石斛30g，忍冬藤30g，青风藤30g，威灵仙30g，鸡血藤30g，乌梢蛇15g，全蝎10g，三七片10g，醋延胡索10g。续服14剂。

五诊：关节痛已无，屈伸已利。仍以原方续服月余，病情稳定。

【按】干燥综合征是以侵犯外分泌腺尤其是唾液腺和泪腺为主的慢性系统性自身免疫性疾病，属于中医学"燥痹"范畴。本病累及关节后，可出现关节痛，但临床亦常见合并类风湿性关节炎者。《素问·阴阳应象大论》："热胜则肿，燥胜则干。"患者出现目干、口干为肝、脾脏阴液亏虚之征，其舌红、苔薄、脉细为阴虚化热之佐证；又关节肿胀疼痛，为湿热阻滞筋脉。《素问·至真要大论》提出"燥者濡之"的治疗总原则，刘完素在《素问病机气宜保命集》中则进一步指出燥证治疗"宜开通道路，养阴退阳，凉药调之，荣血通流"，提出用滋阴通络法治疗燥证。刘老认为，干燥综合征合并类风湿性关节炎的中医病机多为脾肾阴虚、湿热阻痹经脉，正宜滋养脾肾阴液而润燥凉营，祛湿通络以利节止痛，但宜以补阴为先，使阴气复，则脉管、筋脉复润，涩滞可行。首诊方中重用生地黄、山药、石斛滋补脾肾阴液；诸藤类药物如忍冬藤、夜交藤、络石藤、青风藤以祛湿活络、通利关节；乌梢蛇、露蜂房善走经络，助藤类药物祛风湿、止疼痛。服药21剂后，口眼干燥已不明显，关节疼痛仍较明显，虽阴虚之外证已不显，但干燥综合征较顽固，仍当滋养脾肾以巩固疗效，另需加重祛湿除痹之力。故去夜交藤，改用青风藤，加醋延胡索，二药活血止痛之力亦较强。半个月后，关节疼痛已明显缓解，再服14剂，关节疼痛已消失。

痹证案四（痛风性关节炎）

仇某，男，51岁。2012年6月3日初诊。

[主诉] 反复右足趾关节红肿热痛2年，复发并右膝肿痛3个月。

[病史] 患者2年前突发右足第一跖趾关节红、肿、热、痛，至某医院检查，血尿酸高于正常，诊为痛风，经治疗后症状缓解，但此后仍反复发作。3个月前，右足第一跖趾关节痛复作，并出现右膝关节肿大，热痛甚剧，用西药治疗无效，遂来求治。刻下见：右膝关节肿大，局部红、热，痛不可触，关节僵硬、畸形、屈伸不利，右足第一跖趾关节亦有红、肿、热、痛，舌红，苔黄腻，脉滑数。右膝关节X线示：关节骨质有不规则缺损。既往有肾癌、右肾切除、强直性脊柱炎病史，自觉身体虚弱，需要加强营养，食用高蛋白类食物较多。

[中医诊断] 痹证。

[西医诊断] 痛风。

[辨证] 湿热痹阻。

[治法] 清热利湿，蠲痹通络。

[处方] 三妙丸加减，苍术 10g，黄柏 10g，川牛膝 10g，萆薢 10g，忍冬藤 30g，青风藤 30g，威灵仙 30g，山慈菇 10g，车前子 10g。7 剂，日 1 剂，水煎，早晚分服。

二诊：服上方 7 剂后，患者膝、足痛稍缓，仍进原方 14 剂。

三诊：患者膝、足痛、热续减，但膝肿、关节僵硬如故。宜加大清热利湿力度，配合化瘀通络之品，方用三妙丸加减，药用苍术 15g，黄柏 15g，川牛膝 10g，车前子 10g，山慈菇 10g，青风藤 30g，威灵仙 30g，汉防己 15g，地龙 10g，制乳香（布包）10g，制没药（布包）10g。续服 14 剂。

四诊：膝、足关节肿痛明显减轻，膝关节屈伸稍利。仍守原方进退，又调治经月，肿消痛止，关节屈伸已利。

【按】《素问·痹论》谓"寒气胜者为痛痹"，故历代医家多用辛温散寒之剂，但刘老认为，本病多具关节发热、红肿及舌红、脉滑数之象，当属湿热为患，故以清利湿热、通络止痛为法。如《明医指掌·痹论》所云："善治（痹）者，审其所因，辨其所形，真知其在皮肤、血脉、筋骨、脏腑浅深之分而调之，斯无危瘤之患矣。若一概混作风湿而用风燥药，谬矣！"方用三妙丸加萆薢、车前子清利下焦湿热，用忍冬藤、青风藤诸藤类药以祛湿通络、清利关节而止痛。治疗得当，至三诊时，痛、热均减，但仍关节僵硬，考虑为湿热之邪痹阻日久，脉络瘀滞，须配合化瘀通络之品，故入地龙、乳香、没药以搜络逐瘀而止痛。药后患者关节活动较前灵活，仍守方调治月余，肿痛俱失，关节屈伸已利。本案提示本病发作期当以清利湿热为法，症状明显者宜加大药物剂量，病久者宜入活血化瘀之品，可以提高临床疗效。

项痹案（颈椎病）

刘某，男，61 岁。初诊日期：2015 年 8 月 27 日。

[主诉] 颈部胀痛 1 年余。

[病史] 患者 1 年前出现颈部胀痛，渐至头枕部，连及巅顶，在当地医院就诊，诊断为"颈椎病"，经治疗未见明显改善，来我处就诊。现症见：颈胀痛，连及后枕部及巅顶，以左侧为主，伴左上肢麻木，眼干涩，左耳胀满感，纳寐可，二便一般，舌淡红，苔薄白，脉细，体型中等，面色偏暗。

［中医诊断］项痹。

［西医诊断］颈椎病。

［辨证］风寒湿痹阻，瘀血阻滞，气血不足。

［治法］祛风散寒除湿，活血通络，益气养血。

［处方］葛桂舒筋饮加减，黄芪30g，葛根50g，丹参30g，桂枝15g，白芍15g，威灵仙20g，鸡血藤30g，姜黄9g，薏苡仁30g，菊花9g。14剂，日1剂，水煎，早晚分服。

二诊：患者颈胀减，左手麻木，无眼干眼涩、左耳胀满感，纳寐可，二便可。上方去菊花，改葛根40g，7剂。

三诊：颈部胀痛已止，无左上肢麻木。续上方14剂，以巩固疗效。

【按】刘老认为，本案患者以颈痛、肢麻为主症，当为颈椎病中颈型和神经根型，属中医学"项痹"范畴。风寒湿邪痹阻左侧太阳膀胱、少阳胆经经络，导致气血瘀滞，经脉不通，故患者出现面暗、颈部胀痛、肢体麻木、耳胀，以左侧为主；气血不足，不能濡养肝目，故两眼干涩；舌淡红，苔薄白，脉细，为气血不足之征。故总以祛风散寒除湿、活血通络、益气养血为法，方用刘老经验效方葛桂舒筋饮加减，方中葛根、桂枝配白芍则取葛根汤意以祛风散寒、通络止痛，威灵仙祛风湿、通经络，辅以薏苡仁利水渗湿，黄芪、白芍益气养血，鸡血藤、丹参、姜黄活血通络，再加菊花以明目。诸药相配，风寒湿邪得解，经络气血得通，故诸症皆愈。

肩凝案（肩周炎）

刘睿，女，47岁。初诊日期：2015年11月5日。

［主诉］肩、颈部酸胀不适数年，加重1年。

［病史］肩颈部酸胀痛，伴颈部活动不利，连及后头部至巅顶部，时太阳穴痛，呈搏动感，受冷后加重，入睡困难，多梦，口干不苦，纳可，二便可，月经量少，色正常，舌淡胖、边有齿痕，苔白稍腻，脉细。

［中医诊断］肩凝证。

［西医诊断］肩周炎。

［辨证］寒凝经脉。

［治法］温经散寒，通络止痛。

［处方］葛桂舒筋饮加减，葛根40g，桂枝15g，白芍15g，姜黄9g，威灵

仙 20g，鸡血藤 30g，白芷 9g，龙骨 15g，牡蛎 30g，川芎 9g，醋延胡索 15g，甘草 9。14 剂，日 1 剂，水煎，早晚分服。

患者之后未就诊，有次介绍他人就诊时告知肩颈部疼痛明显缓解，头痛减轻。

【按】肩凝证又称"五十肩"，是一种以肩关节酸重疼痛、活动受限为主症的病证，多见于五十岁左右，相当于西医学的肩周炎。刘老认为，本案患者为阳气亏虚，卫外力弱，故见受冷后加重，阳虚则寒，寒主收引，经气不利，故见肩颈头等疼痛不适，舌淡胖边齿痕提示阳气亏虚。治宜温经散寒，通络止痛。方中重用葛根以舒经解肌，配合桂枝、白芍以调和营卫，白芷以散寒通络止痛，川芎、醋延胡、姜黄以理气活血，威灵仙、鸡血藤通络止痛等，方证相符，仅一诊而愈。

腰痛案（腰椎间盘突出症）

杨某，男，35 岁。初诊日期：2016 年 9 月 13 日。

[主诉] 腰背部胀痛反复发作 3 月余，再发 1 周。

[病史] 患者于 3 个月前腰背部胀痛，跟天气变化有关，以左侧为主，反复发作，于 1 周前因受凉后出现自觉低热（体温未测），恶寒，咽痒，腰背部胀痛再发，服用感冒颗粒及膏药贴服（具体不详）后，感冒症状缓解，腰痛仍未缓解，遂来求诊。现症见：面色偏暗，咳嗽，痰少、质稀，夜寐欠佳，入睡困难，易惊醒多梦，神疲乏力，腰背胀痛，纳可，二便调，舌红，苔白腻，脉细数。辅助检查：腰部 X 线（2016 年 9 月，国防科技大学校医院）示：腰椎间盘突出症。

[中医诊断] 咳嗽，腰痛。

[西医诊断] 急性上呼吸道感染，腰椎间盘突出症。

[辨证] 风寒束肺。

[治法] 宣肺散寒，止咳化痰。

[处方] 芪苏宣肺汤加减，黄芪 15g，苏叶 10g，防风 10g，柴胡 10g，连翘 15g，百部 6g，杏仁 9g，青蒿 9g，桂枝 9g，甘草 7g。5 剂，水煎，日 1 剂，早晚分服。

二诊：患者咳嗽咳痰消失，腰背胀痛稍减，时觉腰部发冷，易疲乏，寐欠佳，舌淡红，苔白腻，脉沉细。辨证：肾精气亏虚，风寒湿痹阻经络。治法：补肾益气温阳，祛风散寒除湿。处方：重订独活寄生汤加减，黄芪30g，枸杞30g，仙灵脾15g，桑寄生30g，狗脊15g，老鹳草30g，透骨草30g，威灵仙20g，防己15g，独活12g，当归12g，薏苡仁15g。14剂。

三诊：腰背部疼痛较前明显好转，偶有腰背部发冷，乏力减，寐一般，多梦，纳可，二便尚调，舌淡红，苔白腻，脉沉细。处方：黄芪40g，枸杞30g，仙灵脾15g，桑寄生30g，狗脊20g，老鹳草30g，鸡血藤30g，透骨草15g，威灵仙20g，独活15g，制附子9g，人参叶15g，当归12g。14剂。

后患者介绍其他患者来刘老门诊求诊，问其腰痛如何，回答病已痊愈，甚是感谢！

【按】患者因感冒引起腰部疼痛再发，然感冒未愈，根据急则治标原则，应当先治疗外感，故首诊时，刘老用芪苏宣肺汤加减，待感冒愈，再来治疗腰痛。刘老认为腰痛之症病性多属"虚实夹杂"，但虚实有多少之别，新病以实为主，久病以虚为主。患者因近日受风寒湿邪内侵，阻滞经脉，不通则痛，故而腰痛再次发作，病又新起，辨证为肾精气亏虚、风寒湿痹阻腰部经络，病性属虚实夹杂、以实为主，故刘老用自拟重订独活寄生汤加减以补肾益气温阳、祛风散寒除湿，方中独活、桑寄生祛下焦风湿、补肝肾为君药；威灵仙、防己、薏苡仁、老鹳草、透骨草祛风除湿、止痹痛，共为臣；黄芪、狗脊、仙灵脾、当归、枸杞温补肾中精气、强壮腰脊为佐使。方证对应，效如桴鼓。

粉刺案（痤疮）

李某，女，26岁。初诊日期：2016年3月17日。

[主诉]颜面部丘疹反复发作10年。

[病史]患者10年前出现颜面部丘疹，曾服多种西药，反复难愈，平素月经周期正常，但经水量少、色暗。现症见：颜面有绿豆大小扁平坚实丘疹，色红偏暗，以两颧及额部为甚，间有黑头粉刺，脾气急躁，此次月经延期15天，伴痛经，经水较前量少色暗，服益母草颗粒后经水正常，月经方净，纳可，夜寐较差，入睡难，二便调，舌红，苔稍腻微黄，脉细数，体瘦，面色微红，泛油光。

[中医诊断]粉刺。

[西医诊断]痤疮。

［辨证］血热互结，瘀毒内生，兼湿浊内蕴。

［治法］凉血活血，化瘀解毒，辅以祛湿化浊。

［处方］生地15g，菟丝子30g，怀山药30g，牡丹皮15g，丹参30g，香附9g，野菊花15g，百合9g，茯神30g，薏苡仁30g，连翘15g，桔梗9g，黄芩12g，山楂15g。14剂，日1剂，水煎，早晚分服。

二诊：丘疹范围缩减，较前质软，呈灰褐色，情志调，纳寐可，二便调，舌淡，尖稍红，苔薄，脉细数。上方减百合、茯神，改丹参15g。14剂。

三诊：丘疹已消退大半，仅隐约可见，纳寐可，二便调，月事如期。续上方7剂。

电话随访，粉刺时有偶发，易自行消解。

【按】刘老认为，西医痤疮属于中医学"粉刺"范畴，以青少年多见，其发病多与饮食不节、情志不畅、内分泌功能失调等因素相关，病机多为血热互结，瘀毒内生，湿浊内蕴。本案患者见面部丘疹，色红偏暗，月经量少色暗，舌红，苔薄，脉细数，为血热内盛，郁结酿毒，灼营成瘀之征象。《素问·至真要大论》曰："诸痛痒疮，皆属于心"，《灵枢·玉版》谓："病之生时，有喜怒不测，饮食不节，阴气不足，阳气有余，营气不行，乃发为痈疽。阴阳不通，两热相搏，乃化为脓。"故用凉血活血、化瘀解毒之法，药用生地、牡丹皮凉血活血，丹参活血化瘀、清心安神，黄芩、连翘、野菊花清热解毒，菟丝子、怀山药、香附补肾疏肝以调经，桔梗引药上行，伍以薏苡仁利湿排脓，同时用百合、茯神来宁心安神、助其睡眠，山楂一味既活血化瘀，又能消食健胃助其运化。诸药合用，痤疮自消。

蛇串疮案（带状疱疹后遗症）

李某，女，68岁。初诊日期：2016年2月4日。

［主诉］头枕部疼痛3周余。

［病史］患者于3周前感冒后出现头痛，呈放射性，以枕部为甚，恶寒，发热，鼻塞，服用感冒清胶囊后症状缓解，但头痛未见明显缓解，渐渐出现丘疹、水疱，大小如绿豆，皮损向颈部蔓延，伴有烧灼感，触之痛甚，到某医院就诊，诊断为带状疱疹，予以伐昔洛韦等抗病毒治疗，病情得到控制，丘疹及水疱减少，但疼痛未减轻，再次来该院诊治，考虑为带状疱疹后遗症，予以维生素B$_1$、甲钴胺、普瑞巴林等药物治疗，疼痛发作时间及次数有所减

轻，仍未达到预期效果，故来我院门诊治疗。现症见：丘疹色暗红，水疱大部分已消退，头部有灼痛、刺痛，甚则牵拉痛，口微干，大便偏干，小便调，舌黯红，苔薄微黄，脉滑。

［中医诊断］蛇串疮。

［西医诊断］带状疱疹后遗症。

［辨证］热毒阻滞经络。

［治法］清热解毒，活血通络，缓急止痛。

［处方］青银解毒汤加减，大青叶15g，连翘15g，白芍50g，三七片30g，醋延胡索30g，野菊花15g，甘草15g，茯神30g，金银花15g，葛根30g。7剂，水煎，日1剂，早晚分服。

二诊：皮疹大部分结痂，疱疹基本消退，疼痛减轻，于上方加制乳香9g，制没药9g，续服7剂。

【按】蛇串疮的中医治疗多从肝经湿热入手，但刘老常用清解热毒之法，自拟青银解毒汤来治疗本病。方中大青叶清热解毒、凉血消斑，配金银花既可清热解毒，又可透营转气，共为君药；连翘、野菊花清热解毒、散结消肿为臣药；火毒郁结不解，灼及营阴，致经脉阻滞、络脉绌急，故疼痛剧烈，遂予白芍、甘草益营阴而缓急止痛，为佐使之药。诸药配合，共达清解热毒、止痛消疹之效。疼痛不减，加三七片、醋延胡索增加活血止痛之力；口微干，加葛根生津止渴，解肌透疹。本病神经痛尤为顽固，故于复诊时加入没药配乳香，加强行气活血、散瘀止痛之力。

白疕案（银屑病）

张某，女，26岁。初诊日期：2016年9月19日。

［主诉］双上肢、前胸斑丘疹12年。

［病史］患者12年前出现四肢红疹，上覆有白色鳞屑，瘙痒难忍，经当地皮肤医院诊断为银屑病，内治、外治效果不显，因工作繁忙，未坚持用药，致使皮疹扩展到前胸部。现症见：双手臂及前胸散在红疹，高出平面，瘙痒，皮疹对称，呈暗红色，不自行消退，常在天气干燥时明显，心烦易躁，纳可，夜寐欠佳，小便可，舌黯胖、边有齿痕，左脉弱，右脉数。

［中医诊断］白疕。

［西医诊断］银屑病。

[辨证] 阴虚血热血瘀。

[治法] 凉血活血，滋阴养血，祛风止痒。

[处方] 生地 30g，牡丹皮 15g，赤芍 15g，荆芥 9g，防风 9g，黄芩 12g，黄连 9g，白鲜皮 30g，当归 12g，蝉蜕 7g，柴胡 9g，山楂 15g。7 剂。

二诊：红疹部分消退，瘙痒减，夜寐尚可。效不更方，又服用 1 个月。

三诊：红疹大部分消退，偶有瘙痒，较前明显减轻，遂再服用 1 个月。

【按】刘老认为本案患者表现为双上肢及前胸红疹、瘙痒难忍、呈暗红色，为血虚成瘀，郁久化热、化毒所致；又热为温之渐，火为热之极，火邪既能生风动血，又能扰乱心神，故见心烦易躁，夜寐欠佳。因此，刘老选用生地、赤芍、牡丹皮凉血活血、养血滋阴，取"治风先治血，血行风自灭"之意；用防风、荆芥、蝉蜕疏风止痒；黄连、黄芩泻火解毒；白鲜皮、当归、山楂活血化瘀止痒，同时加以少许柴胡来疏肝解郁，加强疏风之功。

口疮案（复发性口腔溃疡）

李某，女，57 岁。初诊日期：2006 年 8 月 13 日。

[主诉] 口腔溃疡反复发作 20 余年，加重 2 年。

[病史] 口腔溃疡初起发作间隔时间长且症状轻，渐而发作益频，稍食辛辣煎烤类食物即发，稍有劳累或心境不佳时亦发，近 2 年更是旋愈旋发，近 1 年内口疮竟未曾痊愈。屡经西医治疗无效，曾服中药，但入口即吐，易数医均如此，患者深为所苦，经人介绍来诊。现症见：唇、颊、舌、龈多处溃疡，表面色黄白，周围有红晕，溃疡处疼痛，口干欲饮，舌红，苔薄黄而干，脉细数。

[中医诊断] 口疮。

[西医诊断] 复发性口腔溃疡。

[辨证] 热毒阴虚。

[治法] 清热解毒，养阴生津。

[处方] 山药 15g，石斛 10g，淡竹叶 5g，升麻 20g，蒲公英 15g，蚕沙 10g，露蜂房 10g，甘草 5g。7 剂，日 1 剂，水煎，早晚分服。

二诊：服上方 7 剂后，口疮已愈，服药未呕。效不更方，续服 1 个月。此后随访 3 个月，未复发。

【按】口疮一病，古之医家多从火热而论，如《诸病源候论》："夫手少阴心之经也，心气通于舌。足太阴脾之经也，脾气通于口。脏腑热盛，热乘心脾，气冲于口与舌，故令口舌生疮也。"刘老认为，口疮之为病，反复发作，经久难愈，多为虚实夹杂为患。本例患者疮周红晕、舌红、苔薄黄、脉数均为热毒之征，热毒日久不解，阳胜则阴病，脉细、口干欲饮、苔干即是阴虚津伤之象。故治宜清热解毒，养阴生津。方用山药、石斛以益脾养阴，以达"壮水之主以制阳光"之目的，升麻、蒲公英清热解毒，刘老认为升麻尤善解头面火毒，故方中重用升麻，久病入络，露蜂房解毒通络止痛，淡竹叶、蚕沙清热利湿，引热毒从小便而解，诸药共奏清热养阴之效。二十余年顽疾，调治一月而愈，三月未发，疗效显著。

癌病案一（肺癌脑转移放化疗后）

吴某，男，51岁。初诊日期：2016年3月3日。

[主诉] 肺癌并脑转移放化疗后1年3个月。

[病史] 1年余前发现肺癌并脑转移，于当地医院行放化疗，多次查头颅MRI示：左侧枕叶及左侧小脑半球中线旁肿块，考虑转移瘤，梗阻性脑积水。肺部CT示：右上肺周围型肺癌放化疗后改变，右肺上叶高密度肿块大小约2.7cm×3.8cm。为求诊治，遂来我处。刻下见：面色黑，精神差，语声低微，右胸紧绷感，无头晕头痛，口干喜饮，晨起口苦，纳寐可，二便调，舌红，苔滑，脉细数。

[中医诊断] 癌病（肺癌）。

[西医诊断] 肺癌并脑转移放化疗后。

[辨证] 气阴两虚，热毒痹阻。

[治法] 益气养阴，清热解毒。

[处方] 黄芪50g，太子参25g，白术15g，石斛12g，薏苡仁30g，八月札30g，臭牡丹30g，白花蛇舌草30g，白英15g，半枝莲15g，麦芽15g，鸡内金10g，山楂15g，葛根30g。14剂，每日1剂，水煎，早晚分服。

二诊：右胸紧绷感，口中和，一般情况可，纳寐可，二便一般，舌淡红，苔薄黄，脉细数。2016年3月12日复查肺部CT示肿块较前缩小（大小约2cm×3cm）。头部MRI增强示：左侧枕叶及左侧小脑半球中线转移瘤，较前缩小，强化减低，脑萎缩，梗阻性脑积水治疗后改变。上方去葛根、白英，加土茯苓50g。14剂。

三诊：精神好转，右胸紧绷感减轻，纳寐可，二便调，舌淡，苔薄黄，脉细数。处方：黄芪30g，太子参30g，怀山药30g，石斛12g，砂仁9g，薏苡仁30g，八月札30g，土茯苓60g，白英15g，臭牡丹30g，蒲公英30g，麦芽15g，鸡内金10g，山楂15g，陈皮9g。14剂。

四诊：面色转华，右胸紧绷感稍减，右肩背酸痛，纳寐可，二便调，舌淡，苔薄，脉细。处方：黄芪30g，太子参30g，薏苡仁30g，八月札30g，石斛15g，莪术25g，白花蛇舌草30g，半枝莲30g，白英15g，丹参30g，醋延胡索15g，麦芽15g，鸡内金10g，香附9g，山楂15g。14剂。

五诊：出现盗汗，稍有右胸部紧绷感，近日受凉后流清涕，舌淡，苔薄，脉细弱。复查肺部CT示：右上肺中央型肺癌放化疗后，肿块强化程度较前增高（较前进展可能），建议定期复查；右侧少量胸腔积液。头部MRI大致同前。颈部淋巴结彩超：右侧颌下区见多发淋巴结肿大。处方：黄芪40g，太子参30g，薏苡仁30g，八月札30g，石斛15g，莪术25g，白花蛇舌草30g，白英15g，丹参30g，醋延胡索15g，麦芽15g，鸡内金10g，香附9g，山楂15g，地骨皮15g，土茯苓50g。14剂。

六诊：盗汗已无，偶有右胸牵扯感，纳寐可，二便调。舌淡，苔薄，脉细略滑。查肺部PET-CT：右肺上叶软组织密度结节影，符合肺癌，局部肿瘤细胞仍处于代谢活跃状态；右肺上叶放射性纤维化病灶，肺气肿；双胸膜轻度增厚。处方：太子参30g，薏苡仁30g，八月札30g，石斛15g，莪术25g，白花蛇舌草30g，丹参30g，醋延胡索15g，麦芽15g，鸡内金10g，山楂15g，地骨皮15g，土茯苓50g，黄芪40g，臭牡丹30g，猪苓15g，树舌15g。14剂。

七诊：现寐浅易醒，早醒，右胸部牵扯感已无，口干喜饮，纳呆，夜尿1~2次，大便可。舌淡胖，苔薄，脉细。查肺癌放化疗后病检：（右上肺）检材见大量坏死及纤维组织增生，未见明确残存癌，符合化疗后反应；（支气管残端）未见癌细胞；淋巴结未见癌转移。复查肺部CT示：右上肺周围型肺癌放化疗后改变，结节消失；右肺新增病灶，放射性肺炎？其他不排，建议定期复查；右侧少量胸腔积液，较前增多。头部MRI示：肺癌脑转移放化疗后改变，左侧枕叶病灶较前吸收，未见明显强化，左侧小脑半球病灶强化程度较前减低。处方：北黄芪30g，西党参15g，炒白术15g，茯苓10g，西砂仁10g，炒麦芽30g，鸡内金10g，山楂炭15g，白豆蔻10g，陈皮10g，北五味10g，八月札30g，甘草5g。21剂。之后，患者多次就诊调理，未再诉胸部紧绷感。

【按】本案为肺癌晚期脑转移放化疗后患者。患者以胸部紧绷感为主诉，虽无明显脾虚食滞表现，但出现精神差、语声低微、口干、舌红、脉细数等气阴不足症状。刘老认为治当顾护正气，益气养阴，健运脾胃，以培气血生化之源，同时适当予以清热解毒抗癌之品。故予以黄芪、太子参、白术、石斛健脾益气、养阴润肺；麦芽、鸡内金、山楂健脾开胃、行气消食；八月札、薏苡仁健脾和胃、清热散结；臭牡丹、白花蛇舌草、白英、半枝莲等清热解毒、软坚散结；另予以葛根升津止渴。患者口干喜饮考虑两个方面导致，一个为放疗火毒耗伤津液，一个为脾失健运、津液积聚中焦不能上承所致。患者虽口干但苔滑提示湿气积聚，故仅稍入石斛养阴，予以大量健脾之品助运化，加葛根及黄芪上升之意助益气助津液上承，气血津液运行则口干自消。

二诊者口中和，阴虚症状已不明显，胸部紧绷感减轻，肺内肿块及脑内转移灶均有缩小。效不更方，患者口干已无，上方去葛根、白英，加土茯苓50g增加除湿解毒之功效。三诊患者精神转佳，胸部紧绷感继续减轻，仍以健脾调中为主，予以原方加减，改土茯苓为60g，入白英、蒲公英旨在加强清热解毒功效，加怀山药补脾养胃、生津益肺。四诊患者面色转华，但出现肩背酸痛，考虑气虚运行不畅，气血瘀滞故加入莪术、丹参、醋延胡索、香附益气活血止痛。五诊者有盗汗，仅稍有右胸部紧绷感，有阴虚症状，继续以上方适当加减，入地骨皮清虚热止盗汗，有胸腔积液，仍加入土茯苓清热利湿。六诊者盗汗已无，患者体质尚可，仅偶有胸部牵扯感，但检查示肿瘤仍处于活跃状态，在健运脾胃扶正的同时加强祛湿效果，入猪苓利水而不伤阴，加树舌清热散结抗肿瘤。七诊患者胸部牵扯感已无，但出现寐浅易醒、口干等症状，检查示右肺结节消失，但有新增病灶性质待定，病检未见癌，脑部肿瘤未见明显变化，情况好转。患者寐浅易醒考虑脾胃失运，气血不能濡养心神以及阴虚阳亢、阳不入于阴等原因所致，故仍予以六君子汤加减，去土茯苓、猪苓等，改地骨皮为五味子滋阴安神。之后患者坚持中药治疗，未再诉胸部紧绷感。

癌病案二（肺癌骨转移放化疗后）

吴某，男，59岁。初诊日期：2016年8月25日。

[主诉] 发现右胸部肿块伴右胸疼痛4月余。

[病史] 患者4个月前因"胸痛"于当地医院就诊，查胸部CT示右胸部

肿块，穿刺活检示腺癌伴鳞化。5月4日查PET-CT示右上腋侧胸壁软组织肿胀，右第3肋腋前段骨质破坏，于相应部位见异常放射性浓聚影，考虑恶性肿瘤，不除外肺癌侵犯邻近肋骨可能；双肺泡性肺气肿及多发肺大泡。故去省肿瘤医院就诊，诊断为原发性支气管肺癌（右上肺腺癌伴鳞化 T4N0M0 Ⅲ期），后行化疗4次，放疗15次，末次化疗时间为2016年8月2日，拟近日加强化疗。8月4日复查胸部增强CT：右胸壁肿块较前缩小，邻近右第3前肋骨骨质破坏同前；慢支、肺气肿并肺大泡同前。8月12日查血常规示白细胞 2.94×10^9/L。为求中医诊治，遂来求诊。刻下见：体格偏瘦，面唇偏暗，发秃，精神差，右胸部疼痛，稍咳，少量白稀痰，稍感疲乏，口干，纳可，入睡难，二便调，舌黯，苔白，脉细弱。既往有糖尿病史，服用西格列汀＋阿卡波糖＋格列齐特，现血糖控制可。

［中医诊断］癌病（肺癌）。

［西医诊断］肺癌并骨转移放化疗后。

［辨证］正气亏虚，痰瘀毒互结。

［治法］健脾扶正，化痰解毒，活血止痛。

［处方］太子参15g，白术15g，怀山药30g，砂仁9g，薏苡仁30g，八月札30g，鸡血藤30g，陈皮9g，麦芽15g，鸡内金10g，石韦30g，山楂15g，三七片20g，醋延胡索20g。14剂，日1剂，水煎，早晚分服。

二诊：精神可，面偏暗，发秃。于9月8日行化疗1次，拟今日行第二次化疗。服药后精神转佳，仍诉右胸部疼痛，服用止痛药后稍有缓解，尚可耐受。无咳嗽咳痰，便溏，日3~4行，时呈水样，伴矢气、嗳气、腹胀，纳呆，口干，入睡难，易醒，舌黯有裂纹，苔白，脉细。处方：太子参30g，炒白术10g，山药15g，石斛10g，佩兰10g，砂仁10g，陈皮10g，八月札30g，鸡矢藤30g，三七片25g，醋延胡索25g，神曲15g，山楂炭15g。14剂。

三诊：体瘦，发秃，精神可。9月29日行第二次化疗，副反应大，恶心呕吐，疲乏，肝肾功能受损，停止化疗。现精神尚可，仍右胸部疼痛，隐痛为主，服止痛药可控制，大便已调，无腹胀，纳可，夜寐易醒，每2小时醒一次，复睡可，口中和，舌黯，苔白腻，脉细弱。处方：太子参30g，炒白术10g，怀山药15g，八月札30g，佩兰10g，砂仁10g，白花蛇舌草30g，半枝莲15g，薏苡仁30g，鸡矢藤30g，三七片30g，醋延胡索25g，神曲14g，山楂炭15g。30剂。

四诊：体瘦，精神可，面稍黄，发稍增多。6次化疗后未再行化疗。现右胸疼痛稍有增加，隐痛为主，稍有挤压感，服止痛药睡眠可，多食则欲呕，无腹胀，口干，二便调，寐尚可，舌黯，苔白腻，脉细弱。处方：太子参30g，山药40g，金石斛15g，麦冬12g，法半夏6g，八月札30g，臭牡丹30g，白英15g，鸡矢藤30g，三七片30g，醋延胡索30g，佩兰15g，厚朴15g，枳实12g，炒麦芽30g。30剂。

五诊：体瘦，头发浓密，精神佳，右胸疼痛，不影响睡眠，活动则不适，偶胸部有刺痛感，平躺则可，止痛药同前，寐呈间断性，2小时醒一次，可复睡，口干，纳可，大便干，小便少，舌尖稍红，苔白，脉细。处方：太子参30g，白术30g，石斛10g，麦冬15g，八月札30g，白英30g，三七片30g，醋延胡索35g，制乳香9g，制没药9g，砂仁10g，丹参15g，全蝎颗粒6g，蜈蚣2条，蒲公英30g，白花蛇舌草30g，佩兰15g，厚朴25g，山楂15g。25剂。

患者现在仍在门诊就诊，精神转佳，止痛药减量，疼痛尚能控制，睡眠有所改善。

【按】本案患者为肺癌晚期骨转移，正气亏虚，痰瘀毒互结，深入骨髓，预后不佳。刘老认为此则应留人治病，扶正祛邪。患者精神差、疲乏、脉细弱为正虚之象；体格偏瘦为阴虚之体，兼有口干，有阴虚之象，阴虚阳盛，阳不入于阴，则入睡难；面唇偏暗、右胸部疼痛为瘀血阻滞、痰毒蕴结之征；发乃血之余，气血同源，患者正气亏虚故发秃不长。综合脉症，予以健脾扶正、化痰解毒、活血止痛为法治疗。用太子参、白术、怀山药、砂仁、陈皮、麦芽、鸡内金、山楂健运中焦脾胃，以扶助正气；薏苡仁、八月札清热化痰散结抗肿瘤；石韦泻浊祛湿排毒，对于放化疗导致的白细胞减少疗效较好。刘老认为，砂仁辛散温通，长于和胃调中，温中止痛，并且芳香流动，开通肾气，与麦芽、鸡内金、山楂同用，助脾胃运化，并有补血补肾长发之意。李时珍《本草纲目》中记载："延胡索能行血中气滞，气中血滞，故专治一身上下诸痛，用之中的，妙不可言。"并且古代大量文献中均有记载延胡索止痛作用，现代药理研究表明延胡索有镇痛作用，兼有镇静、镇吐、促眠的作用，刘老也多用此药治疗癌性疼痛，并且刘老强调延胡索醋制之后镇痛效果更佳，故用醋延胡索与三七、鸡矢藤同用行气活血止痛。

二诊患者为加强化疗一次后，精神转佳，但出现便溏，日3~4行，时呈水样，伴矢气、嗳气、腹胀、纳呆、口干、舌黯有裂纹、苔白、脉细等阴虚夹湿、湿浊中阻之象，故予以石斛加强补阴效果的同时，入佩兰芳香化湿，醒脾开胃。三诊患者大便已正常，舌无裂纹，苔白腻提示仍有湿浊，但化疗副反应重，恶心呕吐，仍以健脾扶正为主，入白花蛇舌草、半枝莲清热解毒，加强抗肿瘤效果，同时加大三七用量，活血祛瘀止痛。四诊患者未行化疗，面色由暗转黄，头发增多，提示患者正气趋复，气血新生。有多食则欲呕、口干等症状，湿阻中焦，胃气上逆则呕，津液不能上呈则口干。厚朴苦辛温燥，善除胃中气滞，长于下气，燥脾家湿郁，消无形之湿满，正如《医学衷中参西录》所说："治胃气上逆，恶心呕哕，胃气郁结，胀满疼痛，为温中下气之要药。"在这里，刘老健脾扶正为主，将厚朴、佩兰、枳实同用升中有降，醒脾开胃，降逆止呕。五诊患者头发浓密，精神佳，十分高兴，但疼痛增，故刘老在健脾益气养阴的同时，入乳香、没药加强活血止痛之用，《医学衷中参西录》曰："乳香，气香窜，味淡，故善透窍以理气。没药，气则淡薄，味则辛而微酸，故善化瘀以理血。其性皆微温，二药并用为宣通脏腑流通经络之要药，故凡心胃胁腹肢体关节诸痛皆能治之。"另予以全蝎、蜈蚣攻毒散结、通络止痛，蒲公英、白花蛇舌草清热解毒、消肿散结，加强抗肿瘤作用，此乃扶正祛邪之法。

癌病案三（垂体瘤术后放疗后）

宋某，男，50 岁。初诊日期：2016 年 7 月 21 日。

[主诉] 发现垂体瘤 10 余年，垂体瘤术后放疗后伴视物不能回忆 3 年。

[病史] 患者自诉于 10 余年前因"头胀伴记忆力、判断力、定向力减退，伴面容改变、肢端肥大"于当地医院就诊，诊断为"垂体瘤"，于 2013 年行垂体切除术，术后行放疗 30 次后病情好转出院。出院后未服用西药治疗，一直多方就医，寻求中药调理。刻下见：体型高大，语声重浊，性情较急，毛发皮肤粗糙，面色暗，肢端肥大，颧高脸长，鼻大唇厚，杵状指，头中昏蒙且胀，蒙昧不知身处何处，记忆力、定向力差，无法回忆上一秒所视之物，视物在脑海中成像模糊，能认识他人，无法认知镜中自身相貌，不知自己长相，性功能减退，持续性胸闷不适，平素大便溏，日 2 行，周身困重，纳寐可，口中和，舌淡白、齿痕，苔白厚腻，脉细右兼滑。

[中医诊断] 癌病（垂体瘤）。

[西医诊断] 垂体瘤术后放疗后。

［辨证］脾肾亏虚，湿痰瘀阻窍。

［治法］补益脾肾，祛湿化痰，活血开窍。

［处方］党参15g，炒白术15g，砂仁9g，石菖蒲12g，草豆蔻9g，郁金12g，淫羊藿15g，夏枯草15g，土茯苓30g，地龙15g，丹参30g，葛根30g，山楂炭15g，陈皮9g，川芎15g，生牡蛎30g。28剂，日1剂，水煎，早晚分服。

二诊：记忆力减退较前改善，本无法回忆刚看过的画面，现较前明显好转，成像较前稍清晰，前额胀、性功能减退同前，便溏，日1行，无腹痛，舌淡胖、齿痕，苔白腻，脉细弱。处方：黄芪30g，党参15g，炒白术15g，砂仁9g，草豆蔻15g，仙灵脾15g，土茯苓50g，石菖蒲9g，郁金9g，葛根30g，丹参30g，地龙15g，枸杞30g，神曲12g，山楂炭15g。28剂。

三诊：记忆力减退较前有所改善，大便已成形，头昏头胀，持续性胸闷8年，下肢困重，性功能减退同前，纳寐可，舌淡胖、齿痕，苔白腻，脉细弱。处方：黄芪30g，炒白术10g，党参15g，淫羊藿15g，枸杞30g，菟丝子20g，五味子10g，石菖蒲15g，郁金15g，丹参15g，川芎10g，地龙10g，山楂炭30g。28剂。

四诊：头昏胀减，记忆力减退改善，现脑海中可呈现所视之物，头皮麻，下肢困重，乏力，胸闷减，性功能减退同前，纳寐可，二便调，舌淡胖、裂纹，苔白中黄，脉细弱略数。处方：北黄芪40g，西党参15g，炒白术15g，淫羊藿20g，枸杞30g，菟丝子30g，覆盆子15g，刺五加30g，北五味10g，土茯苓25g，石菖蒲10g，丹参15g，地龙10g，山楂炭30g。28剂。

五诊：头胀已无，视物回忆图像较前清晰，仍头昏沉，持续性胸闷减轻，学习能力差，性功能减退同前，纳寐可，二便调，舌淡胖、裂纹，苔白，脉细数。处方：黄芪30g，党参15g，炒白术15g，淫羊藿20g，枸杞30g，菟丝子30g，覆盆子15g，葛根30g，丹参30g，降香10g，刺五加30g，五味子10g，地龙10g，山楂炭30g。应患者要求，考虑其居住山东来往不易并病情好转，情况明朗，予56剂。

六诊：诊前忽然跪地而拜，谢曰：能回忆所视图像30分钟，图像较前清晰，定向能力好转，能知自身相貌。忆术后三年，头中昏蒙，蒙昧不知身处何处，四处游荡，今头脑渐清，十分感谢。刘老惊起而扶：医者本分而已。刻下：面色红，精神佳，面容渐恢复，杵状指恢复正常，视物成像较前清晰，半小时后仍可在脑中成像，能知自身相貌，头胀同前，无头晕，胸闷大致同五诊，性功能减退同前，判断力、定向力增强，纳寐可，大便正常，舌淡、有裂纹，苔白浊，脉细。处方：黄芪30g，党参15g，炒白术15g，薤白10g，葛根30g，丹参30g，淫羊藿15g，巴戟天15g，砂仁9g，桂枝12g，制附子（先煎）12g，地龙15g，草豆蔻9g，川牛膝15g，山楂15g，补骨脂15g。56剂。

患者目前仍在门诊就诊，因家里经济来源有限且路途遥远，故后来未坚持连续服药，偶有间断，但来诊时，每每诉病情较前明显改善，感谢万分！

【按】此例患者为典型垂体瘤表现，行垂体瘤术后放疗后症状无明显缓解。患者肢端肥大、面容改变，面色暗，头中昏蒙，蒙昧不知身处何处，为痰瘀阻窍所致；持续性胸闷不适，平素大便溏，周身困重，舌淡白、齿痕，苔白厚腻，脉细右兼滑等，为脾虚湿盛症状；患者脾虚，气血生化无源，肾精气充养乏源，故出现记忆力、判断力、定向力、性功能均减退等肾精气亏虚症状。故予以党参、炒白术、砂仁、草豆蔻、陈皮健脾祛湿，丹参、川芎、地龙、葛根、山楂炭活血化瘀通络，淫羊藿补益肾中精气，石菖蒲、郁金开窍醒神。《本草从新》谓石菖蒲"辛苦而温，芳香而散。补肝益心，开心孔，利九窍，明耳目，发声音，祛风除湿，祛痰消积，开胃和中，疗噤口毒痢"，刘老认为其最主要的功能为开脑窍、醒脑神，所以刘老广泛将其应用于意识障碍和智能异常疾病，且常与辛苦寒之郁金配伍。患者有头昏、性情急躁表现，为痰瘀化热阻窍、重阳则狂的表现，但不明显，故予以夏枯草、土茯苓清热解毒散结的同时，予以生牡蛎重镇安神，并防止辛散化湿药过多，出现阳亢神乱现象。药后患者记忆力改善，视物成像较清晰，脾虚便溏症状减轻，随后继续予以前法选加黄芪、枸杞、菟丝子、五味子、刺五加、补骨脂等药以补肾生髓，调理6月余，药证相符，多年瘤疾，终得控制。

癌病案四（非霍奇金淋巴瘤术后化疗后）

刘某，女，64岁。初诊日期：2016年2月4日。

[主诉]非霍奇金淋巴瘤术后、化疗后1月余。

[病史]患者诉1个月前入住湖南省某三甲医院，行剖腹探查并行小肠切除肠吻合术，经病理检查诊断为非霍奇金淋巴瘤（弥漫性大B细胞型Ⅲ期B组），予以R-CHOP化疗方案（利妥昔单抗+长春瑞滨+吡柔比星+环磷酰胺）治疗后出院，为求中医治疗，遂来求诊。刻下见：术后流质饮食，食欲

差，神疲乏力，入睡难，寐浅，二便一般，舌黯、有瘀斑，无苔，脉细数。

辅助检查：全腹 CT 示下腹小肠肠壁增厚并腹腔内部分淋巴结增大、左侧腹膜结节样增厚，双侧肾上腺区肿块，考虑肿瘤（淋巴瘤？）。术后病理组织检查示（小肠、大网膜结节及肠旁淋巴结）淋巴造血系统肿瘤，结合免疫组化符合弥漫性大 B 细胞型淋巴瘤，手术断端未见肿瘤，（肠系膜）找到淋巴结 15 粒，其中 9 粒淋巴结可见肿瘤。骨髓活检示白细胞分布大致正常，分类中粒细胞偏高，淋巴细胞偏高，成熟红细胞大小不等，血小板成簇分布。

［中医诊断］癌病（淋巴瘤）。

［西医诊断］非霍奇金淋巴瘤术后化疗后。

［辨证］脾胃气虚，瘀毒互结。

［治法］健脾益气，化瘀解毒。

［处方］黄芪 30g，生晒参 10g，党参 15g，怀山药 30g，白术 15g，薏苡仁 30g，八月札 30g，鸡矢藤 30g，砂仁 9g，陈皮 9g，麦芽 15g，鸡内金 10g，山楂 15g，北五味 9g，升麻 15g。14 剂，日 1 剂，水煎，早晚分服。

二诊：患者第 2 次化疗后已出院。刻下：纳呆，食而无味，口淡，吃山楂则腹痛，无呕恶，伴神疲乏力，寐浅易醒，二便调。处方：黄芪 30g，生晒参 10g，党参 15g，怀山药 30g，白术 15g，石斛 12g，石韦 30g，薏苡仁 30g，八月札 30g，砂仁 9g，白花蛇舌草 30g，陈皮 9g，麦芽 15g，神曲 12g，鸡内金 10g，合欢皮 30g，茯神 30g，大枣 9g。14 剂。

三诊：患者面色晦暗，已行第 3 次化疗。服药后神疲乏力稍减，夜寐改善，现动则出汗，以胸部以上为主，少气，稍头昏，心悸，食而无味，纳一般，舌黯、有瘀斑，无苔，脉细数。处方：黄芪 30g，太子参 25g，五味子 9g，石斛 15g，怀山药 30g，砂仁 9g，茯神 30g，昆布 15g，海藻 15g，陈皮 9g，桑叶 15g，麦芽 15g，鸡内金 10g，神曲 12g，浮小麦 30g，牡蛎 30g，刘寄奴 30g。14 剂。

四诊：患者面色转华，已行第 4 次化疗，化疗期间有轻微胃肠道反应。刻下：无恶心呕吐不适，神疲乏力稍减，动则出汗减，时头昏，无心悸，夜寐改善，纳一般，二便调，口中和，舌黯、瘀斑减，少苔，脉细数。处方：黄芪 15g，太子参 25g，石斛 15g，怀山药 30g，砂仁 10g，法半夏 9g，麦芽 15g，竹茹 9g，苏梗 9g，鸡内金 10g，浮小麦 30g，牡蛎 30g，仙鹤草 50g，山楂 15g。14 剂。

五诊：患者面色转华，已行第 5 次化疗，化疗期间恶心，食欲减退。刻下：无恶心呕吐不适，动则出汗减，仍神疲乏力，食欲差，心悸，头昏已无，时入睡难，二便可，口中和，舌黯、瘀斑减，苔滑，脉细数。查血常规：白细胞：$6.5 \times 10^9/L$，血红蛋白浓度：$100g/L \downarrow$，血小板：$186 \times 10^9/L$。处方：黄芪 30g，生晒参 10g，太子参 20g，怀山药 30g，石斛 15g，砂仁 10g，法半夏 12g，枳壳 15g，黄连 5g，仙鹤草 50g，香橼 9g，佛手 9g，乌贼骨 30g，升麻 15g，麦芽 15g，鸡内金 10g，山楂 15g。14 剂。

六诊：第 6 次化疗，血白细胞降至 $1.94 \times 10^9/L$，经升白细胞药物治疗后为 $2.85 \times 10^9/L$。上周感冒，现偶咳嗽，无痰，动则汗出，乏力，纳欠香，心悸，夜寐好转，舌淡、有瘀斑，苔少而滑，脉细滑。处方：黄芪 30g，太子参 25g，白术 15g，山药 30g，薏苡仁 30g，八月札 30g，石韦 30g，升麻 15g，白花蛇舌草 30g，麦芽 15g，鸡内金 10g，山楂 15g，砂仁 9g，大枣 9g，藤梨根 15g。14 剂。

七诊：现化疗疗程已完成。刻下：面色欠华，偶咳、无痰，平卧时显，动则汗出、神疲乏力减，夜寐改善，仍寐浅、入睡难，口中和，纳可，大便一般，小便频，舌黯、瘀斑，苔白，脉细滑。查 PET-CT 示小肠术后改变，局部未见复发；双侧肾上腺增粗伴糖代谢异常增高，考虑淋巴瘤浸润肾上腺化疗后较前明显好转；中下腹切口疝；右肺中叶内侧段纤维灶。处方：黄芪 30g，太子参 30g，白术 15g，山药 30g，薏苡仁 30g，八月札 30g，臭牡丹 30g，昆布 20g，海藻 20g，猫爪草 30g，半枝莲 15g，砂仁 9g，麦芽 15g，鸡内金 10g，山楂 15g，升麻 15g。14 剂。

八诊：面色转华，服药后有轻松感，神疲乏力、动则出汗减，夜寐改善，偶干咳、平卧时显，纳香，大便调，口中和，舌黯、瘀斑，苔薄黄，脉细滑数。处方：黄芪 30g，太子参 30g，白术 15g，山药 30g，薏苡仁 30g，八月札 30g，臭牡丹 30g，昆布 20g，猫爪草 30g，半枝莲 15g，砂仁 9g，麦芽 15g，鸡内金 10g，山楂 15g，升麻 15g，白花蛇舌草 20g，龙骨 20g，生牡蛎 30g。14 剂。

九诊：面色转华，精神转佳，体重增，神疲乏力减，夜寐尚可，干咳减，头颈部汗出，纳可，大便调，口中和，舌黯、瘀斑，苔薄白，脉细。处方：黄芪 30g，太子参 30g，白术 15g，山药 30g，薏苡仁 30g，预知子 30g，昆布 20g，猫爪草 30g，半枝莲 15g，砂仁 10g，麦芽 20g，鸡内金 10g，山楂 20g，升麻 15g，白花蛇舌草 20g，龙骨 20g，生牡蛎 30g，土贝母 15g。14 剂。

十诊：精神可，面色转华，神疲乏力、头颈部汗出减，夜寐改善，偶干咳，腰膝酸软，怕冷，皮肤瘙痒，划痕征（＋），纳可，大便可，舌黯、瘀斑减，苔薄，脉细。处方：黄芪 30g，太子参 30g，白术 15g，薏苡仁 30g，预知子 30g，昆布 20g，猫爪草 30g，砂仁 10g，麦芽 20g，鸡内金 10g，山楂 20g，升麻 15g，白花蛇舌草 20g，龙骨 20g，生牡蛎 30g，莪术 25g，白英 20g，防风 10g，鹿角霜 30g。14 剂。

十一诊：（代诉）患者左上肢痛、麻、胀明显，连至小指。查颈椎 MRI 示：颈椎退行性变；C3/4 右侧椎间孔外缘小囊状病变：性质待定，囊肿？神经源性肿瘤囊变？C8 左侧神经根 – 下干损伤水肿可能，不排除局部炎症浸润。刻下：上肢痛、麻、胀明显，连至小指，疼痛明显（10 级），影响睡眠，纳呆，服西药后大便时干时稀，舌淡黯，苔白、中花剥，脉细。处方：黄芪 30g，太子参 30g，怀山药 30g，八月札 30g，鸡矢藤 15g，三七片 30g，醋延胡索 30g，全蝎 10g，白花蛇舌草 30g，臭牡丹 30g，麦芽 30g，鸡内金 10g，山楂 15g。14 剂。

十二诊：（代诉）患者第 7 次化疗后出现神疲乏力，口中烧灼感，火气重，纳呆食少，动则出汗，怕冷，大便干结，左上肢疼痛缓解，胀麻减轻，左上肢乏力明显，麻一般，舌偏红、有瘀斑、裂纹，少苔，脉细。复查腹部 CT 示：淋巴瘤小肠切除术后；乙状结肠（肿块大小约 7.2cm×5.3cm×7.1cm）及双肾上腺肿块较前缩小；肝脏小囊肿同前。处方：麦冬 10g，太子参 30g，怀山药 30g，八月札 30g，炒麦芽 30g，鸡内金 10g，北山楂 15g，白花蛇舌草 30g，升麻 15g，石斛 15g，三七 15g，甘草 7g。14 剂。

十三诊：（代诉）化疗后出现口舌生疮，咽痛，影响进食，神疲乏力，喜卧恶动，左上肢疼痛已无，仍麻、胀、肿，流质饮食，夜间口干，大便量少，不成形，舌红，无苔，脉细。处方：怀山药 30g，麦冬 10g，金石斛 15g，女贞子 10g，八月札 15g，生麦芽 30g，鸡内金 10g，升麻 20g，川连 5g，晚蚕沙 20g，露蜂房 10g，蒲公英 15g，甘草 7g。14 剂。

十四诊：（代诉）化疗疗程完成，服药后口疮基本愈合，左上肢麻、胀、肿基本同前，皮温较右侧高，后枕部长片状疔疮，顶有白脓点，精神可，口中和，纳可，大便稍稀，日 1 次，小便一般，舌红，苔白，脉细。处方：山药 30g，石斛 10g，生地黄 10g，赤芍 10g，连翘 15g，金银花 10g，升麻 10g，八月札 30g，白花蛇舌草 30g，炒麦芽 30g，神曲 14g，山楂炭 15g，陈皮 10g。14 剂。

患者顺利完成化疗，此后由家属代诉在门诊治疗多次，在其每次复诊时，刘老在扶正的前提下随证治之，效果均不错。

【按】刘老认为肿瘤发生发展的基本病机为瘀、毒、虚，其中虚为关键，主张攻邪勿忘扶正，时时顾护胃气，因此无论实证虚证均可酌情使用健运脾胃药物，以扶助正气，创立了肿瘤治疗的"扶正御邪、扶正祛邪、扶正安邪"三大治疗法则。

患者初诊时食欲差，神疲乏力为脾胃气虚，运化无权，气血虚弱所致；气血亏虚，不能滋养心神，故寐浅、入睡难；舌黯、有瘀斑，无苔，脉细数，为术后化疗后，气血大伤，津液不足，瘀血阻滞，化疗之毒留滞体内之象。故刘老予以黄芪、生晒参、党参、白术为益气健脾主药，佐以怀山药、五味子益气养阴生津；佐以升麻、鸡矢藤、薏苡仁、八月札活血解毒；加入砂仁、陈皮、麦芽、鸡内金、山楂健运脾胃。全方以健运脾胃、培补中气为核心，旨在扶正祛邪。二诊时，患者疗效确切，效不更方，患者寐浅易醒症状较上次明显，加入合欢皮、茯神、大枣等安神；易五味子为石斛既能生津亦能清热，加入石韦、白花蛇舌草在扶正的基础上加强清热解毒祛邪的效果，患者食山楂不适以神曲替之。此后患者多次就诊，期间患者多次出现化疗后恶心呕吐、食欲减退、动则汗出、皮肤瘙痒、左上肢麻胀痛等诸多症状，刘老辨证论治，随证治之，患者状况均有改善。复查结果显示化疗及中医药配合治疗效果较佳，未见明显复发，淋巴瘤浸润肾上腺化疗后较前明显好转。

十二诊为第七次化疗后，刘老尽管在诊治过程中一再注意益气养阴生津，并兼以少量清热解毒药物，但其化疗伤阴耗气太重，药效不及，遂此诊予以养阴为主，予以麦冬、石斛、怀山药、太子参益气养阴；辅以炒麦芽、鸡内金、山楂健运脾胃。患者服药后口腔溃疡、咽痛等症状虽出现但迅速缓解，感觉舒适。十三诊为第八次化疗前，其家属推迟几日进行化疗特意来门诊就诊，期望减轻化疗反应。此时患者神疲乏力，喜卧恶动，夜间口干，大便量少，不成形，舌红，无苔，脉细。效不更方，适当加减，去山楂、白花蛇舌草、三七等，加入女贞子滋补肝肾。化疗导致的口腔溃疡，刘老认为其不离火毒二字，当需清热解毒，但需酌量使用，以免耗伤正气，常配伍使用升麻、川连、露蜂房、蒲公英等以清热解毒，旨在扶正御邪。十四诊，患者放疗仍出现口腔溃疡，但很快痊愈，化疗顺利完成，精神明显好转，苔出现，病情转佳，胃气尚存。有左上肢肿胀、枕部疔疮之象，提示仍有火热之毒积聚体内；大便稍稀，较前明显好转，提示患者脾胃功能正在恢复。故此次治疗在健脾益气养阴基础上，针对毒邪入营血，加入生地、赤芍、连翘、金银花、白花蛇舌草清热解毒凉血，旨在扶正安邪。

本案患者，化疗反应每次均有且较为严重，刘老每次治疗，或预防或即刻治疗均疗效立竿见影，帮助患者顺利完成所有化疗。在此例患者诊治过程中，较完整地体现了刘老辨治肿瘤的"扶正三法"。

治学心路

一、仁心承岐黄，怡情寄杏林

——刘老治学之路

辛卯初春，恰逢刘老有闲，遂前往拜访。刘老一如既往地带着谦和慈蔼的笑容，与之交谈，如沐春风，如啜甘霖。刘老言谈间总是流露出对中医的挚爱之情，让人深为感佩，很受启迪。其家学渊源，国学根底深厚，不仅勤于临床，精于实践，而且博采众长，擅于融会新知，为中医药事业发展作出了重要贡献。

（一）胸怀济世承家学

刘老出生于湖南省安化县的一中医世家，为其第九代传人。明末清初间，始祖继黄公师从遁隐的晚明太医嚣嚣子，尽得真传，后悬壶桑梓，活人无数，医名大盛，从此中医在刘家世代相传，迄今已近400年。经过数代人的积淀，家学日渐深厚，名医辈出，医名日著，方圆百里，无人不知。刘老为出生在这样的中医世家深感自豪，曾赋诗云："束发承庭训，黎阁书香浓；薪传历十代，医学境无穷；纸上得来浅，实践始能通；春回生意满，花映杏林红。"充分表达了多年来传承家学、潜心医学的独特心得。

刘老儿时常目睹父亲永康先生诊病处方，既感受到病家的疾苦与期盼，也叹服于中药的神奇功效。耳濡目染，潜移默化，他对中医产生了浓厚的兴趣和坚定的信心，这使得中医成为其终生热爱的事业。

刘老五岁半即开始读书，在完成小学的启蒙教育后，即攻读以经书为主的国学。他自幼聪颖，才思敏捷。10岁时的一个夏夜，塾师呼诸生在枫荫下纳凉，当时月明风清，师者手摇蒲扇，一时兴起，命学生即景吟诗。年幼的刘老吟得一首五言绝句："纳凉桐影里，犹闻墨香浓；清风生袖底，明月落怀中。"塾师甚为嘉许，次日起即为其加授《诗经》。研习国学是其父的安排。父亲认为"文是基础医是楼"，只有学好国学，才能学好医学。实践证明，父亲的观念是正确的。历史上许多大医，既是名医，亦为鸿儒，都有着很深的国学功底。

在研习国学之时，亦开始攻读医书。他从学习《医学三字经》《四言药性》《濒湖脉诀》《汤头歌诀》等"四小经典"开始，随后研读《内经知要》《伤寒论》《金匮要略》《温热经纬》。刘老感叹地说，现在想来，若没有好的国学根底，想读懂这些医书是难以做到的；学好经典，学好国学，就有了根基，学养才能深厚，并且终生受益。刘老能在中医事业中取得很大成就与此难以分开。

自13岁起，刘老一边读医书，一边随父亲出诊。时值解放前，战乱频仍，民生凋敝，病患甚多，且求治者多为急重症或疑难症，内外妇儿诸科均有。永康先生胆大心细，用药如神，屡起沉疴。如当时有个县官，时发吐血，多方求治无效，一日感寒后，吐血盈升，甚为危殆，急延永康先生往诊。察其恶寒发热而神疲，舌淡，苔白滑且脉反沉细，乃断为太阳、少阴两经合病，急投麻黄附子细辛汤，一剂而热退血止。又如一年及标梅的女子身患怪症，自出生以来一身毛发全无，且身体肿胀渐重，久治罔效，甚苦，更遑论婚嫁。永康先生予大发散，麻黄用至一两。患者服药后汗出肿消，嗣后毛发长出，一如常人。永康先生德艺双馨，时人因此誉之为"万家生佛"。刘老对父亲深为敬佩，并立志成为如父亲一般的良医。他于襄诊之余，在父亲指导下研读家传医书《医学一串珠》，逐渐掌握了内外妇儿科常见病证的辨治要点和常用方药，并且养成了白天门诊、夜晚读书的习惯。除温习经典外，他还旁及诸家，结合临床所见，辨疑解惑，学识日进，在16岁时已能够独立应诊。

（二）融会新知光岐黄

刘老强调学经典、学国学，并非因循守旧，而是认为这两者是学习中医的根基所在。同时，他也十分重视学习新的知识。他认为，中医学从来就不是封闭的理论，而是开放的体系，是在不断汲取新的科学知识的过程中发展起来的。《黄帝内经》就是范例，它吸收了当时最先进的科学技术成果，代表了当时的科学技术水平。西医学利用当代物理、化学等科学技术成果得到了很大的发展，为何中医不能用？固步自封是愚人之举。当然，吸收先进科技成果前提是要有坚实的中医学基础，只有如此，才站得稳、立得住。不要惧怕所谓的"异化"，而要汲取新学为我所用，使自身不断得以发展壮大。

刘老于1952年考入了安化县黄江中学，1955年春回乡行医，任区中心联合诊所所长。1956年，他被保送至湖南省常德卫校进行学习。1957年，他参加湖南省中医进修学校招生考试，以第一名的成绩考入该校，1958年秋分配至湖南省中医药研究所工作。传统的家传师授教育为其打下了良好的中医学基础，而系统的学校教育又进一步完善了其知识结构，提高了学术水平。由于表现突出，刘老于工作不久即被全国著名中医学家李聪甫选为助手，并成为他的开山弟子。有了名师指点，先生进步更快，学术日升。其后他历任湖南省中医药研究院临床研究室、理论研究室主任及院长等职，并于1992年当选为第八届全国人大代表。

多年以来，刘老一直保持着良好的学习习惯。他关注学科进展，定期查阅医学期刊，掌握专业动态。他认为，学习新的医学知识不仅有益于提高临床水平，还有利于始终保持敏锐的视角，启迪科研思路。每有所得，他必摘录之，以供临床、科研参考。"博观而约取，厚积而薄发"，他读书有精与博之分，在精读经典的基础上，再博览历代医家名著。刘老认为，一家之言必有所长，当取其所长而补己所短。他常说，所谓聪明人，就是那些善于汲取他人长处和经验的人。除注意学习各个医学流派的思想，了解其临床特点外，对内外妇儿各科代表作均须用心研读，临床时才能各有所本，对各科疾病方能应付自如。刘老不仅广泛学习古代医学著作，对于近现代名家的学术思想、临床经验，他也认真学习，甚至于民间验方他都会留意记下，并验之于临床。这正应了唐代韩愈《师说》所言："是故无贵无贱，无长无少，道之所存，师之所存也。"

人们常说：学中医要有悟性。刘老认为，所谓悟性，除天资禀赋外，其实更为重要的是思维方法；掌握正确的哲学思想，能培养良好的思维方法，促使人们站在更高的角度去看问题，并深入透彻地认识事物本质。青年时期的他曾经有段时间对哲学产生了浓厚兴趣，进而对东西方哲学进行了较为全面的学习，这对他的世界观、人生观的形成产生了重大影响，对其学习中医也有很大的帮助。中医理论本身就蕴含着深厚的哲学内涵。世界上许多传统医学在历史长河中被淘汰，但几千年来中医学却始终保持着鲜活的生命力，这与中医学的哲学指导思想密不可分。如《黄帝内经》中就包含了丰富的辩证法和唯物主义思想，哲学对中医发展影响深远，而中医学又极大丰富和发展了中国哲学。因此，只有掌握中医学中的哲学思想，才能更深入地理解中医学。此外，学习哲学，特别是辩证唯物主义哲学，又有助于中医人培养良好的学习思路。如提倡尊古而不泥古，就是对已有成果的辩证继承，即在认真学习古代医家学术思想及经验的同时，不能局限于此、固步自封，而当以已有的成果为基础，积累经验，不断发展。又如中医学学术流派众多，各有其长，亦必然各有所短，以辩证法为指导，在学习时就能很好地取其长而避其短，汰其芜杂而存其菁英。

（三）获取真知须实践

刘老常说，做学问不能仅靠读书，要想将书本知识变成自己的知识，必须通过实践达成。尤其是对于实践性、经验性很强的中医学而言，只有通过长期的临床实践，才能将书本知识、前人经验变成自己的知识和学问。他很欣赏陆游的两句诗："纸上得来终觉浅，绝知此事要躬行。"刘老特别注重临床实践，即使行政工作繁忙，他也一直坚持门诊，至今不辍。

刘老诊治的病证多而杂，且大多是久治未效的疑难症。他临床思路广阔，医术高超，精于辨证、识证。笔者曾随他去中南大学湘雅医院会诊一例重症药物性肝炎病例。该患者短期内黄疸指数迅速升高，医院连下两次病危通知。刘老会诊时详查四诊及病史，发现患者面色黧黑类于阴黄，而舌黯红、苔白腻，故仍辨证为阳黄，但湿重于热，遂处以茵陈四苓散加白蔻仁、薏苡仁。患者服药7剂后，黄疸指数即明显下降，后坚持中药调治，数月而愈。他还会诊一例肺结核，患者用抗结核西药治疗后出现肝功能损害，不得不中止治疗。刘老诊见患者胃纳不开、便溏，且形体羸瘦，遂采用补土生金法治疗，后药物性肝炎和肺结核均获痊愈。不治肝而肝病愈，不治肺而肺病痊，这正是治病必求于本思想的妙用。

刘老临证也重视辨证与辨病结合。如肺结核、糖尿病同为阴虚，但其病不同，故在滋阴时必加用该病之有效方药，如此方能取得满意疗效。刘老常言：辨证要准，须于细微处察真情。如治一风温患者，前医见其微恶风寒而误用麻黄汤，患者随即出现高热、大渴、脉洪大，又用白虎汤，病势益剧，出现神昏谵语，急邀刘老诊治。刘老察其无汗，断定非白虎汤证，于是按温病无汗以清透为主治疗，方用银翘散，患者一剂汗出，热退神清。

对久治不愈的疑难病证，刘老不循常法，匠心独运，自出机杼。如治疗银屑病、面瘫、慢性荨麻疹等，用大剂量活血化瘀之药，疗效甚佳，此亦"治风先治血"之意。又如治疗化疗所致白细胞减少症，少用补剂，而重施排毒之品，取效甚捷。他常言中医用药之妙，亦在于剂量把握。今人用药剂量多偏低，多因误于"古之一两，今之一钱可也"之说。如杜仲可降血压，但须用至 30g 才有效；癌性疼痛，用吗啡难以缓解者，用大剂量三七、延胡索常有意想不到之效。再如中药的双向调节作用大多与剂量有关，如黄芪小于 20g 时升压，而达 30g 时则可降压，故中风可用补阳还五汤治疗，无需因患者血压高而怯用大剂量黄芪。但刘老同时强调，并非药物剂量越大效果就越好，关键在于药证相符及药物的配伍恰当。如曾治一气虚患者，前医用黄芪 50g，反而气少神疲、昏昏思睡，然于方中加入白参 10g，遂解此弊。

刘老用方不拘一格，既擅用经方，又不薄时方，亦有不少自拟方，常谓不能认为未用经典方或前人方就是无方。医者根据自己的经验，遵循一定的法度所组之方，只要有临床疗效，也当得到肯定。

（四）研究创新写新章

学习中医学，做好继承工作是基础。任何科学都要不断发展，中医学也不例外。刘老注重及时把握现代医学研究进展及中医药研究动态，致力于创新性研究。

早在 20 世纪 60 年代，他就在李聪甫老先生指导下，开始了"形神合一学说"的研究工作。他先从文献理论研究入手，然后结合临床，先后开展了肝病、高血压病、消化道溃疡等疾病的形神关系研究，探讨其调治方法，取得了一系列有价值的成果。

20 世纪 70 年代，他认为中医学扶正祛邪与免疫作用有关，遂从调节免疫角度，对肿瘤、自身免疫性疾病、器官移植排异等开展临床和实验研究。他首先发现和提出，无论是扶正还是祛邪的中药多有提高免疫或抑制免疫的双向作用，并由此进行临床研究。如排毒法治疗化疗所致白细胞减少症，调节免疫法治疗类风湿性关节炎、甲状腺机能亢进等，均取得满意疗效。药理学研究证实，黄芪能全面提高机体的细胞免疫和体液免疫，诱生内源性干扰素，对流感病毒有抑制作用。他研制的以黄芪为主药的固表防感冲剂，对体虚感冒、感冒初起及预防感冒有良好效果，曾被列入国家基本药物目录。

刘老还致力于温病学说的研究，提出了许多新颖、独特的见解，如温病学说起源早于伤寒学说等。《黄帝内经》明确提出温病的病名，而无伤寒病名，仅《素问》中不下60余处提及温病病名。《素问·热论》所言："今夫热病者，皆伤寒之类也。"后世认为此处所言伤寒为病名是错误的，而实际上此处"伤寒"绝非病名，而是病因，当为"伤于寒"，省去了介词"于"。此后，由于《难经》"伤寒有五"之说，将温病置于伤寒之内，造成温病学说在很长时间内一直在伤寒体系中发展，直至唐宋时期才开始分化，至明清才完全区分开来，并得到了迅速的发展。刘老不仅在温病学理论研究中有非凡建树，在临床上亦擅长治疗温病，曾于2003年任湖南省防治"非典"中医专家组组长，被省政府荣记为一等功。

刘老提出以"六辨七治"为主体的脑病辨治体系，于20世纪50年代获国家重点课题，开展了老年性痴呆、抑郁症、癫狂、癫痫、头痛、眩晕等疾病的临床研究工作，均取得了良好疗效，并研制出两种中药新药。老年性痴呆为老年人常见疾病，但治疗取效较难。通过反复临床摸索，他发现用益气温阳补肾法治疗老年性痴呆疗效较好，许多患者经过中医治疗后智力衰退明显减缓，近事遗忘显著改善。刘老以此为基础开展的"益气温阳法对中枢神经递质平衡调节作用研究"获得了国家自然科学基金的资助，有关研究成果揭示出了中药的部分作用机制。

此外，刘老还主持或参与国家级、省部级重大科研课题10余项，研制开发中药新药固表防感冲剂、安神补心颗粒剂、复方黄参片、生力神功及多种保健品，并获省部级科技进步奖4项。他主编了《神经系统疾病的中医辨治》《91新方妙术》《三名丛书》《湖湘名医典籍精华（内科卷）》等专著，参与了《中藏经》《瘟疫明辨》等古籍整理工作。

（五）情深不老杏林心

刘老为人豁达大度，宽厚仁慈，勇于任事，淡泊名利。他常说，医为仁术，仁者医道，医道亦即人道；怀博爱之心，具回春之术，方可为医。他对技术精益求精，对患者耐心尽责，深受爱戴。而今虽年逾七旬，然对中医事业的热忱犹未稍减，在完成国家"十五"科技攻关计划后，他又承担了"十二五"攻关课题。

他为人恬淡自然，知足常乐。常言，做事须有入世之心，做人当有出世之心。用入世之心做事，积极努力，就会觉得充实、踏实；用出世之心做人，则能淡泊名利，少烦恼，无忧虑，自得其乐。他生活简单，粗茶淡饭甘之如饴，不喜欢无谓的应酬。谈及养生要诀，刘老认为得益于自己的三大爱好，一是吟诗写字。他加入了梅麓诗社，虽不常作诗，但诗思敏捷，常常是兴之所至，随口吟来。某日一中医学校教务长请他为毕业生名册题词，来者说明来意后，嗑完七粒瓜子，刘老已将诗作完。其诗云："四载耕耘苦，桃李满园栽；一朝东风起，千朵万朵开。"书法是他的又一爱好。他临池挥毫之时，神情十分专注。他说练字如练气功，需心无杂念，凝神运气，意到，气到，运笔才有力。他每日必习练数小时，较少摹帖，随意写来，自成一体，边写边评赏，自得其乐。二是读书，他说书中别有洞天，其乐无穷。他的床头案边常堆满书籍，除医书外，文史哲无不涉猎。有时如年轻人一样，他还爱读武侠小说，阅读兴趣十分广泛。三是运动。刘老寓居岳麓山下、湘水之畔，他常于早晨、下午或登山，或漫步江边，徜徉于山光水色之间。他说，这是动以养形，怡以养神。他还结合气功原理，自创放松功，每于疲劳或闲暇时间练习，方法虽简单，却十分有效。刘老至今仍坚持临床、科研工作，反应敏捷，精力充沛，多得益于此。

拜访结束，已是傍晚，回望处，云霞满天，夕阳将绵延的岳麓山脉映衬得巍峨壮美。我们想起刘禹锡的诗句："莫道桑榆晚，为霞尚满天。"祝愿刘老身体健康，永葆学术青春，继续为中医学事业贡献力量。

二、厚德尚学，医儒相济

——湖南刘氏医学流派源流及特色简述

湖南安化地处湘中，位于雪峰山北麓，湖湘四大水系之一的资江穿城而过，是座山水相依的小城。安化于宋神宗时代建县，如今看来地势虽偏，历史上却是梅山文化的发源地，是茶马古道行经之处，为明清以来通往云贵的要道，商业曾一度繁盛，如今又成为蜚声海外的黑茶之乡。随着经济的发展，与外地交流增加，安化深受楚文化及中原文化影响，其人既性格率真热情，又崇尚儒学，重视教育，建立了多所私塾、公学等。受当地风气影响，安化人才辈出，晚清时期，仅龙塘黄氏一族，就出了三位进士——黄德濂、黄自元、黄凤岐，更有两江总督陶澍等名士。

安化中医事业随着文化发展而逐渐兴盛。当地山环水绕，温暖湿润，特别适合植物生长，又素有湘中药库之称，产有各类中药材260余种，其中厚朴品质尤佳，被选为贡品。明嘉靖年间安化设有县医学训科，至清中叶废除官药制，医官裁撤，民间中医迅速发展，其医术传播有世家相传，也有名师带徒、弃儒从医等方式。当地有几家世代传承，成为中医、中药世家。如精明山刘氏传承数百年，洞市名医陈至祥传承五代，又有大福萧氏骨伤科、张氏药行等皆有承续。又从其见诸记载的医著《药性分经》《医法格言》《伤寒注钞》《医法格言》《伤寒论注释》《眼科流症录》等，可略见安化中医药学术发展的一斑。这样得天独厚的地理条件，再加人文环境的影响，使得数百年来当地中医药与人民生活息息相关，这样深厚的中医氛围，也促使当地中医药事业保留并传承至今。

（一）传承源流

安化刘氏医家为当地医学世家翘楚，传承时间长，且在当地群众中影响较大。其先祖刘福泮，字继黄，号上池，生于康熙年间，以医为业，后师承于嚣嚣子，其术益精。这段历史在《安化县志》《卫生志》及刘氏宗谱中皆有记录。嚣嚣氏不知其真实姓名，但知为明末将领吴三桂的幕僚，既长于谋略，又精通医术。1673年，吴三桂借复明口号反清，自称天下都招讨兵马大元帅，提出"兴明讨虏"，其军队由云、贵而开进湖南，于1678年在衡阳登基称帝。嚣嚣子进言，劝其屯兵岳阳，以防清兵南下，但吴未听其劝诫。嚣嚣子料知其地难守，遂借巡防之由，驾小舟过洞庭入资江，达安化境内，见其地山高水急，遂弃船登岸，进入安化羊角塘境内。为隐姓埋名，剃度为僧，云游四方。嚣嚣子一心想将其医术传世，但未遇到德才兼备之人。一日他来到安化精明山村，听说医师刘继黄不仅医术好，且为人正直，为穷人看病常不取分文，赢得乡民交口称赞。于是借便秘之疾，向刘氏求诊。刘继黄见其人气度不同于乡人，遂于诊病后相与攀谈。言及医理，见嚣嚣子精通典籍，谙晓阴阳，继黄钦慕之余，提出拜师之请。嚣嚣子见刘继黄为人忠厚平和，又敏慧善思，便欣然应允。因他曾是吴幕僚，不愿踏清地，嘱徒弟为其修一座吊脚楼（于1954年拆），在其中传授医术。刘继黄跟师学习三年后，嚣嚣子告诉他已尽得真传，可以出师了，他也想去四处云游。继黄和老师在一起生活三年，像对待父亲一样尊敬他、侍奉他，有了深厚的感情，师傅突然要离开，心中十分不舍。师傅将自己写的医籍《一串珠》送给他，嘱他用医术济人。刘继黄再三拜谢恩师。此后，刘继黄运用恩师所传的医术，治病救人，妙手回春，遐迩闻名。金门山刘氏"衣钵代代相传"数百载，始终不忘嚣嚣禅师的恩德，将其传授医术经过写入族谱，希望历代传承人记住祖师及其教诲。嚣嚣子留下的两首诗也收录，其中一首记述了收徒的经过。其一："篇留久欲向人传，历尽其间转默然；视尔有诚参造化，命予方得授神仙。旷怀远抱征千里，时雨春风润一天；正是清明人物福，相逢处处饮甘泉。"其二："紫气晚看春露下，清香时有玉泉流；个中未许人多识，料得沾濡遍地游。"

从继黄公始，刘氏医学传承至今300余年，家传已历十代，在《安化县志》中已有载录。距今较近者第八代传人刘永康，在桃源、安化、常德地区行医，医名甚著；第九代传人刘祖贻青出于蓝，医技、科研方面成就斐然，被评选为第二届国医大师；第十代传承人有十余人，其中周慎为湖南省名中医，刘新生曾任安化县中医院院长，并被评为湖南省农村名中医。

（二）学术特色

1. 理遵内难，博采诸家

刘氏医学流派诊治疾病为各科杂病，广涉内科、妇科、儿科。其子孙徒弟习医以《四言药性》《汤头歌诀》《濒湖脉学》打基础，进一步则精研《黄帝内经》《伤寒论》《金匮要略》等典籍，再于进入临床跟诊时结合各家学说学习各家学术特色，如《外台秘要》、《脾胃论》、温病名著及家传医书。其医学以《黄帝内经》为理论基础，不拘一格，融百家之长。虽是世代以中医为业，但刘氏家族并未固步自封，而是不断汲取新的知识、技能，只要对诊疗有益的，都要去看看、去学学，真正有用就传承下去，如此"积小流以成江海"。这样开放的学习态度是家族传承数百年未断的重要因素。西学东渐之际，西医传入我国，第八代传人刘永康虽没有接受过现代教育，但并未排斥西医，反而主动学习，不断尝试，对于西医治疗有效的手段也同样兼收并蓄。受父亲影响，刘老是坚定的中医热爱者，对于西医学也不偏废，且数十年研习不辍。他认为中西医学各有所长、各有所短，中医应当学习西医之长，以补己之短，提倡"知己知彼、西为中用"，临床中擅于运用西医对疾病的认识来发展、完善中医的辨证、治疗方法。

2. 承伤寒，擅温病

湖南地域中医多精于伤寒，刘氏医学亦不例外，《伤寒论》是基础阶段的必背医书。第八代传人刘永康将伤寒方运用得出神入化。如他曾用三拗汤治疗小儿泄泻。安化小淹镇龙某，2岁余，患腹泻月余，大便呈水样，日三五次不等，曾多方请人治疗，用过参苓白术散、七味白术丸、黄芩汤等，均不见效。家属请刘永康来诊。见小儿面黄体瘦，时作咳嗽流清涕，指纹淡红、隐于风关。刘永康疏方三拗汤。去药房抓药时，曾为该患儿诊治过的医师正巧坐堂，看方平淡简单，拈须道："原来大名鼎鼎的刘永康也不过如此。"谁知服药两剂后，泄泻即止。这位医师得知后连忙向刘氏请教，刘说：其虽腹泻，但有咳嗽、清涕，且指纹色红、位于风关，都是外感的表现，系风寒束肺、肺不约大肠所致，故用三拗汤宣肺解表而泻自止。

刘氏医学对于温病诊疗亦颇有心得。以前山区医疗条件相对较差，温病并不少见，且多为急重症，作为当地医师必须能拿得下，才能树立行业威信。刘永康在年轻时曾诊过一例，去患者家中天色已晚，是一个小儿高热3天，出现角弓反张，继而昏迷，急用清热解毒、息风开窍方，其中生石膏用至八两（十六两一斤），因病情重，处方后家属留他住下。夜间刘永康担心患儿病情，睡下又起床询问。家中请的工友说看到处方药量十分重，患儿父亲又请其他医师来看，都说药量非常大，连着摇头或者转身就走，就一直没敢用药。刘永康一听就急了，小儿病情危重，能否缓解就看今晚的疗效，他当即掏钱让工友去买药。经家属商量后，工友才去抓药来。永康先生亲自煎药，每个时辰喂药两三次，这样直到下半夜小儿终于醒来。后来安化脑膜炎流行，刘永康就用这个方法，重用石膏，救治了许多人，受到县委表彰。

第九代传承人国医大师刘祖贻对温病学研究颇有建树，不仅临床治疗多种外感热病疗效显著，且对于温病学学术研究有开创之贡献。通过对温病源流的深入研究，厘清了伤寒、温病之争的诸多问题，提出温病学说在伤寒体系内发展并走向独立，并撰有《温病源流论》一书，阐明温病学发展始末及温病诸家学术特色。

3. 四诊中重舌诊、脉诊

刘氏医派在辨证时重视脉诊、舌诊。遇疑难病证，见寒热错杂、真假难辨时，常用此二法以明辨病候。脉诊对于辨别虚实、判断疾病预后十分重要，而舌诊取法于温病学，认为对于津液、浊邪的辨识尤为关键。刘永康曾治一例咽痛。安化三洲乡男性患者，年五十，咽喉肿痛已6日，水米难进，人已奄奄一息。延医诊治，用清热解毒诸方药未效，家人已为其准备后事，忽然听说刘永康经过此地，赶忙请来。见其人头热肢凉，神志昏迷，查双侧乳蛾燉红肿大如核桃，上有脓液渗出。嘱咐家属"勿急，尚为可治"。处方金匮肾气丸2剂，其中附片30g，肉桂10g。令煎药速灌下，半日服完1剂。第三日患者病情大减，人已苏醒，病家设宴请刘永康来换方，又请原先诊治过的医师作陪。一医问及患者喉蛾红肿、高热神昏、舌苔黑燥，而先生敢用附桂？刘答曰："吾细心诊察，发现脉虽洪大滑数，但尺脉按之不足，舌苔虽黑燥，但用手拭之则滑腻，可知此燥为患者久卧，水米不沾所引起，病人诸般热象皆为假候，当系下元不足，肾中龙雷之火上越所致，予桂附益元培本，引火归元，故投之即效。"

刘永康亦治过一例闭经患者，此女生于富庶家庭，15岁月经来潮，15岁闭经，渐致身体羸瘦，皮肤干枯，头发几乎全部脱落，多方医治无效。请刘氏为之诊治，查其脉细如丝，但寸脉如革，诊为沉寒客于经脉，气滞血凝，予五积散合桃红四物汤加减，嘱先服2剂。1剂后患者觉全身疼痛，2剂后小腹胀痛非常，病家恐慌，刘氏安慰说为服药后的排病反应，不用惊慌。服3剂时，患者于午夜下血如猪肝色，成块状，其后疼痛立止，病家大喜。又予以调经益气补血药百余剂，毛发俱生。此病治愈后刘氏在当地医名大震，求医者更加络绎不绝。

从前没有现代医学检验设备，中医四诊对于疾病诊断、预后的判断起着重要作用。永康先生精于脉诊，确能通过脉诊查知主要病症。曾有人不服，想要考考他，将他拦于路上，指着躺在地上的人说请他看病。刘氏诊脉后，告诉他现在没有生病，但三天后会"打摆子"（疟疾）。那人当然并不相信，反而嘲笑起来。三天后，他果然找到刘氏，告诉他昨天真的发疟疾，请他治疗。当时徒弟问起师傅如何预测发病，他说："诊其脉象弦数，正是发疟疾的时节，脉病相符，古云人病脉不病虽困无害，脉病人不病必病无疑。"

（三）家传风范

1. 医儒相济，诗礼传家

中医学与儒学都根植于中华文明，都是中华文化的瑰宝。由中华文化所蕴涵的自然观、方法论而形成的思想和理论体系，深深地影响着中医学的发展。自古以来，医道与儒学就是相通的。刘氏家族医学的传承也与历代传承人熟读儒学经典，国学基础深厚不无关系。家中世代行医，也是世代诗礼传家，对于小儿的文化教育十分重视，于学医之前都延师至家或送入私塾学习古典文化，这不仅培养了爱好学习的好习惯，而且有益于以后的中医学习，且自小受儒家思想影响，品德修养也在无形中得到提升。《安化县志》载继黄公"生平正直端方，一介不取，好读书，至老不倦。精岐黄术，施药济人，积年弗止。诚一时名士"。

文是阶梯医是楼，刘老自小学习四书五经等中华文化经典，打下了扎实的文化基础，他回忆自己的学习历程时感慨："现在看来，学好国学，学好经典，是学好中医的必由之路。"又赋诗云："束发承庭训，藜阁书香浓；薪传历十代，医学境无穷；纸上得来浅，实践始能通；春回生意满，花映杏林红。"刘老闲暇时喜爱书法，借此怡养心神。他处方用药时，思维敏捷，胆大心细，书写处方时娴熟细致，独特的草体使得脉案清灵、秀雅，堪称书法作品，也饱含着他对中医的热爱。第十代传承人刘新生亦雅好诗文，常参加安化梅山诗社活动，以文会友，谈及中医成材的要素，曾道："若能颇知儒道，博览群书，尤得明师以指示者亦可也。"

2. 仁心济世，淡泊名利

刘氏医家有个不成文的家规：行医济世心怀仁爱，但不以医术谋利。刘家世代行医，因医术精湛，医务繁忙，所收诊金不少，家中衣食无忧，但从祖上至今都未置大片田产，仅够生活所需，也未开设药铺。这是先祖希望子孙后代专心业医而设。历代传承人都遵守这条家规，不置产业，不以医术谋利，而是将资金用于子孙教育、救济贫苦。

刘氏家族厚德尚学，不仅重视医术传承，对于传承人的医德也要求很高。对于历代传承人包括收徒最基本的要求就是人品好、医德好。这也是当年祖师器器子器重并选择刘继黄作为传承人的原因。第二代传承人刘禄诏，字陶典，号松亭，族谱载其人："以医术济人，时备药笈中，以施贫乏，受其德者，咸歌颂之，行述列卷首。"刘永康年迈停诊后，心中仍挂念疾苦病患。燕振翼是其喜爱的小徒弟，为人聪慧忠厚。一次他去看望师傅，先生十分高兴，拉着他的手讲个不停，翌日亲自采了几十斤桑寄生送给他，让他带回去，并说合作医疗站好用。这虽是小事，却让身边的人十分感动。

刘老为人豁达，勇于任事，且宽厚仁爱，乐于助人。他常说："医为仁术，医道即人道，怀博爱之心，精研医术，方可以为医。"先生德艺双馨，深得患者爱戴，享誉四方。20世纪80年代，有位外地患者因脑外伤后出现头昏头痛等症，因他家中经济条件不佳，脑外伤后丧失劳动能力。患者贫病交迫，心中焦苦万分，无奈之下，不远千里，慕名来求刘老看病。当时刘老正在外地出差，短期内不会回来。家人让患者留下了联系方式先回家等消息。刘老回来后听说这位患者的情况，连忙联系他。当时他的经济条件也不宽裕，却自己出资买药寄给患者。后来刘老又通过邮件来往多次，调整处方。经过一段时间精心治疗后，病患终于痊愈，患者心中感戴万分，提出要给予报酬，却被刘老拒绝。如今刘老年届八旬，仍然坚持门诊。不管亲戚、朋友还是陌生的患者，他总是十分亲切，认真仔细听患者讲述，有问必答，处方后又会叮嘱患者需要注意的事项。而他接诊的病种多样，且多数是屡治未效的疑难病例，诊治颇费心神，患者又应接不暇，所以每次门诊下来总是疲惫不堪，但他必定专心细致地看完所有患者，没有丝毫懈怠。诊务这么忙，其助手有时会对有特别要求的患者不耐烦，而他总是在耐心地处理完诊务后，于无人处教导我们要设身处地为患者着想，这样才会真正懂得去理解患者。先生不仅"博极医源，精勤不倦"，且待患者"皆如至亲之想"，"一心赴救"，实为苍生大医，这也是刘氏家族家传风范的具体体现。

三、探源、求实、发挥

——刘祖贻治学三境界

刘祖贻于1937年出生于湖南安化中医世家，幼承庭训，为第9代传人。1958年入湖南中医进修学校深造，1961年师承全国著名中医学家李聪甫研究员。历任湖南省中医药研究所临床研究室主任及所长，省中医药研究院院长、研究员，并任国家新药评审委员会委员、国家中医药管理局专家咨询委员会委员、中华中医药学会理事、湖南省中医药学会副会长、湖南省中医药学会终身常务理事及资深委员会主任委员、湖南省中医药专家委员会副主任委员、加拿大中医针灸学会名誉顾问、第八届全国人大代表等职。刘老从事临床科研教学逾60年，有丰富的临床经验、坚实的理论基础，1992年被授予"国家有突出贡献专家"，享受政府特殊津贴，同年又被国家人事部授予"国家有突出贡献中青年专家"称号，担任国家首批继承中医学术经验导师。主持国家自然科学基金课题"温阳益气法对中枢神经递质平衡调节作用的研究"，且主持或参与国家、省部级重大项目10余项，研制固表防感冲剂、复方黄参片新药及保健品4个，获省部级科技进步奖4项。刘老对中医基础理论有很深造诣，尤其在温病学说、中医免疫学说、中医临证思维方法等方面有所创见。刘老临证经验丰富，擅长内科、妇科及儿科疑难病，尤其是心脑血管病、自身免疫性疾病及胃肠病的治疗。

业医不易，精医更难，难在要以有限的精力去博览汗牛充栋的医书，以有限的知识来应诊千差万别的疾病。人生有限，学海无涯，如何解决两者之间的矛盾，关键在于掌握正确的治学方法。刘老行医60余年，学验俱丰，临床每起沉疴，屡愈痼疾。其造诣固然与经验积累有关，但最主要的还是刘老有一种良好的治学方法。他在临床思维时重视理法方药的探源、求实、发挥，通过登越这三个境界，以扩展临证思路，提高医学造诣。以下根据自己跟师17年的体会，总结刘老治学经验于下。

（一）探源

探源，指探求本源，即弄清理法方药的来源与演变。刘老尝言，治学首重求源，只有找到发展源头，弄清其发展脉络，才能知纲要、明得失，以取事半功倍之效。理法方药之源，包括《内经》《难经》、仲景之学，历代本草、方书之作，唐宋以来群贤之言。求源之时，要将历代的各种观点加以分析归纳，比较甄别，找出其内在规律，使之正本清源，纲目清楚。求源的方法有二。

1. 从源正流法

这是探源的主要方法，就是自经典为始，按时间顺序依次查找，以研究其发展脉络。如一说到温病学说形成于明清时期，就可以联想到《伤寒论》。该书在"冬伤于寒，春必温病"（《素问·生气通天论》）、"先夏至日者为病温，后夏至日者为病暑"（《素问·热论》）等理论的基础上，创立了白虎、承气等治疗温病的方剂，但毕竟在经过长期的发展过程之后，才形成温病学说。两者之间的源流关系是什么呢？刘老经过数年苦读深思之后发现，汉唐宋时期都是在伤寒体系中研究温病，一直到元明清时期，温病才逐渐从伤寒体系中分化出来，形成了自己的独立体系。因此，温病学说的形成经过了一个相当长的孕育时期，由无数医家的心血结晶而成。如唐代孙思邈受《伤寒论》及临床实践启发，认识到伤寒、温病"考之众经，其实殊矣。所宜不同，方说宜辨"（《备急千金要方》卷九），提出"凡除热解毒，无过苦酢之物"（《备急千金要方》卷十），并组成辛凉解表的芍药四物解肌汤、滋阴解表的葳蕤汤、气营两清的温病阴阳毒方等。虽非尽善，但在温病学说发展缓慢的当时，已是相当难能可贵，对温病学说的形成和发展产生了良好的促进作用。如其治疗五脏阴阳毒的 6 个处方，多用清热解毒之药，全部处方都用栀子，其中5 个处方用芒硝、石膏，4 个处方用元参、大青叶，并且石膏用量达 8 两之多。宋代庞安常《伤寒总病论》卷五就将这 6 个方剂另加方名，全部引用。刘老受此启发，亦用大剂量的石膏治疗温疫。温病"斑属阳明"的理论，也源自于孙思邈热毒入胃发斑之说："若热毒在外未入于胃而先下之者，其热乘虚入胃，即烂胃也。其热微者亦斑出，此候五死一生。剧者黑斑出，此候十死一生。"（《备急千金要方》卷九）刘老运用从源正流之法，分析研究了两千年来的有关温病学说的文献资料，总结出温病自身的发生与发展规律，从而编著成《温病源流论》一书，进一步完善了温病学说的理论体系。

2. 逆流溯源法

即从最近的观点开始，逆时间顺序，往最古老的文献查找，以研究其理论根源。如《简明医彀》胃脘痛主方（川芎、炮姜、苍术、栀子、陈皮、半夏、茯苓、草豆蔻、甘草、生姜）、《寿世保元》的清热解郁汤（栀子、干姜、川芎、黄连、香附、枳壳、苍术、陈皮、甘草），都是治疗郁热胃痛的有效方剂，但它们均由《丹溪心法》的越鞠丸加减而来。如果进一步溯源，则可以知道这 3个方剂都受到了《伤寒论》栀子豉汤的启发。刘老就这样一个一个地逐渐弄清了常用方剂的起源与演变，便于临证选用。在探清理法方药的来源与演变之后，其理论水平有了较大的提高，但如何应用于临床，尚需进一步求实。

（二）求实

求实，即求证实效。就是对理法方药，在经过临床检验之后，作出疗效可靠与否的评价，以吸收应用其精华部分，使自己对理法方药的运用能力、可靠性认识与信赖程度均大大提高，从而更好地运用于临床。求证的对象包括病症理论、临证时的理法方药及民间疗法。刘老主张通过临床、文献与实验三种手段，对所求证的对象进行检验。根据检验的目的，其主要方法有二。

1. 定性检验法

本法在对单一的求证对象进行可靠性检验时选用，它可以运用一种检验手段，也可以多种检验方法相结合。如中风的病因病机，唐宋以前多从"内虚邪中"立论，金元以来则有"心火暴甚"、"正气自虚"、"湿痰生热"、"内伤积损"、"肝阳偏亢、内风时起"、气虚、气血并逆直冲犯脑等诸家之说，各执己见，难以统一。刘老在其60多年的临床实践中，对中风病进行了深入研究，认为该病病机以风、火、瘀、痰、虚为主。发病的早期重在风火瘀痰，中脏腑者乃风火痰所致，中经络者以风瘀痰为多；只有后期才为虚、瘀之证。因此，刘老针对本病病理特点，拟定息风通络化痰汤与益肾通络汤，分别主治本病之中经络与恢复期患者，屡取奇效。通过文献与临床两种方式证明这一理论的可靠性程度是很高的。但由于个人精力、见识的局限性，对于罕见病症，亦可借助于前人的经验，从古今医案、医话、临床报道、实验总结中去寻找验证结果，从而作出适当的评价。

2. 对比检验法

此法用于两种以上求证对象之间的优化性选择，只有应用这种互相对比的检验方法，才能给临床上提供最佳的治疗方药。如防治感冒，一般认为重在肺卫不固，但刘老根据长期的临床观察，认为感冒的发生与脾气虚关系更密切。为了检验这两种理论的孰优孰劣，特用健脾益气药物组成固表防感冲剂，与益肺固表法相对照，进行防治感冒的临床研究。结果前者明显优于后者，并经动物实验证明：该方有诱导体内产生干扰素及双向免疫调节作用。其论文《固表防感冲剂的研究》，曾在加拿大国际学术会议上宣读，受到好评。

在探清理法方药的来源与演变，并进行适当求证，弄清其实际作用之后，理论与临床都可以提高到新的境界。但在实际应用之时，尚不能墨守成规，胶柱鼓瑟，必须举一反三，加以发挥。

（三）发挥

发挥，就是创新。即在自己现有知识的基础上，进行归纳、整理、提高，以完善临床理论，扩大理法方药的应用范围，探索出病症的诊治规律。这样才能最大限度地运用自己的知识，来解决临床上所遇到的新问题。由于临床疾病复杂，医生之间的知识结构也存在差异，因此发挥的方法也各有特点，不可能千篇一律。刘老用得较多的发挥方法有四种。

1. 转用法

由于某些病症缺乏可靠的治疗方法，就将其他病症的方药假借过来，转用于该病症，以满足临床的需要。如将治疗中风偏瘫的补阳还五汤，稍加化裁后运用于脑震荡及其后遗症；治疗宫颈癌的龙葵，加于辨证方中，转用来治疗功能性子宫出血；治疗虫牙痛肿、风湿痹痛的露蜂房，转用于治疗血管神经性头痛，皆取得了较好疗效。

2. 提炼法

对于一些较为疑难的病症，如果古今医家的诊治意见不一致，见仁见智，则将使人无法适从，此时可以将这些观点加以分析综合，概括出比较全面的意见，以指导临床实践。如梅尼埃病属于中医"眩晕"范畴，自古有"无风不作眩""无痰不作眩""无虚不作眩"等观点。刘老在仔细分析这些观点与该病的发病规律之后，将其病因病机进行综合提炼，认为该病为本虚标实，以脾肾亏虚为本，肝风痰瘀为标，发作期以标实证为主，缓解期才为本虚证。因此，组成平肝镇逆、化痰活血之方，作为各种眩晕发作期的通治药物，可以迅速减轻病情，其疗效明显优于单纯的平肝、化痰、补虚等法。

3. 类比法

某些病症的治疗极为棘手，前人亦无比较成熟的临床资料，就需要依靠自己进行类比推理，从比较相近的病症中去发现可以借鉴的方法，来试用于这些病症，以解决临床上的难题。如脑萎缩，治无妙法，刘老将其与肌肉萎缩进行类比，认为两者所病组织虽然不同，但萎缩这一病理改变则是相同的，既然肌肉萎缩可以运用补肾活血法，那么该法或许可以治疗脑萎缩。因此，他便提出从肝肾血瘀辨证治疗该病，先通过 16 例临床试用，总有效率达到68.7%。再用该法治疗 60 例，对照组 30 例用吡拉西坦片。结果：治疗组总有效率为 86.6%，对照组为 73.3%，组间比较有显著性意义（P<0.05），并能明显改善患者智能状态，提高其日常生活能力，对全血黏度及血小板聚集均有改善作用。同时对老龄小鼠海马 CA1 与 CA3 区神经细胞密度降低、线粒体老

化、胞质中脂褐素颗粒和溶酶体等老化改变都有抑制作用。

4. 联想法

对于久治无效的患者，已经不能再用一般的治疗方法，就必须借助于自己的联想能力，从患者症候的蛛丝马迹入手，广泛联系既往所掌握的知识，从中寻找解决问题的办法。曾有一位高血压危象患者，经中西多种药物治疗都不能解除危境。刘老出诊时见患者已经奄奄一息，但见患者血压虽高，却身覆厚被，马上联想到中风自古即有内虚邪中的理论与临床报道，本病可能与风邪外袭、引动肝风有关。外邪未解，内风何由而息？当即询问患者的起病之因，果为风寒而起，当机立断，处以辛温解表之方。患者大汗后血压下降，当晚即转危为安。

综上可知，刘老治学三境界，就是首先探讨理法方药的来源与演变，提高理论水平；然后将这些理法方药运用于临床，通过定性与对比两种检验方法，求证出符合实际的评估结论，以丰富自己的临证经验。最后对这些经验加以归纳整理、类比联想、提炼推广，发挥其最大的效应，即可达到出神入化的境界。它的实质，就是"继承－实践－创新"，也是刘老心血的结晶，对其学术思想的形成和临床造诣的提高，起到了极其重要的作用。

（周　慎）

年　谱

1937年7月　出生于安化县冷市镇金门山刘氏中医世家，系第九代传人。

1942年　5岁入学，完成启蒙教育后，即开始学习"四书""五经"。

1949年　12岁开始学习中医的历程。

1950年　13岁在父亲指导下，边临证，边读书。

1952年　15岁，已可独立应诊，春季考入安化县黄江中学学习。

1955年　回乡行医，组织了安化县龙塘区中心联合诊所，兼任主任。

1956年　保送至常德地区中医班进修半年。

1957年　考入湖南省中医进修学校。

1958年　毕业，工作于研究所，拜著名中医学家李聪甫为师，成为李老第一名弟子。

1960~1970年　组织编撰《湖南药物志》，其中《湖南药物志》第1、2辑于1978年获卫生部科学大会奖；开展民间老中医经验继承工作，开展外伤止血及慢性支气管炎的中医药防治研究。

20世纪70年代　研制出固表防感冲剂。

1980年　主持国家中医药管理局课题，组织编撰《中国历代名医名术》。

20世纪80年代初　被聘为硕士生导师。撰成《温病源流论》（未刊行）。

1983年　任湖南省中医药研究所所长。

1985年　创建湖南省中医药研究院，任院长。

1986年　承担国家中医药管理局中医古籍整理重点课题"《中藏经》的整理研究"，组织编写了《中藏经校注》《中藏经语译》，获国家中医药管理局科技进步奖二等奖。

1991年　任首批全国老中医药专家学术经验继承工作指导老师。获省政府三等功。

1992年　被国家人事部批准为国家有突出贡献的中青年专家，享受政府特殊津贴。

1993年　被选为第八届全国人大代表。

2000年　被评为"湖南省名老中医"。

2003年"非典"期间　任湖南省专家组组长，荣立省政府一等功。

2007年12月　荣获"首届中医药传承特别贡献奖"。

2014年8月　被评为"国医大师"。

2018年2月　受聘为湖南省中医药研究院附属医院终身研究员。